神经外科疾病诊疗与并发症处理

主　编　薄勇力　施　宇　郭志钢
副主编　毕光远　艾克拜尔·亚里坤　郑　涛

江西科学技术出版社

江西·南昌

图书在版编目（CIP）数据

神经外科疾病诊疗与并发症处理／薄勇力，施宇，郭志钢主编. — 南昌：江西科学技术出版社，2018.11（2021.1重印）

ISBN 978 – 7 – 5390 – 6564 – 9

Ⅰ. ①神… Ⅱ. ①薄… ②施… ③郭… Ⅲ. ①神经外科学 – 诊疗 ②神经外科学 – 并发症 – 处理 Ⅳ. ①R651

中国版本图书馆 CIP 数据核字（2018）第 233690 号

国际互联网（Internet）地址：

http：//www. jxkjcbs. com

选题序号：**ZK**2018458

图书代码：**B**18198 – 102

神经外科疾病诊疗与并发症处理　　薄勇力　　施　宇　　郭志钢　　主编

出版 发行	江西科学技术出版社
社址	南昌市蓼洲街 2 号附 1 号
	邮编：330009　电话：(0791)86623491　86639342（传真）
印刷	三河市双峰印刷装订有限公司
经销	全国各地新华书店
开本	787mm×1092mm　1/16
字数	323 千字
印张	13.25
版次	2018 年 11 月第 1 版　第 1 次印刷
	2021 年 1 月第 1 版　第 2 次印刷
书号	ISBN 978 – 7 – 5390 – 6564 – 9
定价	88.00 元

赣版权登字 –03 –2018 –359

前　言

随着近年来神经外科的迅速发展，新技术、新观念不断涌现，国内神经外科取得了长足的进步，相当多的地方医院已能独立开展神经外科手术，并且建立了比较完善的神经外科重症监护和治疗系统，为正确、及时地治疗神经外科患者奠定了良好的基础。随之而来的手术治疗疾病的范围在不断扩大，手术操作技巧有很多改进与创新，出现了许多新的手术方式，传统的手术方法也在改变。为了反映神经外科临床研究方面的最新成果，更好地服务于临床诊断和治疗神经外科疾患，本编委会在参阅了大量国内外文献资料基础上，编写了此书。

本书共三章，内容涉及神经外科常见疾病的临床诊治与护理，包括：中枢神经系统疾病医学影像诊断、颅脑损伤、脑脊髓血管病。

书中对疾病的叙述涵盖了病因病理、症状表现、检查诊断方法、鉴别诊断、手术治疗方法与步骤以及术后并发症防治、预后及护理等内容，强调本书的临床实用价值。

本书在编写过程中，参考了许多神经外科相关专业内容的书籍文献，在此表示衷心的感谢。由于编委会人员均身担神经科外科一线临床工作，故时间及精力有限，虽然尽到最大努力，但难免出现诸多错误及不足之处，还望各位读者朋友给予谅解并提出意见及建议，以起到共同进步、提高神经外科诊治水平的目的。

《神经外科疾病诊疗与并发症处理》编委会

2018 年 11 月

目录
CONTENTS

第一章　中枢神经系统疾病医学影像诊断

第一节　颅脑先天畸形　　　　　　　　　　1

第二节　颅脑外伤　　　　　　　　　　　　6

第三节　脑血管疾病　　　　　　　　　　　11

第二章　颅脑损伤

第一节　头皮损伤　　　　　　　　　　　　26

第二节　颅骨损伤　　　　　　　　　　　　28

第三节　脑损伤　　　　　　　　　　　　　30

第四节　外伤性颅内血肿　　　　　　　　　34

第五节　开放性颅脑损伤　　　　　　　　　38

第六节　脑损伤的分级及预后　　　　　　　40

第三章　脑脊髓血管病

第一节　脑缺血病变的外科治疗　　　　　　44

第二节　烟雾病　　　　　　　　　　　　　74

第三节　自发性脑出血　　　　　　　　　　86

第四节　自发性蛛网膜下腔出血　　　　　　92

第五节　脑动脉瘤　　　　　　　　　　　　113

第六节　脑动静脉畸形　　　　　　　　　　177

第七节　隐匿性血管畸形　　　　　　　　　189

参考文献　　　　　　　　　　　　　　205

第一章　中枢神经系统疾病医学影像诊断

第一节　颅脑先天畸形

颅脑先天畸形(congenital malformation of the brain)是出生时即存在的一类疾病,是由于胚胎期神经系统发育异常所致。自发性染色体突变、显性或隐性遗传、宫内因素(感染、缺氧、中毒等)为常见致畸原因。约60%患者致畸原因不明。

先天性颅脑发育畸形分为器官源性和组织源性2种。前者再按解剖结构分类;后者则按细胞结构分类。

1. 器官形成障碍

(1)神经管闭合畸形:①颅裂伴脑膨出、脑膜膨出,无脑畸形;②胼胝体发育异常;③小脑扁桃体延髓联合畸形;④丹迪－沃克综合征。

(2)憩室畸形:视－隔发育不良;前脑无裂畸形。

(3)神经元移行异常:无脑回畸形、巨脑回畸形、多小脑回畸形、脑裂畸形、灰质异位、半巨脑畸形。

(4)体积异常:脑过小、巨脑症等。

(5)破坏性病变:脑穿通畸形、积水性无脑畸形。

2. 组织发生障碍

(1)神经皮肤综合征:结节性硬化症、斯德奇－韦伯综合征、神经纤维瘤病、脑视网膜血管瘤病。

(2)血管畸形。

(3)先天性肿瘤。

一、胼胝体发育不全

胼胝体发育不全(agenesis of corpus callosum,ACC)是较常见的脑发育畸形,包括胼胝体缺如或部分缺如。

(一)临床表现

单纯胼胝体部分发育不良可无任何症状,常见症状是智力低下、癫痫。合并其他畸形时,症状较重。

(二)影像学检查方法的选择

CT 和 MRI 可以清晰显示胼胝体发育不全的不同表现及伴随畸形,MRI 正中矢状位可

1

显示胼胝体全貌,有利于观察胼胝体缺如、部分缺如或变薄。

(三)病理生理基础

胼胝体发育异常的部位和范围与病变发生的时间以及胼胝体形成的次序密切相关。在胼胝体形成的起始时病变导致胼胝体缺如或大部分缺如,仅见胼胝体膝部;后期的病变仅导致嘴部或压部的缺如,而膝、体部均存在。

(四)影像学征象

1.胼胝体缺如或部分缺如,变薄;大脑纵裂增宽与第三脑室前部相连;双侧侧脑室扩大、分离;第三脑室扩大上升介于侧脑室间;室间孔不同程度扩大和分离(图1—1)。

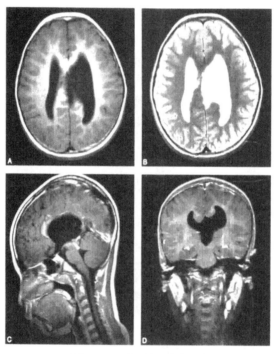

图1—1 胼胝体发育不全

A.横轴位 T_1WI;B.横轴位 T_2WI,示双侧侧脑室分离,近似平行排列;C.矢状位 T_1WI 增强扫描,示胼胝体体部后份及压部缺如;D.冠状位 T_1WI 增强扫描,示第三脑室上移至侧脑室之间

2.常见伴随畸形,如脑裂畸形、巨脑回、大脑半球纵裂囊肿、胼胝体脂肪瘤等。

二、小脑扁桃体下疝畸形

小脑扁桃体下疝畸形(Chiari malformation),又称 Arnold—Chiari 畸形,为先天性后脑畸形。表现为小脑扁桃体及下蚓部疝入椎管内,脑桥与延髓扭曲延长,部分延髓下移。

(一)临床表现

1. Chiari Ⅰ 畸形

(1)最常见。好发于大龄儿童和成人,临床最轻且往往成年后才出现症状体征,常表现为轻度运动感觉障碍和小脑症状。早期诊断对患者预后很重,尤其在出现症状及并发症前,及时手术矫正或枕部减压效果较好。

(2)并发脊髓空洞症时,多出现感觉障碍、肢体乏力、肢体肌肉萎缩等症状,且随病情进展逐渐加重,预后较差。

2.Chiari Ⅱ畸形

(1)在新生儿中最常见。临床症状严重,临床常有发育迟缓、癫痫、呼吸暂停,下肢运动感觉障碍和小脑症状。

(2)并发症多,病情进展快,往往未成年即死亡。

(二)影像学检查方法的选择

MRI 是首选检查方法,能显示各种改变与伴发畸形。矢状位扫描可清晰显示小脑扁桃体下疝及其程度。CT 扫描并 CT 椎管造影也可用于检查 Arnold-Chiari 畸形。CT 薄层扫描及三维重建便于观察伴发的颅颈交界区骨骼畸形。脊髓造影及脑池造影已不用。

(三)影像学征象

Arnold-Ghiari 畸形分为四型。

1.Chiari Ⅰ型

(1)小脑扁桃体下移经枕骨大孔疝入颈部上段椎管内。矢状位示小脑扁桃体下端变尖呈舌形,越过枕大孔水平 5mm 以上(正常<3mm,3～5mm 为可疑)(图 1-2)。

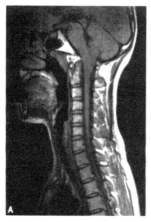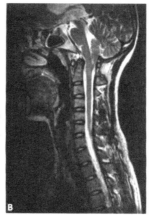

图 1-2　Chiari 畸形(Ⅰ型)

A. 矢状位 T_1WI;B. T_2WI,示小脑扁桃体下端变尖呈舌形,下移并经枕骨大孔疝入颈部上段推管内;延髓轻度前下移位

(2)延髓形态、位置正常或轻度前下移位;第四脑室不下移,形态、位置正常。

(3)常伴脑积水。

(4)可出现颈段脊髓空洞症。CT 平扫时,表现为脊髓中央圆形液性低密度影。MRI 可见髓内管状扩张影,信号与脑脊液相仿,在 T_1WI 呈均匀低信号,在 T_1WI 上呈高信号高信号空洞中可见棱形或斑片状低信号,为脑脊液流空现象;空洞内可有间隔。

(5)可出现颅颈交界区骨骼畸形,颅底凹陷、寰枕融合畸形、寰椎枕化等。

(6)一般无其他脑畸形与脊髓脊膜膨出。

2. Chiari Ⅱ型

(1)小脑扁桃体、小脑蚓部、延髓、第四脑室同时下移疝入颈部上段椎管内。

(2)脑干延长,脑桥下移。

(3)脑膜膨出。几乎出生时均存在。

(4)合并颅颈部骨骼畸形、脑积水、脊髓空洞症。

3. Chiari Ⅲ型　最严重的1型,多见于新生儿或婴儿,为Ⅱ型伴有枕部或颈部脑或脊髓膨出,常合并脑积水。

4. Chiari Ⅳ型　罕见,为严重小脑发育不全或缺如,脑干发育小,后颅凹扩大,充满脑脊液,但不向下膨出。

三、蛛网膜囊肿

颅内蛛网膜囊肿(arachnoid)指脑脊液在蛛网膜内局限性积聚而形成囊肿,可以是先天性或后天性的,先天性少见。

(一)临床表现

多见于儿童,且男性多余女性。通常无任何临床症状,可有头痛、头晕、听力下降、面瘫等,有时造成阻塞性脑积水。

(二)影像学检查方法的选择

CT和MRI都可以对蛛网膜囊肿做出诊断,能够显示囊肿的性质、部位、大小及病灶周围情况。MRI鉴别血肿和肿瘤液化等优于CT。MRI流体定量技术可以鉴别蛛网膜囊肿是否蜘蛛网膜下腔交通。MRI弥散加权成像有利于蛛网膜囊肿与其他囊性占位如表皮样囊肿的鉴别。

(三)病理生理基础

好发于侧裂池、大脑半球凸面、鞍上池及后颅窝枕大池。蛛网膜囊肿由半透明的囊壁包裹脑脊液形成,囊壁由两层蛛网膜细胞组成其内、外壁,边缘与正常蛛网膜相连,囊壁具有分泌作用,因而可能随时间而增大。囊肿可推压脑和颅骨,引起发育畸形和颅骨菲薄、膨隆。真性蛛网膜下腔完全隔开,假性蛛网膜囊肿与蛛网膜下腔有狭窄的通道相连。

(三)影像学征象

1. CT表现

(1)边缘锐利的圆形或卵圆形脑脊液样均匀低密度,囊内出血罕见,中颅窝多见。增强后扫描无强化。

(2)具有脑外占位的征象。脑皮层被推移、白质塌陷征等。

(3)颅骨增厚或变形。

(4)CT脑池造影可区分是否与蛛网膜下腔相通。

2. MRI表现

(1)囊肿的MRI信号与脑脊液信号一致,在T_1WI上呈低信号、在T_2WI上呈高信号,FLAIR上呈完全低信号,DWI亦呈低信号(图1-3)。增强扫描,囊肿无强化。

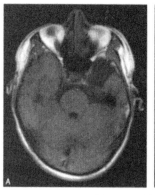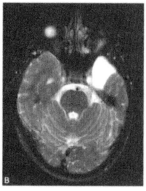

图 1-3 蛛网膜囊肿

A. 轴位 T_1WI；B. T_2WI，示囊肿信号与脑脊液信号一致，在 T_1WI 上呈低信号、在 T_1WI 上呈高信号

（2）磁共振相位对比电影法（phase-contrast cine MR）。流体定量检查可以鉴别蛛网膜囊肿与扩大的蛛网膜下腔。

四、结节性硬化症

结节性硬化症（tuberous sclerosis）是常染色体显性遗传的神经皮肤综合征，以发生在人体的任何器官的错构瘤或结节为特征，又称为 Bourneville 综合征。

（一）临床表现

在儿童更为多见，主要表现面部皮脂腺瘤、智力低下和癫痫，但不一定同时出现。其症状出现频率和严重程度随发病年龄不同。

（二）影像学检查方法的选择

CT 对钙化敏感，而 MRI 对发现皮层结节、脑白质内异位细胞簇更加敏感。增强扫描可以发现平扫不能显示的结节。

（三）病理生理基础

脑部是最常受累的部位，出现 4 种类型的病理改变。

1. 皮层结节　皮层结节最常发生在额叶，其次是枕叶，由巨细胞组成，结节中的髓鞘被溶解或紊乱。

2. 脑白质内异位细胞簇　脑白质内含有异位、簇状的巨细胞，排列方向呈放射状分布。浸润从脑室的室管膜到正常的皮层或皮层结节。

3. 室管膜下结节　常发生于尾状核的表面，位于室管膜下，向脑室内生长，使室管膜层上抬，但和邻近的室管膜相连。易产生阻塞性脑积水，易钙化。

4. 室管膜下巨细胞星形细胞瘤　位于室管膜下或脑室内，在室间孔附近易发现。易产生阻塞性脑积水，易发生钙化。

（四）影像学征象

1. CT 表现

（1）皮层结节：呈低密度，钙化少见，增强后无强化，脑皮层扩大，脑回扩大、增宽。

（2）脑白质内异位细胞簇：皮髓质交界区或弥漫的脑白质内更低密度区，但一般平扫难以发现。

(3)室管膜下结节:位于脑室边缘,向脑室内突入,大小不等,1岁后可出现钙化(图1-4A)。部分表现为双侧对称、多发性,增强扫描结节明显强化,并可以发现平扫不能显示的结节。常见脑室扩大。

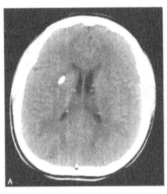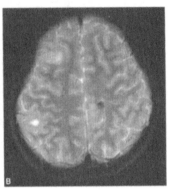

图1-4 多发性硬化

A. CT,可见右侧基地节区钙化结节及双侧室管膜下多发钙化小结节;B. MRI,示多个皮层结节应,其中左侧额顶叶结节影伴有钙化而呈低信号

(4)少数合并脑内肿瘤:一般为室管膜下巨细胞星形细胞瘤。肿瘤基底紧连室管膜,向脑室内生长,平扫为等密度的软组织肿块,囊变、坏死区呈低密度,钙化区呈高密度,边界清晰。增强后呈中等度强化,囊变、坏死、钙化区无强化。

2. MRI表现

(1)皮层结节:T_1WI信号与脑实质相仿,T_2WI呈高信号(图1-4B)。

(2)脑白质内异位细胞簇:在T_1WI示不佳,T_2WI表现为脑白质内异常高信号,放射状排列的高信号带更具特征性。

(3)室管膜下结节:在T_1WI上呈中等信号,T_2WI呈高信号,钙化部分在T_1WI、T_2WI均呈低信号。增强后扫描结节强化,因钙化程度不同出现不同形式的强化,如圆形、环形、斑片状等。

(4)室管膜下巨细胞星形细胞瘤:在T_1WI呈等信号,T_2WI呈高信号,钙化区呈低信号,增强后有明显强化。当肿瘤阻塞室间时,出现一侧或双侧脑室积水表现。

第二节 颅脑外伤

随着社会的发展,由于基建、交通等造成的颅脑损伤较前有所增加,能否及时的评价外伤类别,实施有力的抢救措施是增加存活率、减少死亡率和后遗症的关键。

颅脑外伤(brain trauma)是由于外力作用于头部所致,外力大小、部位及速率不同可产生不同程度的损伤。因此,了解颅脑损伤机制对判断头皮损伤、颅骨骨折、脑实质损伤是十分重要的。

颅脑损伤多为闭合性颅脑损伤,少数为锐器、火器所致的开放性颅脑损伤,也可多种情况同时发生。

一、硬脑膜外血肿

（一）临床表现

硬脑膜外血肿（epidural hematoma）以急性者为最多，亚急性血肿、慢性血肿少见。主要表现为意识障碍，典型病例呈头部外伤→原发性昏迷→中间意识清醒（好转）→继发性昏迷，严重者出现脑疝。颅内压增高症常出现于中间清醒期，眼底检查多显示视神经盘水肿。中枢性面瘫、轻偏瘫、运动性失语等局灶症状亦较常见。

（二）影像学检查方法的选择

在急性期或超急性期 CT 为首选的影像学检查方法，在亚急性和慢性期 MRI 在颅脑损伤中的应用也得到肯定。若颅脑损伤伴有颈椎骨折时，应先摄平片（包括颈椎），或对颈椎骨折采取措施后，再作 CT 和 MRI 检查。

（三）病理生理基础

硬脑膜外血肿多为冲击点伤。动脉性硬脑膜外血肿为动脉破裂出血所致，由于血压较高和出血较大，常可以致硬脑膜外血肿迅速增大；静脉性硬脑膜外血肿为脑膜静脉、板障静脉和静脉窦破裂出血所致，由于静脉压较低，往往不再进一步快速进展。

（四）影像学征象

1. CT 表现

（1）血肿呈颅骨内板下梭形或弓形高密度区，边缘锐利、清楚，范围较局限（图 1-5）。

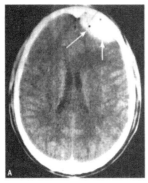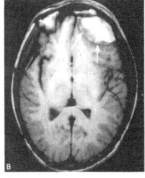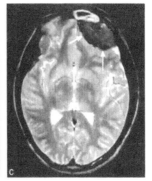

图 1-5　硬脑膜外血肿

A. CT 示左额颅骨内板下梭形高密度区，边缘锐利、清楚；B、C. MRI 示左额颅骨内板下梭形异常信号，边界锐利、清楚。T_1WI 血肿信号强度与脑实质相仿（B）；T_2WI 血肿则呈低信号（C）

（2）常并发颅骨骨折，且 80% 颅骨骨折位于血肿的同侧，骨窗位常可显示，薄层扫描时可见血肿内有气泡。

（3）硬脑膜外血肿可跨越硬膜附着点，但不可跨越颅缝。横跨半球呈压迫大脑镰向下的硬脑膜外血肿常见于静脉窦撕裂，往往需冠状位观察。

（4）一般不作增强扫描，慢性硬脑膜外血肿偶行 CT 增强扫描，可显见血肿内缘的包膜增强，有助于等密度硬脑膜外血肿的诊断。

2. MRI 表现

(1)MRI 可多轴位成像,对了解血肿的范围优于 CT。

(2)硬脑膜外血肿的形态与 CT 相仿,血肿呈梭形或弓形、边界锐利、清楚。

(3)血肿的信号强度变化,与血肿的期龄和所用 MRI 机的磁场强度有关。

(4)血肿内缘可见低信号的硬膜。

二、硬脑膜下血肿

(一)临床表现

硬脑膜下血肿(subdural hematoma)占颅脑外伤的 10%～20%,1/3 患者可伴有骨折,但骨折部位与血肿部位关系不如硬脑膜外血肿密切。患者多有昏迷、单侧瞳孔散大和其他脑压迫症状,其中昏迷可逐渐加深,呈清醒后再昏迷。严重者可并发脑疝。腰穿可见血性脑脊液。慢性硬脑膜下血肿的外伤史常较轻微,易被忽略,颅内压增高及脑压迫症状出现较晚。预后多属良好,并多能恢复正常生活和工作。如果硬脑膜下血肿合并严重的脑挫裂伤者往往预后稍差。

(二)影像学检查方法的选择

CT 是首选的影像学检查方法,MRI 对少量、亚急性和慢性硬脑膜下血肿具有较好的诊断价值。

(三)病理生理基础

硬脑膜下血肿多为对冲伤,多为单侧性。双侧性硬脑膜下血肿以小儿多见。损伤后,着力点对侧在暴力冲击引起皮层桥静脉撕裂、出血、形成硬脑膜下血肿。由于蛛网膜无张力,血肿范围较广,形状多呈新月形。

(四)影像学征象

1. CT 表现

(1)急性期血肿呈颅骨内板下方新月形高密度区,血肿范围较广,可超越颅缝;亚急性期血肿呈新月形或过渡型(血肿内缘部分凹陷,部分平直或凸出)(图 1—6)。慢性期血肿呈过渡型低密度区。

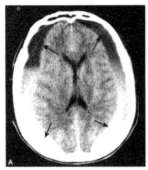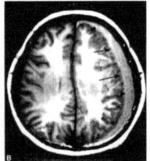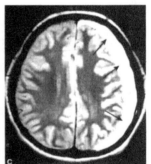

图 1—6　亚急性期硬脑膜下血肿

A. CT 示双侧额、颞、枕颅骨内板下方新月形异常密度,呈分层状,其上部呈低密度区,下部呈高密度区;B、C. MRI 示左额、颞、枕颅骨内板下方新月形异常信号,边界锐利、清楚在 T_1WI(B)和 T_2WI(C)上均呈高信号(注:A 与 B、C 不是同一患者)

（2）急性期血肿密度较均匀或呈低、高混合密度,这主要由于有活动性出血,血清回缩、血凝块溢出或蛛网膜撕裂脑脊液与血液混合所致。血肿密度改变随血肿期龄而异。一般不作增强扫描。

（3）额底和颞底的硬脑膜下血肿用冠状位图像有助确诊。

（4）硬脑膜下血肿可跨越颅缝。

（5）增大的血肿牵拉皮层静脉,约5％的患者可引起再出血。

2. MRI 表现

（1）MRI 信号改变,随血肿期龄而异,与硬脑膜外血肿相仿。

（2）形态与 CT 上相仿(图1—6)。

三、脑挫裂伤

（一）临床表现

脑挫裂伤(contusion and laceration of brain)很少出现原发性意识丧失,主要表现为颅内压增高症状及损伤部位的神经系统定位体征,常合并天幕裂孔疝和枕大孔疝的症状。脑皮质挫裂伤可伴有硬脑膜下血肿、硬脑膜外血肿和蛛网膜下腔出血,出现相应的症状。脑脊液化验呈血性。

（二）影像学检查方法的选择

CT 是脑挫伤的首选检查方法,特别是对于重症患者、形成脑内血肿的患者。MRI 对于轻症患者更好,可以显示早期、少量的脑挫伤;对于脑挫伤的随访及后遗症的显示更佳。

（三）病理生理基础

脑皮质挫伤是由于头颅受到不同加速/减速力的作用,导致大脑撞击颅板或硬膜皱褶,产生挫伤,此时挫伤常较广泛。局限性脑皮质挫伤也可见于凹陷性颅骨骨折。病理上,典型的挫伤呈皮层内点状、线状浅小血肿。外伤后24～48h点状、线状浅小血肿可融合成较大血肿。常伴有硬脑膜下血肿。

（四）影像学征象

约半数患者累及额叶、尤其额叶下端及额叶周边。大脑半球底部的挫伤少见。

1. CT 表现　因时间不同而表现呈多样化。

（1）早期:可无或仅有轻微异常发现,典型表现为额叶、颞叶斑片状、不规则低密度区,其内常混有点状高密度出血灶(图1—7)。损伤后24～48h可见斑点、斑片状高密度区。约20％患者出现迟发血肿。脑皮质挫伤的部分病灶可融合形成脑内血肿。另外,脑皮质挫伤常伴硬脑膜下血肿或硬脑膜外血肿。增强扫描,脑皮质挫伤可见强化。

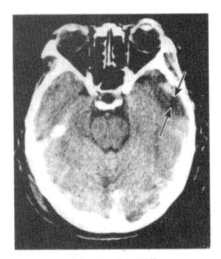

图 1-7　脑挫裂伤

CT 示左颞叶斑片状不规则低密度区,其内常混有点状高密度出血灶

(2)亚急性期:损伤几天后病灶周围出现水肿,可见占位效应,水肿及占位效应随时间推移而逐渐减少,直至消失。

2. MRI 表现　脑皮质挫伤的 MRI 表现变化较大,常随脑水肿、出血和液化的程度而异。

(1)非出血性脑皮质挫伤早期病灶在 T_1WT 呈低信号、在 T_2WI 呈高信号。常常在最初几天水肿区不断扩大,还可出现占位效应,随后水肿,随时间推移逐渐减退。病灶最终可完全吸收,或形成脑软化灶,伴局部脑室扩大和脑沟增宽。

(2)出血性脑皮质挫伤随着血肿内含成分的变化,信号强度的改变也有所改变。

四、蛛网膜下腔出血

(一)临床表现

外伤性蛛网膜下腔出血(subarachnoid hemorrhage,SAH)表现为外伤后剧烈头痛、继之呕吐,并可出现烦躁不安,意识障碍或抽搐,脑膜刺激征往往阳性。自发性蛛网膜下腔出血以40 岁左右发病最多,男性稍多。半数患者有发作性头痛的前驱期。昏迷常较浅,持续时间较短。出血后常有一段时间发热。血压升高,脑脊液血性。

(二)影像学检查方法的选择

CT 是急性蛛网膜下腔出血检查的首选。出血最初 24h 内 CT 显示率可达到 90%。但3d 后只有不到 50% 的 SAH 能被检出。MRI 的 FLAIR 序列可显示急性期、亚急性期以及临床怀疑 SAH 面 CT 检查为阴性的 SAH。后颅窝和基底池的脑脊液流动可干扰 FLAIR图像。

(三)病理生理基础

自发性蛛网下腔出血少见,多为外伤所致。蛛网膜下腔出血可因脑表面血管破裂(蛛网膜动脉和静脉)引起,也可为脑内血肿破入脑室系统,随脑脊液流动经第四脑室正中孔和侧孔进入蛛网膜下腔所致,前者常伴有脑挫裂伤。脑外伤所致的蛛网膜下腔出血常为局限性,主要位于挫伤表面或半球间裂;动脉瘤破裂所致常为弥漫性,脑底部、脑沟内蛛网膜下腔中堆积血块,整个蛛网膜下腔含血,可见局部或广泛脑水肿。镜下见动脉呈不同程度的不规则变性,纤维增生和坏死。

（四）影像学征象

1.CT 表现　沿蛛网膜下腔分布的线状高密度(图 1-8)。

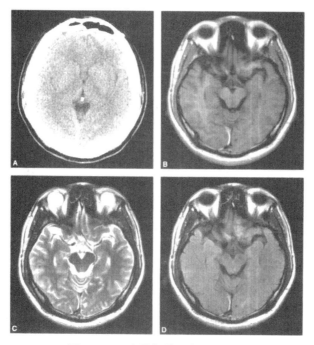

图 1-8　亚急性期蛛网膜下腔出血

A.CT 示后纵裂增宽、密度增高;B、C、D. MRI 示病灶在 T_1WI(B)、T_2WI(C)和 FLAIR(D)均呈高信号

2.MRI 表现　急性期多表现为阴性;亚急性期在蛛网膜下腔在 T_1WI 呈局限性高信号;慢性期在 T_1WI 和 T_2WI 上脑回表面尤其是小脑和脑干区可见极低信号线条影,代表含铁血黄素沉积。FLAIR 序列上,SAH 显示为蛛网膜下腔脑脊液异常高信号(见图 1-8)。

第三节　脑血管疾病

一、脑梗死

（一）临床表现

好发于中老年人,男女发病比例相似。患者通常有某些未加注意的前驱症状(如头昏、头痛等),部分患者有短暂性脑缺血发作病史或高血压动脉硬化病史。患者多在休息或睡眠中发病,常表现为不能说话,一侧肢体瘫痪,但生命体征改变一般较轻。

（二）影像学检查方法的选择

CT 为脑梗死(cerebral infaiction)的首选影像学检查方法，但可遗漏部分早期病灶。CT 灌注成像（包括 Xe—CT 灌注成像）对超急性和急性脑梗死的诊断、治疗和预后有帮助。CTA 用于检查颈动脉和椎基底动脉系统的较大血管的异常，但难以显示小分支异常。MRA、MR—DWI、MR—PWI 检查是超急性脑梗死首选的影像检查方法，可判断是否存在可恢复性脑缺血组织，可同时观察颈动脉和椎基底动脉系统的较大血管的异常。MKS 检查也是行之有效的方法。但 MRI 对早期出血灶不敏感。

（三）病理生理基础

1. 超急性期脑梗死　发病<6h。大体病理改变常不明显。在起病 1h 内电子显微镜可见神经细胞内线粒体肿胀造成的神经细胞内微空泡形成。数小时后光镜嗜伊红染色可见神经细胞胞质染色加深，尼氏体消失，核固缩、核仁消失。

2. 急性期脑梗死　发病 6～72h。梗死区脑组织肿胀变软，脑回扁平，脑沟变窄，切面上灰白质分界不清，有局限性水肿形成，并在 24～48h 内逐渐达到高峰，即由最初的细胞毒性水肿发展到血管源性水肿。急性期的较早阶段显微镜下表观与超急性期者相似；急性期较晚阶段，神经细胞发生髓鞘脱失，急性坏死过程基本完成。

3. 亚急性期脑梗死　发病 3～10d 坏死组织开始吸收，修复过程开始，逐步从梗死灶的周边向中心发展。表现为小胶质细胞向坏死区增生并吞噬坏死组织，此时星形胶质细胞增生活跃，内皮细胞增生形成新的毛细血管。当梗死区较大时，坏死组织常不能被完全清除，中央凝固性坏死区可长期存在。

4. 慢性期脑梗死　发病后第 11d 起进入此期，可持续数月或数年。脑梗死所引起的脑组织不可逆性损害，代表脑组织破坏逐步达最终阶段。坏死的脑组织逐步液化和被清除，最终可能只留下一囊腔，其周围是胶质细胞增生所形成的胶质瘢痕，邻近的脑室、脑沟和脑池扩大，皮质萎缩。部分小的梗死灶可能没有囊腔，而只有胶质瘢痕，以后可逐渐缩小、消失。而较大范围的脑梗死灶中心凝固性坏死多难以完全清除，可长期存在。极少数可见梗死区营养不良性钙化。局灶性脑萎缩和囊变是慢性脑梗死的标志。

5. 腔隙性脑梗死　腔隙性脑梗死(lacunar infarction)既往认为其可能是以下 3 种情况所造成的脑深部实质内小的空腔病灶：①小的梗死灶，即腔隙性脑梗死；②小的出血灶，即腔隙性出血；③血管周围间隙扩大。除了这些较常见的情况之外，脑深部小囊肿和脑室小憩室等也可造成影像表观近似的实质内腔隙。目前认为腔隙性脑梗死的定义为：脑深部小的穿动脉供血区域的小缺血性梗死灶，可能为小的穿动脉本身疾病或栓塞等其他原因所致，以穿动脉本身动脉硬化（可能伴血栓形成）所造成的动脉阻塞最常见。

（四）影像学征象

1. CT 和 MRI 表现

(1)超急性脑梗死：常规 CT 和 MRI 常阴性。MRI 弥散加权成像呈高信号，CT 和 MRI 灌注成像呈低灌注状态（图 1—9）。

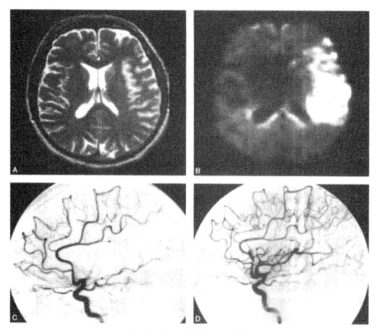

图 1－9　超急性脑梗死

　　A. 横轴位 T_2WI,示基本正常;B. DWI. 左半卵圆中心大片高信号;C. DSA. 示大脑中动脉闭塞;D. 溶栓后复查 DSA. 示大脑小动脉再通

　　(2)急性期:CT 可出现动脉高密度征、局部脑肿胀征和脑实质密度减低征(图 1－10);MHI 的 T_1WI 呈低信号,T_2WI 呈高信号(图 1－11)。

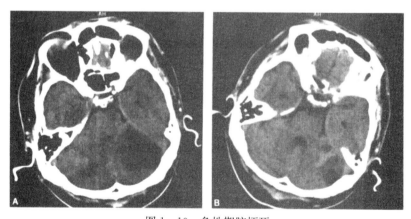

图 1－10　急性期脑梗死

　　A. 平扫 CT,示双侧小脑半球不均匀低密度区,第四脑室受限;B. 半月后复查 CT,示双侧小脑病变明显吸收

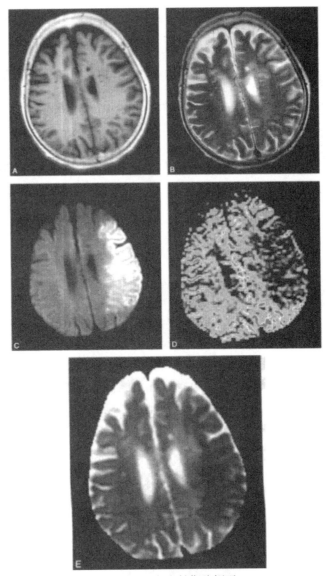

图 1-11 超急性期脑梗死

A. 横轴位 T_1WI；B. T_2WI，示双侧放射冠多发点状 T_1WI 低信号、T_2WI 高信号，代表腔隙性梗死，未见明确大片梗死征象；C. DWI，示左额顶叶大片高信号；D. PWI，示左大脑中动脉供血区 CBV 下降；E. ADC 图，示病变区 ADC 值降低

（3）亚急性期：常规 CT 和 MRI 表现同急性期，梗死区 DWI 呈低信号，PWI 可呈低灌注。

（4）慢性期：CT 呈低密度，与脑脊液密度近似（图 1-12）；MRI 的 T_1WI 呈低信号，T_2WI 呈高信号，FLAIR 呈低信号，周边胶质增生带呈高信号，DWI 呈低信号（图 1-13）。脑梗死开始时占位效应不明显，4～7d 达高峰，以后逐渐消退。直到亚急性期才出现强化，典型性为梗死区脑回状强化。

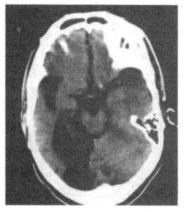

图 1－12 慢性期脑梗死

平扫 CT,示右枕叶大片不均匀低密度区,部分于脑脊液密度近似

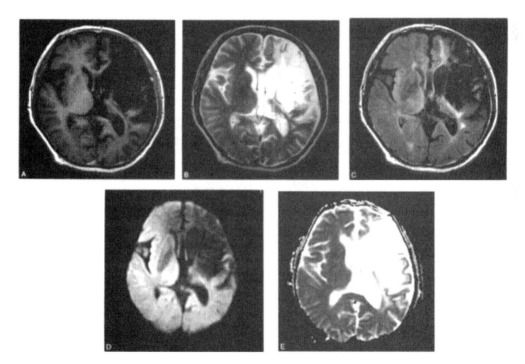

图 1－13 慢性期脑梗死

A. 横轴位 T_1 WI;B. T_2 WI,示左额、颞叶大片 T_1 WI 低信号、T_2 WI 高信号;C. FLAIR,示病变呈低信号。D. DWI,示病变呈低信号;E. ADC 图,示病变区 ABC 值升高

2. **出血性脑梗死** 脑梗死可能继发出血,转变为出血性脑梗死。一般为脑实质内出血,少数在脑实质出血的基础上再发生脑室内出血和蛛网膜下腔出血。

在出血的当时和以后的数天至十余天之内,CT 表现为原低密度现高密度区,若出血位于脑皮质区域表现为低密度区内、沿脑回分布的、散在点状或大片状高密度影(图 1－14)。MRI

表现为在脑梗死的异常信号基础上,出现出血的异常信号。值得注意的是,神经病理检查发现将近15%的脑梗死区内伴有小出血灶,而多数时候这些小出血灶不为CT显示。

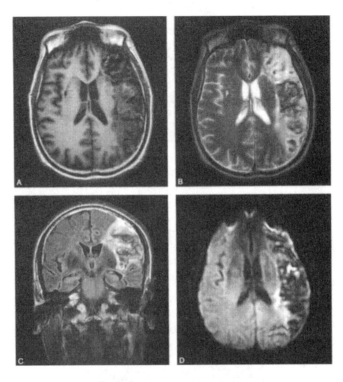

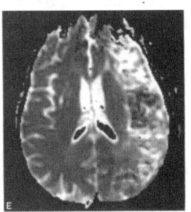

图1-14 出血性脑梗死(伴含铁血黄素沉积)

A. 横轴位 T_1WI;B. T_2WI,示左额、顶、颞片大片 T_1WI 低信号、T_2WI 高信号,其内可见 T_1WI 等信号、T_2WI 低信号;C. FLAIK,示病变呈低至高混杂信号;D. DWI,大部分病变呈低信号;E. ADC 图,示病变 ADC 值升高

3.腔隙性脑梗死　影像学表观与脑梗死类似,病灶直径多为 5～15mm 之间,一般没有占位效应(图1-15)。

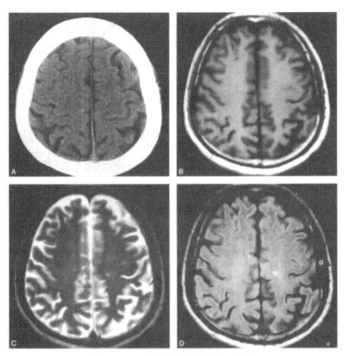

图 1-15　腔隙性脑梗死(急性期)

A. 平扫 CT,示正常;B. T_1WI;C. T_2WI;D. FLATK,示左侧半卵圆中心点状 T_1WI 低信号、T_2WI 高信号区,高 FLAJK 信号

二、脑出血

(一)临床表现

好发年龄介于 55～65 岁间,男女发病数相似。大多数患者有头痛、高血压病史。起病突然,多发生在白天精神紧张或体力劳动时。患者感剧烈头痛、头昏,继之恶心、呕吐,并逐渐出现一侧肢体无力,意识障碍。血压明显升高,脑膜刺激征阳性。

(二)影像学检查方法的选择

CT 是脑出血的主要检查手段,尤其在超急性和急性期。MRI 一般不用于检查超急性和急性期脑出血,原因是该期患者多不耐受较长检查时间的检查,且 MRI 也较难显示该期病灶。但 MRI 显示后颅窝、尤其是脑干的血肿较好。目前一般不用血管造影诊断脑出血。

(三)病理生理基础

颅内出血的分期:

1. 超急性期(4～6h)　出血区内红细胞完整,主要含有氧合血红蛋白,一般在出血 3h 后出现灶周水肿。

2. 急性期(7～72h)　血肿凝成血块,红细胞明显脱水、萎缩,棘状红细胞形成,氧合血红蛋白逐渐变为去氧血红蛋白,灶周水肿、占位效应明显。

17

3.亚急性期

(1)亚急性早期(3～6d):红细胞内的去氧血红蛋白转变为高铁血红蛋白。上述改变先从血块的外周向中心发展,灶周水肿、占位效应仍存在。

(2)亚急性晚期(1～2周):红细胞皱缩、溶解,并将高铁血红蛋内释放到细胞外。血块灶周水肿、占位效应减轻。血肿周围、血管周围出现炎性反应,并巨噬细胞沉积。

4.慢性期

(1)慢性期早期:血块周围水肿消失,炎性反应开始消退。血管增生,血块缩小,灶周反应性星形细胞增生,还有细胞外高铁血红蛋白和巨噬细胞,巨噬细胞内含有铁蛋白和含铁血黄素。

(2)慢性期晚期:血肿退变期,边缘有致密的胶原包膜,包括新生毛细血管、血管纤维基质、蛋白质、含铁血黄素等。

(四)影像学征象

1.CT表现

(1)急性期(包括超急性期和急性期)

①典型表现:脑内圆形、类圆形、线形或不规则形的高密度灶,CT值在50～80Hu之间。血肿可破入脑室或蛛网膜下腔,破入脑室可形成脑室铸型。灶周水肿轻,血肿大者可有占位效应(图1－16)。急性期一般不需增强,即使行增强检查,病灶亦无强化。

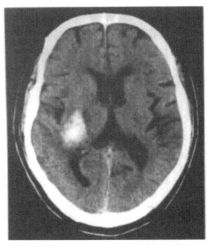

图1－16 急性期脑出血

平扫CT,示右基底节区类圆形高密度灶,灶周可见低密度水肿带

②不典型表现:血肿呈等密度,见于患者有凝血异常、血小板功能不全、血红蛋白下降、过多的纤维蛋白溶解反应、溶血反应、血块不收缩、出血性素质等;血块中出现液平,主要见于凝血功能异常;血肿密度普遍降低,并见液平,见于溶栓治疗患者中;灶周水肿极明显,可见于脑梗死后的出血患者中。

(2)亚急性期:血肿密度逐渐降低,呈等密度。可出现下列征象:

①溶冰征象：血肿周边吸收，中心仍为高密度区（图1-17）。

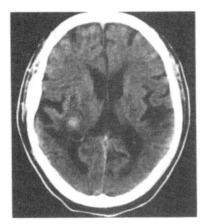

图1-17　亚急性期脑出血
平扫CT，示血肿密度逐渐降低，呈溶冰征象

②占位效应、灶周水肿由明显而逐步减轻。
③部分患者出现脑积水。
④增强扫描，病灶呈现环形或梭形强化，如中央部分出血未吸收时，可呈"靶征"。
（3）慢性期：病灶呈间形、类圆形或裂隙状低密度（图1-18）。

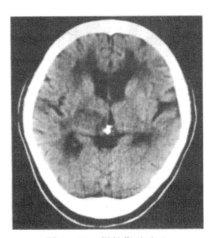

图1-18　慢性期脑出血
平扫CT，示病灶呈类圆形不均匀低密度

2. MRI表现　在显示出血、判断出血时间和原因等方面有着独特的优势。MRI信号能够反映氧合血红蛋白（oxyhemoglobin，OHB）→去氧血红蛋白（deoxyhemoglobin，DHB）→高铁血红蛋白（methemoglobin，MHB）→含铁血黄素（hemosiderin）的演变规律。

（1）超急性期：在初始阶段，血肿内容类似血液，为蛋白溶液。用中高磁场机成像时，在

19

T_1WI上呈等信号；而用低磁场机成像时，在T_1WI可能为高信号，这可能与低磁场机对蛋白质的作用较敏感有关。由于氧合血红蛋白具有抗磁作用，造成T_2缩短，因此血肿在T_2WI上呈等信号、不均信号或高信号，在出血3h后可出现灶周水肿，占位效应亦轻，除非血肿很大。

（2）急性期：红细胞细胞膜完整，去氧血红蛋白造成局部磁场的不均匀，由于磁敏感效应加快了质子失相位，能显著缩短T_2值，但对T_1值的影响较小。血肿在T_1WI上呈略低或等信号，在T_2WI上呈低信号，灶周出现血管源性水肿，占位效应明显（图1—19）。

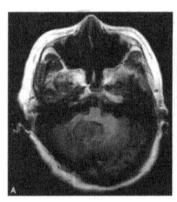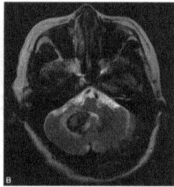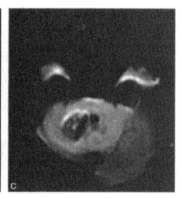

图1—19 急性期脑出血

A. 横轴位T_1WI；B. 横轴位T_2WI，C. DWI，示右侧小脑半球可见不均匀的T_1WI低信号T_2WI低信号团块影，周围可见条带状T_2WI高信号的水肿征象

（3）亚急性期

①亚急性早期：红细胞内的高铁血红蛋白造成T_1、T_2缩短。血肿中心在T_1WI上仍等信号，外周呈高信号，且高信号逐渐向中心扩展（图1—20）；在质子加权和T_2WI上，呈低信号。

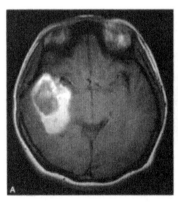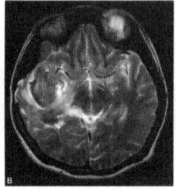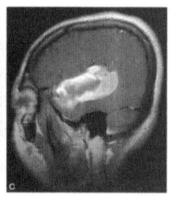

图1—20 亚急性期脑出血

A. 横轴位T_1WI；B. 横轴位T_2WI；C. 矢状位T_1WI，示右颞叶血肿外围呈T_1WI高信号、混杂T_2WI高信号，中心以等T_1、等T_2信号为主

20

②亚急性晚期:血肿溶血出现,高铁血红蛋白沉积在细胞外,T_1 缩短,T_2 延长。血肿在 T_1WI 和 T_2WI 上均呈高信号灶周水肿,占位效应逐渐减轻。

(4)慢性期

①慢性期早期:血肿在 T_1WI 和 T_2WI 均呈高信号。病灶周围含铁血黄素环造成 T_2 缩短,在 T_1WI 上呈等信号,在 T_2WI 上里低信号水肿和占位效应消失。

②慢性期晚期:典型者形成类似囊肿的 T_1WI 低信号,T_2WI 高信号灶,但周围仍可见低信号的含铁血黄素环(图 1-21)。

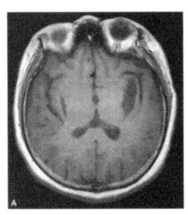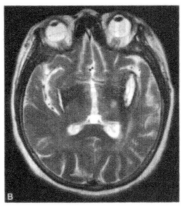

图 1-21　慢性期晚期脑出血

A. 横轴位 T_1WI;B. T_2WI,示双侧基底节区条形 T_1WI 低信号、T_2WI 高信号区,周围可见环形 T_2WI 低信号,为含铁血黄素沉积所致,在 T_1WI 上为等或稍高信号

总之,MRI 表现与血肿的期龄关系密切。

三、脑动脉瘤

(一)临床表现

中年人发病多见,动脉瘤(aneurysm)破裂约发生在 30～70 岁,临床可无症状或仅有头痛发作。动脉瘤破裂一般有 3 种临床表现:①在用力、激动等情况下,血压升高而发病,呈剧烈头痛后马上昏迷;②剧烈头痛、恶心和呕吐,过一段时间后好转或昏迷;③极少患者无头痛等先兆,仅有意识障碍。动脉瘤还可引起神经压迫症状,这与其所在部位有关。如后交通动脉瘤可压迫动眼神经而引起动眼神经麻痹。

(二)影像学检查方法的选择

DSA 仍然是诊断动脉瘤的"金标准"。MRA 可显示 3～5mm 大小的动脉瘤,显示 5mm 以上的动脉瘤较好,3D TOF 法常用于筛选 Willis 环动脉瘤。CTA 可发现约 2mm 的动脉瘤,且可较好地显示动脉瘤瘤颈,显示的 5mm 以上的动脉瘤较佳。

(三)病理生理基础

动脉瘤破裂出血与其大小相关:<5mm 的钟脉较少破裂(但存在争议,有人主张 6mm 以

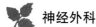

下的动脉瘤都应该干预治疗);>8mm的动脉瘤破裂更常见。

(四)影像学征象

1.CT表现

(1)动脉瘤表现与瘤腔内有无血栓有关。

①无血栓的动脉瘤:较小时平扫可以无阳性发现较大时,平扫呈圆形高密度区,增强扫描呈明显均匀强化。CTA显示瘤体与动脉相连(图1—22)。

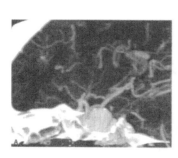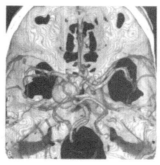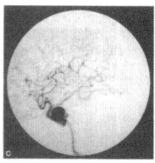

图1—22　颈内动脉动脉瘤

A.MLP CTA;B.VRT CTA;C.DSA,示囊状结节,与颈内动脉相连

②动脉瘤伴部分血栓形成:呈圆球形阴影,中心或偏心为高密度,中间为等密度,周围为高密度边,分别代表动脉瘤内腔、动脉瘤血栓及动脉瘤外层纤维囊壁。增强扫描,中心和囊壁明显增强,称为靶征。

③动脉瘤内完全为血栓组织充满:平扫呈等密度影,造影剂强化时仅出现囊壁增强。

(2)巨大的动脉瘤可出现占位效应,如脑室受压、移位等,但动脉瘤周围均无水肿。

(3)除薄壁动脉瘤外,有时瘤壁可见弧线状钙化影。

(4)动脉瘤破裂后,CT多不能显示瘤体,但可出现出血、水肿及脑积水,甚至还可引起脑疝等。其中以出血最为多见,常造成蛛网膜下腔出血,也可形成脑内血肿或破入脑室。

2.MRI表现　无血栓者,在T_1WI、T_2WI上均为圆形或椭圆形、梭形无信号区,边界清楚、锐利,有时可见载瘤动脉;有血栓者,在T_1WI,T_2WI上均为混杂信号。

3.血管造影(DSA)表现　可明确显示动脉瘤的部位、大小、形态数目,与载瘤动脉的关系。动脉瘤表现为梭形或囊状,可有蒂与动脉干相连(图1—22);出血或血肿形成时,动脉瘤轮廓模糊,邻近血管可发生痉挛和移位,但入口过窄或腔内有血栓可不显影,这时表现为假阴性。

四、颅内动静脉畸形

(一)临床表现

多在20～40岁间发病,80%患者在50岁前出现症状。主要临床表现为出血,抽搐,进行性神经功能障碍,头痛。出血时出现头痛、呕吐、意识障碍、脑膜刺激征或脑实质损害的局灶体征如偏瘫等。约30％患者首发症状为抽搐；约20％以头痛起病，不到10％患者以进行性偏瘫或局灶性神经损害为首发症状。

（二）影像学检查方法的选择

增强CT能够发现绝大多数颅内动静脉畸形（arteriovenous malformation，AVM），CT平扫还可显示AVM的钙化、局部脑组织萎缩等表现。MRI显示AVM精确的位置和范围。由于CT，尽管PC－MRA可分辨AVM的不同组成（供血动脉、瘤巢和引流静脉），但目前DSA仍然是AVM诊断"金标准"。

（三）病理生理基础

颅内动静脉畸形常见于大脑中动脉分布区的脑皮质，其次在大脑前动脉分布区的脑皮质，AVM为动、静脉之间存在直接沟通无毛细血管网，由粗大供血动脉、瘤巢和粗大纤曲的引流静脉组成。畸形血管粗细不等，可有扩张、纤曲，周围脑组织萎缩伴胶质增生，可伴发出血、梗死、软化和萎缩。

（四）影像学征象

1.CT表现

（1）无并发症时：平扫呈等密度病灶。增强扫描，呈虫曲状、点状、条索状或小片状增强。

（2）伴发血肿时：平扫可呈高密度、低密度及低、等、高混合密度病灶，前者提示为急性血肿，后两者常提示为慢性血肿。增强扫描，部分病例病灶周围可显示畸形血管随，部分病例病灶周围呈环状增强（图1－23）。

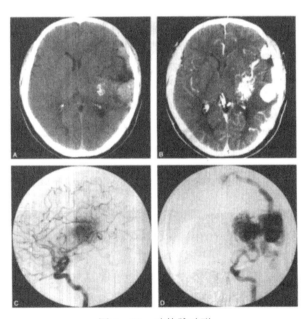

图1－23　动静脉畸形

A.平扫CT，示左颞叶区低至高混合密度病灶，内有钙化；B.增强CT，示部分病灶明显强化，灶周可见畸形血管团；C.DSA侧位动脉期，示脑内异常染色及静脉过早显影；D.DSA后前位静脉期，示畸形血管团及粗大的引流静脉

（3）伴发梗死、软化和萎缩时：平扫呈低密度区，形态为楔形、不规则形或条形。增强扫描，除部分病例可显示畸形血管团外，大多不增强。

2.MRI 表现　可精确显示病灶大小和部位，可显示粗大的供血动脉和引流静脉、畸形血管团及并发的出血、囊变、血栓形成等（图 1—24）。

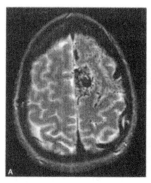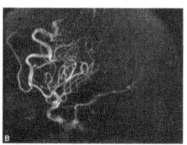

图 1—24　动静脉畸形

A. T_2WI,示左额顶叶类圆形病灶,内可见粗大、纡曲的血管流空影;B. MRA,示一簇畸形血管团,与扩大、纡曲的动脉及静脉相连,静脉过早显影,邻近血管显影不良或变细

3.血管造影　一簇畸形血管团，与扩大、纡曲的动脉及静脉相连，静脉过早显影，邻近血管显影不良或变细。

五、宾斯旺格病

（一）临床表现

多见于 65 岁左右的老人,常有高血压、糖尿病、冠心病、心肌梗死、心力衰竭或心律失常等病史。患者逐渐出现记忆力减退、表情淡漠、注意力不集中、计算能力下降、行走和动作迟缓,并于进行性发展晚期可有尿失禁、偏瘫或四肢瘫。检查时发现面具脸、小步缓慢步态、四肢张力升高,网肢腱反射亢进,巴宾斯基征阳性。

（二）影像学检查方法的选择

MR 是宾斯旺格病（Binswanger disrase）又称皮动脉硬化性（subcortical arteriosclerotic encephalopathy）的主要的检查力法,显示皮层下小病灶较 CT 敏感。一般不用其他方法诊断本病。

（三）病理生理基础

常见的病理表现为脑白质斑块状或弥漫变性、变软,灰白质分界不清。镜下病理表现为神经元肿胀、细胞质固缩,小动脉壁增厚,管径变细,内有血栓形成。

（四）影像学征象

1.CT 表现　侧脑室旁片状低密度区,边界不清。内囊、丘脑和脑干常伴有多少不等的腔隙灶,可见脑萎缩改变（图 1—25）。

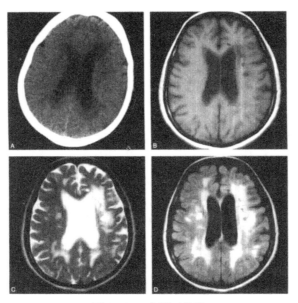

图 1-25 宾斯旺格病

A. 平扫 CT,示双侧侧脑室旁片低密度区边界不清,左侧可见多个点状更低密度区;B. T_1WI;C. T_2WI,示双侧侧脑室旁弥漫性斑片状 T_1WI 略低信号、T_2WI 高信号,无占位效应;左侧尚可见点状 T_1WI 低信号、T_2WI 高信号区;D. FLAIR,示斑片影呈高信号,左侧可见点状低信号(软化灶)

2. MRI 表现 在 T_2WI 和 FLAIR 上显示为侧脑室旁多个或弥漫性皮层下斑片状高信号区,面积大于 $2mm \times 2mm$,无占位效应(见图 1-25)。基底节和脑干常可见多发腔隙灶,可见弥漫性脑萎缩。

第二章　颅脑损伤

和平时期颅脑损伤多见于交通事故、厂矿事故、自然灾害、坠落、跌倒、爆炸、火器伤,以及各种钝利器对头部的伤害。颅脑损伤常与身体其他部位的损伤合并存在。

(1)急诊脑外伤患者接诊处置:监测生命体征,观察意识状态,尤其是神志瞳孔等体征变化,询问病情,确定格拉斯哥昏迷评分法(GCS)及分型。全身检查,确定有无胸、腹、脊柱、四肢等合并伤,及时行头部CT检查,做出初步诊断,以及适当的急诊处置。根据病情决定就地抢救或直接进入手术室施行急诊手术。

(2)救治原则:抢救生命(心—肺—脑复苏),解除脑疝,止血,预防感染,多发伤或复合伤救治。

(3)各种类型的急诊手术:头皮和颅骨损伤的清创手术、颅内血肿钻孔引流术、颅内血肿标准开颅清除术。

(4)综合治疗:降低颅内压,改善脑循环,止血药物、抗癫痫药物及抗生素使用,保持水、电解质平衡,全身营养与能量支持。

(5)危重患者:抢救及监护,生命支持治疗。

(6)康复治疗:预防和对症治疗各种外伤后并发症,高压氧,功能锻炼,神经功能恢复,精神心理治疗。

第一节　头皮损伤

一、头皮血肿

头皮血肿多因头部钝器伤所致,根据血肿位于头皮内的具体部位又分为皮下血肿、帽状腱膜下血肿和骨膜下血肿。

(一)诊断标准

1.临床表现

(1)皮下血肿:局部肿块一般体积小,有时因血肿周围组织肿胀隆起,中央相对凹陷,易误认为凹陷性颅骨骨折。

(2)帽状腱膜下血肿:因帽状腱膜下组织疏松可蔓及范围较广。

(3)骨膜下血肿:其特点是限局于某一颅骨范围内,以骨缝为界。

(4)休克或贫血:帽状腱膜下血肿可蔓延至全头部,小儿及体弱者可导致休克或贫血。

2.实验室检查

(1)血常规化验：了解机体对创伤的反应状况，有无继发感染等。

(2)血红蛋白下降表明出血严重。

3.辅助检查

(1)头部 X 线摄片包括正位、侧位及血肿部位切线位平片。

(2)必要时可考虑行头部 CT 检查，以除外颅内异常。

(二)治疗原则

1.非手术治疗　较小头皮血肿在 1～2 周左右可自行吸收，巨大的血肿可能需要 4～6 周吸收。采用局部适当加压包扎，有利于防止血肿继续扩大。为避免感染，一般不首选穿刺抽吸。

2.手术治疗　巨大头皮血肿出现明显波动时，为促进愈合，可在严格消毒下行穿刺抽吸，其后加压包扎，尤其是儿童患者。包扎松紧要适当，过松起不到加压作用；过紧可能导致包扎以下疏松组织回流障碍，出现眶内及耳后积血，严重者可出现头皮坏死。

二、头皮裂伤

头皮裂伤系锐器或钝器伤所致。由于帽状腱膜具有纤维小梁结构的解剖特点，头皮血管破裂后血管不易自行收缩而导致出血较多，可引起失血性休克。

(一)诊断标准

1.临床表现

(1)活动性出血：接诊时常能看到头皮创口有动脉性出血。

(2)休克：创口较大、婴幼儿、就诊时间较晚的患者可有失血性休克的临床表现。

2.辅助检查(检查应在急诊止血后进行)

(1)头部 X 线，包括正位、侧位和创口部位切线位平片。

(2)必要时可考虑行头部 CT 检查，以除外颅内异常。

(3)需检查创口深度、污染程度、创底有无骨折或碎骨片。如果发现有脑脊液或脑组织外溢，需按开放性颅脑损伤处理。

3.实验室检查

(1)血常规化验，了解机体对创伤的反应状况，有无继发感染等。

(2)血红蛋白和血细胞比容持续下降表明出血严重。

(二)治疗原则

头皮供血丰富，其清创缝合的时限允许放宽至 24h。多采用一期全层缝合。若缝合张力过大，可适当松解创口周围头皮，减少张力。其后注射破伤风抗毒素，并根据创伤情况应用抗生素、补液、输血等。

三、头皮撕脱伤

头皮撕脱伤多因发辫受机械力牵扯，使大块头皮自帽状腱膜下层或连同颅骨骨膜被撕脱所致。

（一）诊断标准

1.临床表现

（1）休克：失血性休克或疼痛性休克或创伤性休克。

（2）活动性出血：接诊时常能见到自头皮创缘有动脉性出血。

2.辅助检查（应在急诊止血后进行）

（1）头部 X 线，包括正位、侧位平片。

（2）必要时可考虑行头部 CT 检查，以除外颅内异常。

3.实验室检查　血红蛋白和血细胞比容持续下降表明出血严重。

（二）治疗原则

治疗上应在止血、抗休克、备足血前提下，彻底清创。一期缝合头皮，如有头皮缺损，应行中厚皮片植皮术，对骨膜已撕脱者，可在颅骨外板上多处钻孔达板障，然后植皮。条件允许时，采用显微外科技术行小血管吻合、头皮原位缝合术，如获成活，可望头发生长。术后应采用广谱抗生素抗炎治疗。

第二节　颅骨损伤

颅骨骨折系指颅骨受外力作用，导致颅骨连续性中断。一般而言，凡有颅骨骨折存在，提示外力较重，合并脑损伤的概率较高。但颅骨骨折患者不一定都合并严重脑损伤。而没有颅骨骨折的患者，也可能存在严重的脑损伤。根据部位可将颅骨骨折分为颅盖及颅底骨折；根据骨折形态分为线性和凹陷骨折，如因暴力范围较大与头部接触面积广，形成多条骨折线，分隔成多条骨折碎片者则称粉碎性骨折；而颅盖骨骨折端的头皮破裂称开放性骨折，颅底骨折端附近黏膜破裂则称内开放性颅骨骨折。开放性骨折及累及气窦的颅底骨折易合并骨髓炎或颅内感染。

一、颅盖骨线状骨折

（一）诊断标准

1.临床表现　有明确的头部受力史，着力部位可见头皮挫伤及头皮血肿。

2.实验室检查　同本章第一节。

3.辅助检查

（1）头部 X 线，包括正位、侧位平片。

（2）必要时可考虑行头部 CT 检查，以除外颅内异常。CT 骨窗像可确定骨折形态，经重建的颅骨像可更好地反映骨折形态。

（二）治疗原则

单纯性颅盖骨线状骨折本身无须特殊处理，但应警惕是否合并脑损伤；骨折线通过硬脑膜血管沟或静脉窦所在的部位时，要警惕硬脑膜外血肿发生的可能。需严密观察并复查 CT。内开放骨折可导致颅内积气，应预防感染和癫痫。

二、颅底骨线状骨折

颅底部的线形骨折多为颅盖骨骨折线的延伸,也可由邻近颅底平面的间接暴力所致。据所发生的部位可分为颅前窝、颅中窝和颅后窝骨折。由于硬脑膜与前、颅中窝底黏连紧密,故该部位不易形成硬脑膜外血肿。又由于颅底接近气窦、脑底大血管和脑神经,因此颅底骨折时容易产生脑脊液漏、脑神经损伤和颈动脉－海绵窦瘘等并发症,颅后窝骨折可伴有原发性脑干损伤。

(一)诊断标准

1.临床表现

(1)颅前窝骨折累及眶顶和筛骨,可伴有鼻出血、眶周广泛瘀血("眼镜"征或"熊猫眼"征),以及广泛球结膜下瘀血。如硬脑膜及骨膜均破裂,则伴有脑脊液鼻漏,脑脊液经额窦或筛窦由鼻孔流出。若骨折线通过筛板或视神经管,可合并嗅神经或视神经损伤。

(2)颅中窝骨折如累及蝶骨,可有鼻出血或合并脑脊液鼻漏,脑脊液经蝶窦由鼻孔流出。如累及颞骨岩部,硬脑膜、骨膜及鼓膜均破裂时,则合并脑脊液耳漏,脑脊液经中耳由外耳道流出;如鼓膜完整,脑脊液则经耳咽管流向鼻咽部而误认为鼻漏。颅中窝骨折常合并有第Ⅶ、Ⅷ脑神经损伤。如骨折线通过蝶骨和颞骨的内侧面,尚能伤及垂体或第Ⅱ、Ⅲ、Ⅳ、Ⅴ、Ⅵ脑神经。如骨折端伤及颈动脉海绵窦段,可因颈内动脉－海绵窦瘘的形成而出现搏动性突眼及颅内杂音。破裂孔或颈内动脉管处的破裂,可发生致命性鼻出血或耳出血。

(3)颅后窝骨折线通过颞骨岩部后外侧时,多在伤后数小时至 2d 内出现乳突部皮下瘀血(Battle征)。骨折线通过枕骨鳞部和基底部,可在伤后数小时出现枕下部头皮肿胀。骨折线尚可经过颞骨岩部向前达颅中窝底。骨折线累及斜坡时,可于咽后壁出现黏膜下瘀血。枕骨大孔或岩骨后部骨折,可合并后组脑神经(第Ⅸ～Ⅻ脑神经)损伤症状。

颅底骨折的诊断与定位主要根据上述临床表现。瘀血斑的特定部位、迟发性,以及除外暴力直接作用点等,可用来与单纯软组织损伤相鉴别。

2.辅助检查

(1)头部 X 线:确诊率仅占 50%。摄颏顶位,有利于确诊;疑为枕部骨折时摄汤氏(Towne)位;如额部受力,伤后一侧视力障碍时,摄柯氏位。

(2)头部 CT:对颅底骨折的诊断价值更大,不但可了解视神经管、眶内有无骨折,尚可了解有无脑损伤、气颅等情况。

3.实验室检查 对疑为脑脊液漏的病例,可收集耳、鼻流出液进行葡萄糖定量测定。

(二)治疗原则

1.保守治疗 单纯性颅底骨折无须特殊治疗,主要观察有无脑损伤及处理脑脊液漏、脑神经损伤等合并症。当合并有脑脊液漏时,需防止颅内感染,禁忌填塞或冲洗耳鼻,禁忌腰椎穿刺。取头高体位休息,尽量避免用力咳嗽、打喷嚏和擤鼻涕。可静脉或肌内注射抗生素。多数漏口在伤后1～2周内自行愈合。超过 1 个月仍未停止漏液者,可考虑手术。

2.手术适应证

(1)脑脊液漏不愈达 1 个月以上者,在抗感染前提下,经内镜或开颅手术修补硬脑膜,以封闭漏口。

（2）对伤后出现视力减退，疑为碎骨片挫伤或血肿压迫视神经者，应在12h内行视神经管减压术。

三、凹陷性骨折

凹陷性骨折见于颅盖部，好发于额骨及顶骨，呈全层内陷。成人凹陷性骨折多为凹陷及粉碎性骨折，婴幼儿可呈乒乓球凹陷样骨折。

（一）诊断标准

1. 临床表现

（1）头皮血肿在受力点有头皮血肿或挫伤。

（2）局部下陷急性期可检查出局部骨质下陷。

（3）神经功能障碍。当骨折片下陷较深时，可刺破硬脑膜，损伤及压迫脑组织而出现偏瘫、失语和（或）局灶性癫痫。

2. 实验室检查　同本章第一节"头皮血肿"。

3. 辅助检查

（1）头部 X 线：骨折部位切线位，可显示出骨折片陷入颅内深度。

（2）头部 CT：不仅可了解骨折情况，且可了解有无合并脑损伤。

（二）治疗原则

1. 保守治疗

（1）位于非功能区凹陷深度不足 1cm 的小面积骨折，无临床症状者不需手术治疗。

（2）新生儿的凹陷性骨折，应尽量采用非手术复位方法。如使用胎头吸引器置于骨折处，通过负压吸引多能在数分钟内复位。

2. 手术适应证

（1）合并脑损伤或大面积骨折片陷入颅腔，导致颅内压增高，CT 显示中线结构移位，有脑疝可能者，应行急诊开颅去骨片减压术。

（2）因骨折片压迫脑重要部位，引起神经功能障碍如瘫痪、癫痫等，应行骨片复位或清除术。

（3）开放粉碎凹陷性骨折，需行手术清创，去除全部骨片，修补硬脑膜，以免引起感染。

（4）在非功下陷大于 1cm 者，视为相对适应证，可考虑择期手术。

（5）位于大静脉处的凹陷性骨折，即使下陷较深，如无明显临床症状，可经观察，待充分准备后择期手术。

第三节　脑损伤

脑损伤是指暴力作用于头部造成的脑组织器质性损伤。根据致伤源、受力程度等因素不同，以及伤后脑组织与外界相通与否，可将脑损伤分为开放性及闭合性脑损伤。前者多由锐器或火器直接造成，均伴有头皮裂伤、颅骨骨折、硬脑膜破裂和脑脊液漏；后者为头部受到钝性物体或间接暴力所致，往往头皮颅骨完整，或即便头皮、颅骨损伤，但硬脑膜完整，无脑脊液漏。根据暴力作用于头部时是否立即发生脑损伤,又可将脑损伤分为原发性脑损伤和继发性脑损伤,后者指受伤一定时间后出现的脑损伤,如颅内血肿和脑水肿。本节着重叙述原发性脑损伤。

一、脑震荡

脑震荡是指头部受力后在临床上观察到的短暂性脑功能障碍。脑的大体标本上无肉眼可见的神经病理改变,显微病理可有毛细血管充血、神经元胞体肿大、线粒体和轴索肿胀。

(一)诊断标准

1.临床表现

(1)意识改变:受伤当时立即出现短暂的意识障碍,可为神志不清或完全昏迷,常为数秒或数分钟,大多不超过半个小时。

(2)逆行性遗忘:患者清醒后多不能回忆受伤当时乃至伤前一段时间内的情况。

(3)短暂性脑干症状:伤情较重者在意识改变期间可有面色苍白、出汗、四肢肌张力降低、血压下降、心动徐缓、呼吸浅慢和各生理反射消失。

(4)其他症状:可有头痛、头晕、恶心、呕吐、乏力、畏光、耳鸣、失眠、心悸和烦躁等。

(5)神经系统检查:无阳性体征。

2.实验室检查 腰椎穿刺颅内压正常,脑脊液无色透明,不含血细胞,白细胞计数正常。

3.辅助检查

(1)头部 X 线:无骨折发现。

(2)头部 CT:颅内无异常。

(二)治疗原则

1.观察病情变化 伤后短时间内可在急诊科观察,密切注意意识、瞳孔、肢体运动和生命体征的变化。对于离院患者,嘱其家属密切注意头痛、恶心、呕吐和意识障碍情况,如症状加重应立即来院检查。

2.卧床休息 急性期头痛、头晕较重时,嘱其卧床休息;症状减轻后可离床活动。

3.对症治疗 头痛时可给予罗通定等镇痛剂。对有烦躁、忧虑、失眠者可给予地西泮、三溴合剂等药物。

二、弥漫性轴索损伤

弥漫性轴索损伤是加速或减速的惯性力所致的弥漫性脑损伤,由于脑的扭曲变形,脑内产生剪力或牵拉作用,造成脑白质广泛性轴索损伤。损伤可位于大脑半球、胼胝体、小脑或脑干。显微病理表现为神经轴索断裂。

(一)诊断标准

1.临床表现

(1)昏迷受伤:当时立即出现昏迷,且昏迷时间较长。

(2)瞳孔和眼球变化:部分患者可有一侧或双侧瞳孔散大,对光反应消失。广泛损伤者可出现双眼向损伤对侧和向下凝视。

2. 辅助检查

(1)头部 CT 扫描:可能发现大脑皮质与髓质交界处、胼胝体、脑干、内囊区或第三脑室周围有多个点或片状出血灶。

(2)头部 MRI 扫描:可较精确地反映出早期组织撕裂出血灶。

(二)治疗原则

1. 同"脑震荡"。

2. 脱水治疗。

3. 昏迷期间加强观察,若病情恶化,及时复查 CT,如发现颅内血肿或严重脑水肿,需立即手术,清除血肿或行减压术。

三、脑挫裂伤

暴力作用于头部时,着力点处颅骨变形或发生骨折,以及脑在颅腔内的相对位移,造成脑的着力或对冲点伤。对冲伤和着力点伤,均可造成脑挫伤和脑裂伤,由于 2 种改变往往同时存在,故又统称脑挫裂伤。前者为脑皮质和软脑膜仍保持完整;而后者有脑实质及血管破损、断裂,软脑膜撕裂。脑挫裂伤的显微病理表现为脑实质点片状出血,水肿和坏死,脑皮质分层结构不清或消失,灰质与白质分界不清。脑挫裂伤常伴有邻近的限局性血管源性脑水肿或弥漫性脑肿胀。

(一)诊断标准

1. 临床表现

(1)意识障碍:受伤当时立即出现,短者半小时、数小时或数日,长者数周、数月,有的为持续昏迷或植物生存。

(2)生命体征改变:常较明显,体温多在 38℃ 左右,脉搏和呼吸增快,血压正常或偏高。如出现休克,应注意全身检查。

(3)局灶症状与体征:受伤当时立即出现与伤灶相应的神经功能障碍或体征,如运动区损伤的锥体束征、肢体抽搐或瘫痪,语言中枢损伤后的失语,以及昏迷患者脑干反射消失等。

(4)颅压增高:为继发脑水肿或颅内血肿所致。尚可有脑膜刺激征。

(5)其他:患者清醒后有头痛、头晕、恶心呕吐、记忆力减退和定向力障碍。

2. 辅助检查

(1)头部 X 线:多数患者可发现有颅骨骨折。

(2)头部 CT:了解有无骨折、有无脑挫裂伤和颅内血肿。

(3)头部 MRI:不仅可以了解具体脑损伤部位、范围及其周围脑水肿情况,而且尚可推测预后。但因检查时间较长,一般不作为首选检查方法。

3. 实验室检查

(1)血常规:了解应激状况。

(2)血气分析:在迟缓状态可有血氧低、高二氧化碳血症存在。

(3)脑脊液检查:脑脊液中有红细胞或血性脑脊液。

（二）治疗原则

1. 轻型脑挫裂伤患者通过急性期观察后,治疗与弥漫性轴索损伤相同。

2. 抗休克治疗,如合并有休克的患者首先寻找原因,积极抗休克治疗。

3. 重型脑挫裂伤患者应送重症监护病房。

4. 昏迷患者应注意维持呼吸道通畅。

（1）呼吸困难者,立即行气管插管连接人工呼吸机进行辅助呼吸。

（2）对呼吸道内分泌物多、影响气体交换、且估计昏迷时间较长者,应尽早行气管切开术。

5. 对伴有脑水肿的患者,应适当限制液体入量,并结合脱水治疗。

6. 对脱水治疗颅内压仍在 40~60mmHg 时,因势必导致严重脑缺血或诱发脑疝,可考虑行开颅去骨瓣减压和(或)脑损伤灶清除术。

四、脑干损伤

头、颈部受到暴力后立即出现,多不伴有颅内压增高表现。脑干损伤的病理变化有脑干神经组织结构紊乱、轴索断裂、挫伤和软化。由于脑干内除有脑神经核团、躯体感觉运动传导束外,还有网状结构和呼吸、循环等生命中枢,故其致残率和死亡率均较高。

（一）诊断标准

1. 临床表现

（1）昏迷:受伤当时立即出现,且昏迷程度较深,持续时间较长。意识障碍恢复比较缓慢,恢复后常有智力迟钝和精神症状。如网状结构受损严重,患者可长期呈植物生存状态。

（2）瞳孔和眼球运动变化:双侧瞳孔不等大、极度缩小或大小多变,对光反应异常,眼球向外下或内凝视。

（3）去大脑强直

（4）神经系统检查:病理反射阳性、肌张力增高、交叉性瘫痪或四肢瘫。

（5）生命体征变化

①呼吸功能紊乱:常出现呼吸节律紊乱,表现为潮式呼吸、抽泣样呼吸或呼吸停止。

②心血管功能紊乱:心率及血压改变多出现在呼吸功能紊乱之后。

③体温变化:多数出现高热,脑干功能衰竭后体温不升。

（6）内脏症状

①消化道出血:是脑干损伤后多见的一种临床表现。

②顽固性呃逆:症状持久,难以控制。

2. 辅助检查

（1）脑脊液穿刺:腰椎穿刺脑脊液多呈血性,压力多为正常或轻度升高;当压力明显升高时,应除外颅内血肿。

（2）头部 X 线:可伴有颅骨骨折。

（3）头部 CT:在伤后数小时内检查,可显示脑干有点片状高密度区,脑干肿大,脚间池、桥池、四叠体池及第四脑室受压或闭塞。

（4）头部及上颈段 MRI:有助于明确诊断,了解伤灶明确部位和范围。

(5)脑干诱发电位:波峰潜伏期延长或分化不良。

(二)治疗原则

1.一般治疗措施同脑挫裂伤。

2.对一部分合并有颅内血肿者,应及时诊断和手术。对合并有脑水肿或弥漫性轴索损伤者,应用脱水药物和激素等予以控制。

3.伤后1周,病情较为稳定时,为保持患者营养,应由胃管进食。

4.对昏迷时间较长的患者,应加强护理,防止各种并发症。

5.有条件者,可行高压氧治疗,以助于康复。

第四节　外伤性颅内血肿

外伤性颅内血肿形成后,随血肿体积不断增大,临床症状进行性加重,而引起颅内压增高,导致脑疝形成,危及生命,是临床上常见的继发性脑损伤的主要类型。早期及时清除血肿,可在很大程度上改善预后。

一、血肿分类

1.根据血肿的来源与部位

(1)硬脑膜外血肿。

(2)硬脑膜下血肿。

(3)脑内血肿。

(4)多发性血肿。

2.根据血肿症状出现的时间

(1)急性血肿:伤后72h以内出现症状者。

(2)亚急性血肿:伤后3d～3周内出现症状者。

(3)慢性血肿:伤后3周以上出现症状者。

二、硬脑膜外血肿

硬脑膜外血肿是指出血积聚于硬脑膜外腔与颅骨之间。出血来源与颅骨损伤关系密切,当颅骨骨折或颅骨在外力作用下瞬间变形,撕破位于骨沟内的硬脑膜动脉或静脉窦所引起的出血或骨折端的板障出血。在血肿形成过程中,除原出血点外,由于血肿的体积效应不断使硬脑膜与颅骨分离,又可撕破另外一些小血管,使血肿不断增大,最终出现脑受压的症状。

(一)诊断标准

1.临床表现

(1)意识障碍:意识改变受原发性脑损伤及其后的血肿形成的继发脑损伤的影响。常见有如下几种类型。

①原发性脑损伤较轻,如脑震荡,有一过性意识障碍,而血肿形成得不是很快,因此在脑疝形成前有一段数小时的中间清醒期,形成受伤后立即昏迷—清醒—再昏迷过程。

②原发性脑损伤较重,加之血肿形成较为迅速,此时无中间清醒期,仅表现为意识障碍进行性加重。

③原发性脑损伤甚轻或原发性脑损伤很局限,不存在原发昏迷,只当血肿增大脑疝形成后出现昏迷。

(2)头皮血肿或挫伤:往往在血肿形成部位有受力点所造成的头皮损伤。

(3)瞳孔变化:在血肿形成后的早期,患侧瞳孔一过性缩小,随之扩大,对光反应迟钝或消失;同侧上睑下垂。晚期对侧瞳孔亦散大。

(4)锥体束征:早期血肿对侧肢体力弱,逐渐进行性加重;晚期出现双侧肢体的去大脑强直。

(5)生命体征:表现为进行性血压升高、脉搏缓慢,以及体温升高。

(6)其他:昏迷前有头痛、烦躁不安、呕吐、遗尿和癫痫等。

2.辅助检查

(1)头部X线平片:约90%病例伴有颅骨骨折。

(2)头部CT检查:该项检查可明确是否有血肿形成,血肿定位,计算出血量,中线结构有无移位及有无脑挫伤等情况,骨窗像对骨折的认识更加明了。硬膜外血肿典型表现为颅骨内板与脑表面有一双凸镜形密度增高影。

(二)治疗原则

1.非手术治疗　仅用于病情稳定的小血肿,适应证如下。

(1)患者意识无进行性恶化。

(2)无神经系统阳性体征或原有神经系统阳性体征无进行性加重。

(3)无颅内压增高症状和体征。

(4)除颞区外,大脑凸面血肿量<30mL,颅后窝血肿<10mL,无明显占位效应(中线结构移位<5mm),环池和侧裂池>4mm,治疗方法基本同脑挫裂伤。但特别需要严密动态观察患者意识、瞳孔和生命体征变化,必要时行头部CT复查。若发现病情变化或血肿增大,应立即行手术治疗。

2.手术适应证

(1)有明显颅内压增高症状和体征的颅内血肿。

(2)CT扫描提示明显脑受压的颅内血肿。

(3)幕上血肿量>30mL,颞区血肿量>20mL,幕下血肿量>10mL。

(4)意识障碍进行性加重或出现昏迷。

三、急性硬脑膜下血肿

硬脑膜下血肿是指颅内出血血液积聚于硬脑膜下腔。硬脑膜下血肿是颅内血肿中发生率最高者,同时可为多发或与其他类型血肿伴发。

急性硬脑膜下血肿是指伤后3d内出现血肿症状者,多数伴有较重的对冲性脑挫裂伤和皮质的小动脉出血,伤后病情变化急剧。

（一）诊断标准

1.临床表现

（1）临床症状较重，并迅速恶化，尤其是特急性血肿，伤后仅1～2h即可出现双侧瞳孔散大、病理性呼吸的濒死状态。

（2）意识障碍有中间清醒或好转期者少见，多数为原发性昏迷与继发性昏迷相重叠或昏迷的程度逐渐加深。

（3）颅内压增高的症状出现较早，其间呕吐和躁动比较多见，生命体征变化明显。

（4）脑疝症状出现较快，尤其是特急性硬脑膜下血肿。一侧瞳孔散大后不久，对侧瞳孔散大，并出现去脑强直、病理性呼吸等症状。

（5）局灶症状较多见，偏瘫、失语可来自脑挫伤或（和）血肿压迫。

2.实验室检查　同本章第三节"脑挫裂伤"。

3.神经影像学检查

（1）头部X线：半数病例伴有颅骨骨折。

（2）头部CT：在脑表面呈新月形或半月形高密度区，有助于诊断。

（二）治疗原则

治疗原则同本节"硬脑膜外血肿"。

四、慢性硬脑膜下血肿

慢性硬脑膜下血肿为伤后3周以上出现血肿症状者，好发于老年患者。血肿大多广泛覆盖大脑半球的额、顶和颞叶。血肿有黄褐色或灰色结缔组织包膜，血肿内容早期为黑褐色黏稠液体，晚期为黄色或清亮液体。

（一）诊断标准

1.临床表现

（1）病史：多不明确，可有轻微外伤史或已无法回忆。

（2）慢性颅内压增高症状：常于受伤2～3个月后逐渐出现头痛、恶心、呕吐、复视、视物模糊、一侧肢体无力和肢体抽搐等。

（3）精神智力障碍：表现为记忆力减退、理解力差、智力迟钝、精神失常。有时误诊为神经官能症或精神病。

（4）局灶性症状：由于血肿压迫所导致轻偏瘫、失语、同向性偏盲、视盘水肿等。

2.辅助检查

（1）头部X线：可显示脑回压迹，蝶鞍扩大和骨质吸收。

（2）头部CT：颅骨内板下可见一新月形、半月形混杂密度或等、低密度阴影，中线移位，脑室受压。

（3）头部MRI：可确诊。

3.实验室检查

（1）血常规检查：了解机体状态。

（2）凝血功能及血小板检查：了解凝血因素是否正常。

（二）治疗原则

1.非手术治疗 对不适合手术的患者，可采用甘露醇脱水治疗。

2.手术治疗

（1）颅骨钻孔闭式引流术。

（2）骨瓣开颅血肿清除术，适用情况如下。

①闭式引流术未能治愈者。

②血肿内容为大量血凝块。

③血肿壁厚，引流后脑组织不能膨起者，手术旨在将血肿及血肿壁一并切除。

3.手术后并发症

（1）血肿复发或形成积液。

（2）引流管损伤脑组织或皮层血管。

（3）气颅。

（4）手术后感染。

（5）癫痫发作。

五、脑内血肿

脑内血肿多发生在脑挫裂伤最严重的伤灶内，常见的血肿部位有额叶底部、颞极及凹陷骨折处的深部，有时可与硬脑膜下血肿伴发。老年人好发于脑深部白质内。

（一）诊断标准

1.临床表现

（1）头部外伤史：受伤机制多为对冲伤。

（2）意识障碍：呈进行性加重或伤后持续性昏迷，很少有中间清醒期。如血肿破入脑室，意识障碍则更加明显。如系凹陷性骨折所致脑内血肿，则患者可能有中间清醒期。

（3）颅内压增高：症状一般较明显。

（4）局灶体征：与血肿所在部位有密切关系，可见有偏瘫、失语、癫痫等。

2.辅助检查

（1）头部 X 线：除外颅骨骨折，特别是凹陷性颅骨骨折。

（2）头部 CT：在脑挫伤灶附近或脑深部白质内见到圆形或不规则高密度或混杂密度血肿影，即可诊断。

3.实验室检查 同本节"慢性硬膜下血肿"的检查方法。

（二）治疗原则

同本节"硬脑膜外血肿"。

六、迟发性外伤性颅内血肿

迟发性外伤性颅内血肿（DTIH）是指头部外伤后首次影像学检查未发现血肿，经过一段时间后重复 CT 扫描，或手术发现的血肿，或原出血处逐渐扩大形成的血肿。迟发性血肿可发生在硬脑膜外、硬脑膜下和脑实质内，短者伤后数小时、数日，长者数周甚至数月。降低外伤性迟发性颅内血肿病死率和致残率的关键在于早期诊断和治疗。

（一）诊断标准

1. 临床表现　出现以下情况，可考虑本病的可能。

（1）严重的临床症状，剧烈头痛、频繁呕吐、烦躁不安及有意识障碍，但是 CT 所显示的脑损伤却较轻微，少量出血、单纯颅骨骨折、蛛网膜下腔出血等。

（2）经正确恰当地治疗后伤者意识状态无好转或一度好转后又恶化。

（3）观察及治疗过程中出现新的神经系统损害表现，如偏瘫、失语、瞳孔散大等。

（4）出现局限性癫痫发作。

（5）伤后或术后，患者长时间处于低意识水平或减压窗外膨明显且张力较高。

（6）颅内压监测持续升高或一度平稳后突然升高。

2. 辅助检查　首选头部 CT 检查。早期复查有助于及时发现原来无血肿区的新的血肿。

3. 实验室检查　复查凝血功能，如有异常，则出现迟发性血肿的概率增加，需更加密切监测患者。

（二）治疗原则

1. 早期发现，及时行血肿清除手术。

2. 小血肿无手术指征，可采用保守治疗，脱水、抗生素、抑酸、营养、神经代谢药物等支持治疗，但必须严密观察病情和 CT 监测。

3. 积极防治并发症。对并发脑疝病情严重者，清除血肿的同时可行广泛减压颅骨切除术。

4. 如血肿发生在颅后窝且并发急性脑积水、急性颅内压增高者，应行脑室体外引流术，随即行血肿清除术。

第五节　开放性颅脑损伤

颅脑开放性损伤除头部开放创伤外，常有不同程度的脑损伤、出血、水肿、感染等继发损害。与闭合性脑损伤相比较，除损伤原因不同外，因有创口存在，可有失血性休克、易招致颅内感染等特点。

一、诊断标准

1. 临床表现

（1）明确病史：询问受伤时间、致伤物种类及经过何种处理。

（2）头部创口检查：应仔细检查创口大小、形状、有无活动性出血，有无异物及碎骨片、脑组织或脑脊液流出。

（3）意识障碍：取决于脑损伤部位和程度。局限性开放性损伤未伤及脑重要结构或无颅内高压患者，通常无意识障碍；而广泛性脑损伤，脑干或下丘脑损伤合并颅内血肿或脑水肿引起颅内高压者，可出现不同程度的意识障碍。

（4）局灶性症状：依脑损伤部位不同，可出现偏瘫、失语、癫痫、同向偏盲、感觉障碍等。

(5)颅内高压症状:创口小、创道内血肿或(和)合并颅内血肿,以及广泛性脑挫裂伤而引起严重颅内压升高者,可出现头痛、呕吐、进行性意识障碍,甚至发生脑疝。

2.辅助检查

(1)头颅 X 线:了解颅骨骨折的部位、类型、颅内金属异物或碎骨片嵌入的位置等情况。

(2)头部 CT:对诊断颅内血肿、脑挫裂伤、蛛网膜下腔出血、脑中线移位、脑室大小形态等有意义;亦可显示颅内异物及颅骨骨折。

3.实验室检查

(1)血常规检查:了解失血、失液情况。

(2)腰椎穿刺:主要了解有无颅内感染和颅内压情况,但要慎重。

二、治疗原则

1.非火器性颅脑损伤

(1)及时清创处理,预防感染:应尽早清除挫碎组织、异物、血肿,修复硬脑膜及头皮创口,变有污染的开放性伤道为清洁的闭合性伤道,为脑损伤的修复创造有利条件。

(2)清创手术:尽可能在伤后 6～8h 内行清创,但清创时间多取决于患者伤后来院就诊的时间。目前应用抗生素的条件下,早期清创缝合时间最晚可延长至 48h。清创完毕应缝好硬脑膜与头皮。伤道与脑室相通时,应清除脑室内积血,留置脑室引流管。如果脑组织膨胀,术后颅内压仍高,可以不缝硬脑膜,并视情况做外减压(颞肌下减压或去骨瓣减压)。伤后 24h 内,肌内注射破伤风抗毒素 1500U。

(3)特殊伤的处理:钢钎、钉、锥等刺入颅内形成较窄的伤道,有时因致伤物为颅骨骨折所嵌顿,在现场急救时不要贸然将其拔除。特别是伤在静脉窦所在处或鞍区等部位时,仓促拔出致伤物可能引起颅内大出血或附加损伤引起不良后果。接诊后应行头部正侧位及必要的特殊位置的 X 线平片,了解伤道及致伤物的大小、形状、方向、深度、是否带有钩刺和伤及的范围。如果异物靠近大血管、静脉窦,可进一步行脑血管造影、CT 等检查,查明致伤物与血管等邻近结构的关系。根据检查所获取的资料,分析可能出现的情况,研究取出致伤物的方法,做好充分准备再行手术。

(4)静脉窦损伤的处理:首先要做好充分输血准备。上矢状窦伤时,应先在其周边扩大颅骨骨窗,再取出嵌于静脉窦裂口上的骨片,同时立即以棉片压住窦的破口,并小心检查窦损伤情况。小的裂口用止血海绵或辅以生物胶即可止住,大的破裂口则需用肌筋膜片覆盖于裂口处,缝合固定,亦可取人工硬脑膜修补静脉窦裂口,以达到妥善止血。

2.火器性颅脑损伤的处理 火器性颅脑损伤包括及时合理的现场急救、快速安全的转送、在有专科医师和设备的医院进行早期彻底清创和综合治疗。其中颅脑穿透伤伤情较重,可分为:盲管伤,仅有射入口,致伤物停留在伤道末端,无射出口;贯通伤,投射物贯通颅腔,有入口和出口,形成贯通伤道,多为高速枪伤所致,脑损伤广泛而严重,是火器性颅脑损伤最严重者;切线伤,投射物与头部呈切线方向擦过,飞离颅外,射入口和射出口相近,头皮、颅骨、硬脑膜和脑组织浅层皮层呈沟槽状损伤,所以又称沟槽伤。

(1)现场急救与转送

(2)早期清创处理:清创的目的是把创道内污染物如毛发、泥沙、碎骨片、弹片异物、坏死碎化的脑组织、血块等清除,经清创后使创道清洁、无异物、无出血、无坏死脑组织,然后修补硬脑膜,缝合头皮,由开放伤变为闭合伤。清创要求早期和彻底,同时尽可能不损害健康脑组织,保护脑功能。伤后24h内,过敏试验阴性者,应肌内注射破伤风抗毒素1 500U。

(3)术后处理:应定时观察意识、瞳孔、生命体征的变化和神经系统体征。观察有无继发性出血、脑脊液漏,必要时行CT动态观察。加强抗感染、抗脑水肿、抗休克治疗,术后常规抗癫痫治疗,加强全身支持治疗;昏迷患者保持呼吸道通畅,吸氧并加强全身护理,预防肺炎、褥疮和泌尿系感染。

第六节　脑损伤的分级及预后

脑损伤的分级,便于评价疗效和预后,有利于对伤情进行鉴定。

一、Glasgow昏迷评分法

此评分法适用于对伤情的临床评定,其评定项目见表2-1。将处于13～15分者定为轻度;9～12分者定为中度;3～8分者定为重度。

表2-1　Glasgow昏迷评分法

睁眼反应		语言反应		运动反应	
能自行睁眼	4分	能对答,定向正确	5分	能按吩咐完成动作	6分
呼之能睁眼	3分	能对答,定向有误	4分	刺痛时能定位,手举向疼痛部位	5分
刺激能睁眼	2分	胡言乱语,不能对答	3分	刺痛时肢体能回缩	4分
不能睁眼	1分	仅能发音,无语言	2分	刺痛时双上肢呈过度屈曲	3分
		不语	1分	刺痛时肢体过伸	2分
				刺痛时肢体无反应	1分

二、伤情轻重分级

1.轻型(Ⅰ级)　主要指单纯脑震荡,没有颅骨骨折和意识丧失不超过30min者,有轻度头痛、头晕等自觉症状,神经系统、神经影像和脑脊液检查无明显改变,GCS在13～15分者为轻型。

2.中型(Ⅱ级)　主要指轻度脑挫裂伤或颅内小血肿,有或无颅骨骨折、颅底骨折及蛛网膜下腔出血,无脑受压,昏迷在6h以内,有轻度神经系统阳性体征,有轻度生命体征改变,GCS为9～12分者为中型。

3.重型(Ⅲ级)　主要指广泛颅骨骨折,广泛脑挫裂伤,脑干损伤或颅内血肿,昏迷在6h

以上,意识障碍逐渐加重或出现再昏迷,有明显的神经系统阳性体征,有明显生命体征改变,GCS 在 3～8 分者为重型。

三、Glasgow 预后分级(GOS)

1975 年 Jennett 和 Bond 提出伤后半年至 1 年患者恢复情况的分级。

Ⅰ级:死亡。

Ⅱ级:植物生存,长期昏迷,呈去皮质和去大脑强直状态。

Ⅲ级:重残,需他人照顾。

Ⅳ级:中残,生活能自理。

Ⅴ级:良好,成人能工作、学习。

四、颅脑损伤的后期并发症

1.外伤后癫痫。

2.交通性积水。

3.外伤后综合征或"脑震荡后综合征"。

4.促性腺激素减低性性腺功能低下。

5.慢性创伤性脑病。

6.阿尔茨海默病(AD) 颅脑损伤尤其是重型颅脑损伤,促进淀粉样蛋白的沉积。

附:颅内损伤风险的临床评价

(一)低度颅内损伤风险

1.临床表现

(1)无症状。

(2)头痛。

(3)头昏、头晕。

(4)头皮血肿、裂伤、挫伤、擦伤。

(5)未出现中度和高度颅脑损伤的表现标准(无意识丧失等)。

2.治疗原则

(1)可以回家观察。

(2)出现以下症状立即随诊。

①意识水平改变(包括不易唤醒)。

②行为异常。

③头痛加重。

④言语含糊。

⑤一侧上肢或下肢力弱或感觉丧失。

⑥持续呕吐。

⑦一侧或双侧瞳孔散大,用亮光照射时不缩小。

⑧癫痫(痉挛或抽搐发作)。

⑨受伤部位肿胀明显加重。

(3)在24h以内不要应用作用强于对乙酰氨基酚的镇静安眠药。不要应用阿司匹林或其他抗炎症药物。

(4)一般不需要行CT检查。

(5)非移位的线形骨折不需要治疗。

(二)中度颅内损伤风险

1.临床表现

(1)受伤当时或伤后有意识改变或丧失。

(2)头痛进行性加重。

(3)外伤后癫痫。

(4)年龄小于2岁(除非外伤轻微)。

(5)呕吐。

(6)外伤后遗忘。

(7)颅底骨折的征象。

(8)多发损伤。

(9)严重的面部损伤。

(10)可能存在颅骨穿通或凹陷骨折。

(11)儿童虐待。

(12)明显的帽状腱膜下肿胀。

2.辅助检查

(1)头部CT:本组临床表现本身易于遗漏严重的颅内损伤,最常见的是出血性脑挫裂伤。

(2)头部X线:首选CT检查,只有在明确有凹陷骨折时此项检查才有重要意义。

3.治疗原则

(1)观察

①院外观察:注意院外观察指标。

②住院观察:如果患者的条件不符合院外观察的指标(包括无条件做CT检查),需要住院观察除外神经系统功能的恶化。

(2)院外观察指标

①头部CT检查正常。

②初次检查GCS≥14分。

③未满足高度风险的标准。

④未满足中度风险的标准。

⑤患者当时神经系统功能正常(对受伤事件的遗忘是可以接受的)。

⑥有清醒可负责的成年人监护患者。

⑦患者在必要时能够方便地回到医院急诊室。

⑧没有伴随的复杂情况(如没有可疑家庭暴力,包括儿童虐待)。

(三)高度颅内损伤风险

1.临床表现

(1)意识障碍,没有明确的药物作用、代谢疾病、癫痫发作等原因。

(2)局灶性神经系统体征。

(3)意识水平进行性下降。

(4)颅骨穿贯通损伤和凹陷性骨折。

2.治疗原则

(1)头部 CT 检查,住院治疗。

(2)如果出现局灶体征,通知手术室做好准备。

(3)病情迅速恶化者,应考虑急诊手术。

第三章　脑脊髓血管病

第一节　脑缺血病变的外科治疗

从 20 世纪 80 年代开始,我国的疾病谱显示慢性病尤其是心脑血管病已逐渐成为因病死亡的主要原因。根据全国第 3 次死因抽样调查,心脑血管病已成为我国第一位的死亡原因。我国心脑血管病死亡率高于欧美国家 4～5 倍,是日本的 3.5 倍,甚至高于泰国、印度等发展中国家。急性脑血管病不但具有发病率高、致残率高、死亡率高、复发率高的"四高"特点,而且由此造成的经济负担尤其高,脑卒中给我国每年带来的社会经济负担达 400 亿元。MONI-CA 研究数据显示,目前中国脑卒中发生率正以每年 8.7% 的速率上升,脑血管病的年人群发生率在 150/10 万～200/10 万,其中缺血性脑血管病占 75%～85%。脑卒中筛查与防治是一项包括规范筛查、健康教育与生活行为指导、内科用药、外科手术与介入治疗、康复医学、专科护理、疾病管理等多方面内容的系统性工程。

脑缺血可分全脑性与局灶性,前者由于心脏停搏、严重心律不齐或系统性低血压等引起全脑血供障碍,属内科治疗范围;后者见于脑血管局部狭窄或阻塞,加上脑侧支循环不良而引起,其治疗包括内科和外科两法。随着现代影像学技术的不断发展,缺血性脑血管病的影像诊断有了显著提高,外科手术和新开展的介入治疗也都取得了很大的进步。在清醒猴脑卒中研究模型中,可见到下列 3 种脑缺血阈值:①神经功能缺血阈值:脑血流(CBF)由正常的每分钟 55～56mL/100g 降到 23mL/100g 以下时,出现肢体偏瘫;②神经元电活动缺血阈值:CBF＜每分钟 20mL/100g,脑电活动减弱,CBF 每分钟 10～15mL/100g,电活动处于静息状态;③膜泵功能缺血阈值:CBF≤10mL/100g 时,ATP 耗尽的神经元释放 K^+ 浓度升高,并伴有神经元内钙超载和胶质细胞内 Na^+、Cl^- 和水异常增加。一般认为人类脑缺血治疗窗为缺血发生后 3～6h,如侧支循环好,大脑中动脉阻断 8h 恢复血流,预后仍好。局灶性脑缺血的中央区(又称暗带)神经元多处于膜泵功能衰竭,即使在短时间内恢复 CBF,仍不能存活。但是缺血的周边区(半暗带)神经元处于电活动或功能缺血阈之间,尚能耐受较长时间缺血而不发生死亡。现代外科治疗脑缺血就是利用半暗带的神经元耐受缺血的时间(治疗窗),采用各种方法恢复 CBF,挽救濒死的神经细胞。治疗窗的大小取决于缺血时间和有效侧支循环的建立。

一、颈动脉狭窄的外科治疗

（一）颈动脉狭窄的常见病因

1. 动脉粥样硬化　最常见，常多发，累及颈总动脉分叉、颈部颈内动脉、海绵窦内颈内动脉、基底动脉和大脑中动脉（MCA）等。在颈总动脉分叉的病变常同时累及颈总动脉的远心端和颈内动脉的近心端，病变主要沿动脉后壁扩展，提示局部脑血流冲击血管内膜所致。

2. 颈动脉纤维肌肉发育不良　为一种非炎症性血管病，以引起颈动脉和肾动脉狭窄为其特征。好发于 20～50 岁白种女性。常同时累及双侧颈动脉、椎动脉，但颈总动脉分叉常不受累（异于动脉粥样硬化）。20%～40%患者伴颅内动脉瘤。

3. 颈动脉内膜剥离　有外伤和自发 2 种。外伤者由于旋转暴力使颈过伸，颈动脉撞击于C2 横突上；自发者常伴动脉粥样硬化和纤维肌肉发育异常。本病在血管造影上有下列典型表现：颈总动脉分叉远端颈部颈动脉呈鸟嘴状狭窄或阻塞，可延伸达颅底，有时伴动脉瘤。

（二）超声检查

1. 颈部动脉超声检查　可采用彩色血流、能量多普勒和高分辨率 B 超对颈动脉进行全面横向和纵向扫描，以获得颈总动脉、颈外动脉和颈内动脉（包括球部和远端）的完整图像。

彩色血流双功能超声扫描是一种无创性技术，可提供颈总动脉及其分叉、颈内动脉壁轮廓的清晰图像，并可显示颈动脉不同节段的涡流。虽然具有操作人员依赖性，但无神经系统损伤、容易操作，且可重复性强。为获得准确、可靠的结果，对该检查进行标准化至关重要。欧洲血管外科学会颈动脉狭窄患者的诊断和检查指南（2010 版）建议：在超声报告中测得的血流速度以及报告的狭窄程度，应当注明是采用基于相对于颈动脉球血管造影狭窄程度的欧洲颈动脉外科手术试验（European Carotid Surgery Trail，ECST）法，还是北美症状性颈动脉内膜切除试验（North American Symptomatic Carotid Endarterectomy Trial，NASCET）法。

能量多普勒成像和对比增强超声能更加准确地识别通过颈动脉狭窄部位的低血流，以及鉴别闭塞前狭窄状态与完全闭塞。高分辨率 B 超是一种评价动脉粥样硬化斑块结构特征的合适方法，可显示表面溃疡以及斑块内部回声和异质性。

通过计算机辅助分析与高分辨 B 超图像相结合，能够对图像特征进行标准化分析，从而更加客观和准确地评价斑块的回声特性。在图像标准化之后，可采用 GSM（grey－scale median）来衡量斑块的总体回声特性和斑块内低回声区的像素百分比。欧洲血管外科学会颈动脉狭窄患者的诊断和检查指南（2010 版）指出：在图像标准化后，斑块表面溃疡、低 GSM（＜25）、斑块异质性和斑块内接近管腔位置的无回声区是斑块易损性的超声表现，针对该类患者应考虑选择适当的治疗并增高随访频率。

2. 经颅多普勒超声（transcranial Doppler，TCD）　使用 TCD 监测能检测和评价单侧无症状狭窄患者的对侧血液代偿程度。在压迫狭窄侧血管后监测血流方向变化，可用来判断当一侧血管闭塞时是否有充足的对侧代偿血流。如果存在充足的代偿血流，则没有必要对这类患者进行手术。

虽然没有 I 级证据表明 TCD 必须作为颈动脉狭窄治疗的一种常规监测手段，但是普遍认为在手术过程中以及术后短期内进行 TCD 监测是有益的，尤其在高危患者术中 TCD 监测更有必要。术中 TCD 监测不但能监测到手术过程中剥离内膜时出现的任何栓子,还能通过 MCA 的流速提示术中有无应用临时颈动脉转流管的必要。术后早期 TCD 监测如果发现 MCA 血流速度下降,可能提示内膜剥离部位由于血栓形成而造成狭窄,需引起注意。如果血流速度明显加快,提示需警惕发生过度灌注综合征的可能。

(三)外科治疗的机制

研究显示,颈动脉管腔狭窄<70％时,CBF 仍保持不变。可是,当狭窄≥70％,管腔横切面减少 90％,即引起显著 CBF 减少。由于脑有丰富的侧支循环,如脑底动脉环、颈内动脉与颈外动脉的交通支、软脑膜动脉之间的交通支等,即使脑动脉完全阻塞,可不引起任何神经功能障碍。动脉管腔内血栓形成或栓塞是错综复杂的过程,受多种因素相互作用,如血液成分、血管壁内膜、局部脑血流的特征如流速、漩涡等。颈动脉粥样硬化引起管腔高度狭窄是上述诸因素所促成的血栓所致,因此颈动脉外科治疗之所以能防治脑卒中,不仅是增加 CBF,还有消除潜在的脑血栓和栓塞的根源。

(四)颈动脉内膜切除术

1. 手术适应证和禁忌证(根据 AHA2011 年指南推荐)

(1)适应证

①对于近期发生短暂脑缺血发作(TIA)或 6 个月内发生缺血性脑卒中合并同侧严重(70％~99％)颈动脉狭窄的患者,如果预计围手术期并发症率和死亡率风险<6％,推荐进行颈动脉内膜切除术(carotid endarterectomy,CEA)(Ⅰ类;A 级)。如双侧动脉均有狭窄,狭窄重侧先手术。如双侧狭窄相似,选择前交通充盈侧先手术。如颈动脉近端、远端均有病灶,应选近端先手术(Ⅰ类;A 级)。

②对于近期发生 TIA 或 6 个月内发生缺血性脑卒中合并同侧中度(50％~69％)颈动脉狭窄的患者,如果预计围手术期并发症率和死亡率风险<6％,推荐进行 CEA,这取决于患者的个人因素,如年龄、性别和并存疾病(Ⅰ类;B 级)。

③近期有 TIA 发作,颈动脉狭窄虽然<50％,但有溃疡斑块者。

④无症状颈动脉狭窄者应根据狭窄程度、侧支循环、溃疡斑部位、CT 或 MRI 脑梗死灶,以及围手术期的预计并发症率等因素决定手术与否。

⑤不建议给颈动脉狭窄<50％的患者施行 CEA(Ⅰ类;A 级)。

(2)禁忌证

①中重型完全性脑卒中的急性期。

②有严重冠心病或其他器质性病变者。

③颈动脉狭窄范围超过下颌角,达颅底者。

④颈动脉完全阻塞,并且血管造影显示没有侧支逆流到达岩骨段颈内动脉者。

(3)手术时间选择:迄今仍有争论。不论是 TIA 或完全性脑卒中,如不治疗,脑缺血或梗死的再发率明显增高,因此及时检查和治疗是必要的。如果无早期再通禁忌证,在 2 周内进行手术是合理的,而非延迟手术(Ⅱa 类推荐;B 级证据)。对急性颈动脉阻塞,如血管造影显示侧支循环血流可到达岩骨段颈内动脉者,应急诊手术。

（4）手术要点和注意事项

①麻醉要点：可全麻或局麻，但不论用什么麻醉，均应保证脑和心脏的正常血供。因此，术时应监测动脉压、中心静脉压或肺动脉楔状压等。诱导麻醉宜用短程巴比妥类或依托咪酯（宜妥利，etomidate）。为避免插管时咳嗽，可静脉给予吗啡类药和利多卡因。皮肤切口用局麻药阻断浅颈丛，可减少全麻药用量。

②手术方法：患者双肩下垫小枕，使颈部过伸，下颌转向手术对侧，上半身抬高20°。沿胸锁乳突肌前缘做纵向皮肤切口。上方自乳突尖端开始，下方到达甲状软骨下缘，当斑块位置较高时，可将切口沿下颌缘向后上转折，以免伤及面神经下颌支。沿皮肤切口将颈阔肌切开。在切口的上部，有耳大神经在颈阔肌深面交叉而过，予以保留，以免术后耳部麻木。沿胸锁乳突肌前缘将深筋膜切开，游离胸锁乳突肌前缘。在切口的下段，向外牵开胸锁乳突肌后，即可见其深面的颈内静脉内侧缘游离，并向外侧牵开，结扎进入颈内静脉内侧面的分支（包括跨越颈动脉分叉的面总静脉）。暴露颈动脉，在颈动脉的表面、颈内静脉的内侧，可见舌下神经降支，它与颈动脉分叉并无固定的解剖关系，有时可在分叉下方2～3cm处。因此，应小心寻找和游离，向内侧牵开和保护之。颈外动脉常发出一肌支到胸锁乳突肌，在舌下神经降支暴露段中部交叉，将此动脉结扎后切断，即可将舌下神经向上牵开，置于术野边缘。在解剖过程中常会遇到小静脉丛，应先电凝或结扎后切断。

沿颈内动脉向上解剖2～3cm，直至二腹肌的下后缘，如动脉硬化斑的上极超过二腹肌与颈内动脉的交叉点，可将二腹肌切断，再沿颈内动脉继续向上解剖。再沿颈内动脉向下解剖，直至分叉点下方2～3cm，达动脉与肩胛舌骨肌的交叉点。如果硬化斑的下极在肩胛舌骨肌的下方，可将该肌向下牵开，不必切断。暴露颈外动脉第一部分以及甲状腺上动脉。用动脉夹或控制带将颈外动脉暂时阻断，用小动脉夹将甲状腺上动脉也暂时阻断，或用丝线予以结扎。暴露及解剖颈动脉窦时，应先用1％普鲁卡因将其封闭，阻断神经反射，一般不必去神经。如果颈内动脉因动脉硬化而有弯曲和扭折，可将颈动脉窦去神经后与四周分离，使动脉向前方牵引，以利显露。颈总动脉、颈内动脉和颈外动脉都解剖游离后，在颈总动脉与颈内动脉上各套上控制带。在阻断颈内动脉血流之前，静脉注射肝素50mg，等待5min，再将控制带收紧，以阻断颈动脉的血流。

为了在切除动脉内膜期间保持脑部有连续血流，争取较充分的手术操作时间，有学者提出需做颈动脉分流措施。即用一根分流导管插入动脉硬化斑近方的颈总动脉和远方的颈内动脉，将分流导管外的球囊打起，以使血液既不能流出动脉，又可经分流管向颅内供血。但目前其使用的适应证尚有争议。

通过麻醉师确定患者情况良好、适度上升血压后，就可以进行动脉内膜切除术。先用无损伤动脉夹将颈总动脉夹住，这样做可测定有无脑部供血不足，同时可减少血栓脱落机会。将甲状腺上动脉和颈外动脉（在甲状腺上动脉的远端）用动脉夹夹住。如颈内动脉已完全阻塞，则不必钳夹；否则也用动脉夹夹住。轻轻按摸暴露的动脉，就能找出动脉硬化斑的所在。在硬化斑的远方纵向切开颈动脉，在这里几乎经常能找到1个血凝块。放开颈内动脉上的动脉夹，如果血块尚未充分机化，则从颈内动脉远端来的血液逆流（来自脑底动脉环的血流），会将其冲出动脉切口；如颈内动脉已完全阻塞，这种现象并不发生，则可用Fogarty球囊导管在导丝的引导下插入颈内动脉的阻塞远端,打起球囊将动脉内的血凝块取出,直至血液逆流为止;如尝试数次后仍无逆流出现,表明血凝块已显著机化并与动脉内壁粘着,或血栓形成已深入颈内动脉远端,不能清除。于是放弃手术,不再继续进行。

如有逆流血液出现,再用动脉夹将颈内动脉在切口远方夹住,向动脉夹远方注入肝素。将动脉切口向下延长,直至硬化斑下方。确认颈内动脉切口以上无硬化斑后,将分流导管一端先插入颈内动脉腔内,打起关闭上的球囊,放开暂时阻断夹,使血流从颈内动脉远端反流经导管流出,然后将分流管的近端插入颈总动脉中,打起关闭上的球囊,松开暂时阻断夹,恢复颈内动脉中的血流。这部分手术操作要迅速和轻巧,不可使脑部缺血时间太长,注意勿将分流管阻断,或使动脉壁受压太重。

动脉内膜切除从颈总动脉开始,在硬化斑下端找出动脉内膜与中层间的分界面,沿此界面将硬化斑用剥离子轻轻剥离。剥离时注意勿使动脉壁的肌肉层受到损伤,保持动脉壁在术后仍具有一定强度,不致形成动脉瘤。硬化斑剥离后,局部动脉内膜缺失,沿此缺失区边缘有游离的动脉内膜,应予修剪平整。通常硬化斑长入颈内动脉数厘米,如长入长度较远,厚度较薄,可予切断。将颈内动脉中无法暴露的硬化斑保留,不予切除。硬化斑切除范围:下方到达颈动脉分叉点下方 2cm,上方到达颈内动脉的最远方暴露范围。颈外动脉内的硬化斑也尽可能予以切除。由于颈外动脉未曾切开,硬化斑的切除长度一般只有 0.5cm 左右。据 Persson 等(1980)的观察,切除这一小段硬化斑后,颈外动脉在术后常发生阻塞。因此,他常在颈外动脉上另做切口,在直视下切除其内硬化斑。

动脉内膜的切口边缘必须用缝结予以固定,使其紧贴在动脉壁上,否则动脉内膜将被血流冲击,继续从动脉壁上剥离,成瓣状将动脉腔阻塞或引起动脉腔狭窄。在颈总动脉内的内膜切口可不予缝合固定。

大块硬化斑切除后,仔细检视动脉壁上的粗糙面,将遗漏的小片硬化斑清除。清除方法可用小棉球轻轻揩拭。用生理盐水冲洗动脉腔,去除所有血凝块及硬化斑碎块。

动脉切口用 6−0 单股尼龙线缝合,分两段进行,用连续缝法,先从颈内动脉远端开始。第 1 针缝在动脉切口的稍上方,第 2 针缝在第一针的较远方,结扎。然后齐动脉切口上端缝合第 3 针,再向近端连续缝合,直至切口中段。缝针穿过动脉切口时,向前进方向倾斜 45°,使一串缝线呈"W"形绕过动脉切口。这样便于动脉切口对合后卷起,有利于止血,而且使动脉内壁更为平整。如果缝针穿过动脉切口时垂直于切口,不作倾斜,一串缝线将呈"N"形,不易将切口边缘对合后卷起。此缝合法仅适用于血管壁较软时。在使用人造血管时,由于人造血管壁较硬,缝合时无法卷起,仍以"N"形连续缝合较合适。然后从颈总动脉上的切口近端开始,同样先缝 2 针,结扎后连续向切口中段缝合。动脉切口缝合后最易发生漏血点是在切口远近两端点,缝合时的第 1、2 针就是为了防止漏血。

上下两连续缝合间相距 1cm 左右时暂停。卸去引流管的球囊,抽出引流导管,让血流短时间冲刷动脉腔,迅速收紧控制带,阻断血流。用肝素盐水反复冲净动脉腔后,将余下动脉切口缝合。这部分动作要迅速,以减少脑缺血时间。

放开动脉夹的次序:先放开颈内动脉上的动脉夹,使血液倒流进入颈外动脉,然后再将颈内动脉暂时再夹住;放开颈总动脉的动脉夹,使血流冲入颈外动脉;脉搏搏动 5~6 次后,再次开放颈内动脉的动脉夹,恢复脑部血流。这样的开放次序可使血管内的残留碎块冲入颈外动脉中(图 3—1)。用间断缝线分层缝合伤口,用负压引流 24~48h。

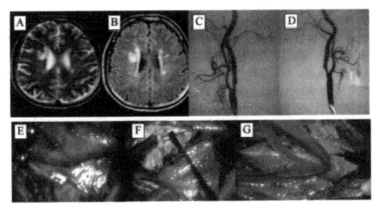

图 3—1 颈动脉内膜剥脱术照片

MRI:A(T$_2$W)及 B(FLAIR)示右侧半卵圆区脑梗死;DSA:C(侧位)及 D(正位)示右侧颈内动脉起始端重度狭窄;颈动脉内膜切除术中照片;E. 临时阻断颈总动脉、颈内动脉、颈外动脉及其分支;F. 切开动脉壁,显微剥离子剥除斑块;G. 术中应用颈动脉转流管,并逐步缝合动脉管壁。

③注意事项

a. 由于适当放大和良好照明是保证识别术野关键结构、小心切除血管腔表面疏松组织碎片、准确缝合动脉壁的重要条件,因此宜用显微镜或放大镜与头灯。

b. 术时监测可根据需要选用或采用:脑电图(EEG)能很好地间接反映全脑血供,为无创性检查,但它不能反映局部脑血流(rCBF)变化和脑血栓的发生;体感诱发电位(SEP):无创性检查,反映 CBF 变化较 EEG 敏感;TCD:无创性检查,反映脑底动脉环各主要动脉的血液流速,可动态观察和发现脑栓塞,但不能了解脑皮质血供情况;颈动脉残端压:有创性检查,方法简便,但残端压与 CBF 关系不恒定。

c. 术时分流管应用:尚有争论,有主张用、不用或选择性用 3 种态度。分流管主要优点是在颈动脉临时阻断时提供适当的脑血流。其主要缺点是诱发脑栓塞、需要大的手术暴露和影响血栓斑块远心端的观察。提示:术中电生理监测以 EEG 对 CEA 中是否应用转流管最具指导作用,SEP 潜伏期监测与 EEG 监测具有一致性,而 MEP 的敏感性较差。术中电生理监护有利于决定手术策略,避免手术并发症。

d. 颈动脉扩大缝合:切除血栓内膜后,直接缝合动脉壁还是用补片扩大缝合动脉壁。理论上,后者较前者提供较大的血管腔和 CBF,减少术后再狭窄和血栓形成的机会。但需较长时间缝合颈动脉壁,意味着较长时间阻断颈动脉,术后有发生修补片破裂出血或动脉瘤形成。有学者将术中颈内动脉的粗细作为是否应用补片的依据,认为颈内动脉直径<4mm 是使用补片扩大缝合的指征。

④术后处理:术时监测脑和心脏功能等措施,要维持到术后 24~48h,并注意观察神经功能(包括意识、瞳孔、肢体活动),同时注意水、电解质平衡和颈部伤口检查。

清醒后即可口服阿司匹林片 100mg,每天 1 次。

⑤并发症:常见脑梗死,可发生于术时或术后,围手术期脑卒中率为 2.2%～5.5%。其中 1/3 为可逆性脑缺血,1/3 为轻脑卒中,1/3 为重脑卒中。其他有脑出血、心肌梗死、伤口出血或感染、颅神经(舌下神经、迷走神经、面神经、耳大神经、舌咽神经)损伤。颈动脉再狭窄多发生于术后 6～12 个月,原位缝合颈动脉再狭窄率为 0%～50%,有症状颈动脉狭窄者复发率为 1%～2%。

2. CEA 的疗效   虽然 CEA 已有超过 50 年的历史,大样本随机对照研究结果显示 CEA 在有症状或无症状颈动脉狭窄治疗中疗效比药物治疗明显,可减少 TIA 加重和脑卒中发生。

对于重度症状性颈动脉狭窄的治疗,于 1991 年同时有 NASCET 和 ECST2 项随机对照研究,显示 CEA 能显著预防缺血性脑卒中的发生。NASCET 结果显示,对于症状性颈动脉狭窄为 50%～69% 的患者,CEA 治疗后 5 年所有同侧脑卒中的发生率为 15.7%,而药物治疗组为 22.2%;对于症状性颈动脉狭窄>70% 的患者,CEA 治疗后 2 年同侧脑卒中的发生率为 9%,而药物治疗组为 26%,且手术组所有脑卒中发生率、致残性脑卒中发生率和病死率也显著低于药物组。ECST 也显示,对于症状性颈动脉狭窄>70% 的患者,CEA 治疗后 3 年同侧脑卒中的发生率为 2.8%,而对照组为 16.8%;对于症状性颈动脉狭窄 80%～100% 的患者,CEA 治疗后 3 年所有大卒中发生率和病死率为 14.9%,而药物治疗组为 26.5%。因此,对于颈动脉狭窄为 70%～99%、症状性颈动脉狭窄侧神经功能症状不严重者,若 CEA 术中的重要并发症(脑卒中/死亡)<6%,则可考虑 CEA 治疗颈动脉狭窄。

由 NASCET、ECST 与退伍军人管理局症状性颈动脉内膜剥脱术试验(Veterans Affairs Cooperative Symptomatic Carotid Stenosis Trial,VACS)研究结果的综合分析发现,CEA 对于颈动脉狭窄为 70%～99% 获益最大,5 年可降低 15.3% 的死亡或任何脑卒中发生;CEA 对于颈动脉狭窄 50%～69% 也有一定的益处,5 年可降低 7.8% 的死亡或任何脑卒中发生。进一步分析显示,此类患者中男性、年龄>75 岁、刚发生梗死性脑卒中即接受 CEA 治疗(2 周内),CEA 的获益较高。因此,对于颈动脉狭窄为 50%～69%,考虑以 CEA 治疗必须保证术中并发症<3%;而对于男性或最近发生同侧大脑半球梗死性脑卒中,则 CEA 治疗获益较大。对于症状性颈动脉狭窄 30%～49% 的患者,CEA 手术没有效果;狭窄 0%～29% 的患者,手术增加脑卒中的风险。因此,CEA 不建议用于治疗症状性颈动脉狭窄<50% 的患者。

有研究认为,对于无症状性颈动脉狭窄>50%,5 年内发生血管疾病的概率增加 50%。有 3 项随机试验比较无症状颈动脉狭窄患者 CEA 与内科治疗的疗效,包括退伍军人管理局无症状性颈动脉内膜剥脱术试验(Veterans Administration Asymptomatic Carotid Endarterectomy Trial,VAACET)、无症状颈动脉粥样硬化研究(Asymptomatic Carotid Atherosclerosis Study,ACAS)及无症状颈动脉外科试验(Asymptomatic Carotid Surgery Trial,ACST)。VAACET 对 444 例无症状性颈动脉狭窄>50% 的男性患者随访,CEA 组脑卒中发生率为 1.2%,内科治疗组为 2.4%,2 者无显著差异。ACAS 对 1 662 例无症状性颈动脉狭窄>60% 的患者随访结果表明,CEA 组的 5 年同侧脑卒中发生率及术中并发症为 5.1%,而内科治疗组为 11.0%。ACST 纳入 3 120 例经多普勒超声发现狭窄>60% 的无症状性颈动脉狭窄患者,CEA 组的 5 年脑卒中发生率为 6.4%,而内科治疗组为 11.8%。分层分析发现,年龄<75

岁的患者获益显著。女性患者由于手术并发症高,男性患者相对获益明显。CEA 术后 30d
内脑卒中发生率和病死率为 3.1%。综合分析 VAACET、ACAS 及 ACST 研究结果发现,相
对于内科治疗无症状颈动脉狭窄,CEA 能降低 3 年内 30% 的脑卒中发生,然而绝对危险性的
下降每年不到 1%。对于无症状性颈动脉狭窄<60% 的患者不建议手术;≥60% 的患者,手术
需综合考虑,且要求围手术期脑卒中和病死率<3%。

(五)颈动脉颅外段狭窄支架血管内成形术

CEA 对由颈动脉血栓内膜引起的重度颈动脉狭窄和症状性中度颈动脉狭窄的治疗效果
明显优于药物治疗,从而奠定了其在治疗颈动脉狭窄中的"金标准"地位。但 CEA 有创伤性,
不适合于合并严重心肺疾病、延伸至颅内的颈动脉狭窄、以前接受过颈部放疗以及其他原因
引起的颈动脉狭窄患者。相对于 CEA,颈动脉颅外段狭窄支架血管内成形术(Carotid Angio-
plasty and Stenting,CAS)具有微创、便捷、较少局部神经损伤等优势。一项全世界颈动脉支
架置入术研究(Coward,2005)发现,在 12 392 次治疗中,技术成功率超过 98%,脑卒中及死亡
率为 4.75%,3 年颈动脉再狭窄率为 2.4%。

1.CAS 适应证(根据指南) 对于有症状的患者,具有平均或较低血管内操作并发症风险
的,当颈动脉直径狭窄程度非侵袭性影像检查>70% 或导管成像检查>50% 时,CAS 可作为
CEA 的替代方案(I类;B级);对于症状性严重狭窄>70% 的患者,当狭窄超出手术能及、内科情
况大大增加手术风险或存在 CEA 后再狭窄、放疗诱导的狭窄等特殊情况,可以考虑进行 CAS(Ⅱ
b 类;B级)。行 CAS 者其围手术期并发症率和死亡率应当<4%~6%(Ⅱa 类;B级)。

CAS 特别适应证:不适合行 CEA 者:包括①高位颈动脉狭窄;②外伤性或医源性颈动脉
狭窄伴有颈动脉夹层动脉瘤;③颈动脉内膜纤维组织形成不良;④肿瘤压迫性颈动脉狭窄;⑤
一般情况差不能耐受手术;⑥CEA 后再狭窄。

2.CAS 禁忌证 CAS 禁忌证有:颈内动脉慢性完全闭塞者;颈动脉狭窄钙化斑明显成半
圆形者;大片脑梗死急性期。

3.CAS 手术实施过程

(1)术前用药:术前 3d 口服阿司匹林 0.3 qd;玻立维 0.75 qd;术前 1d 静脉持续滴注尼莫
地平;术前应用低分子右旋糖酐扩容;术前肌内注射阿托品 0.5mg,预防术中迷走反射。

(2)操作方法

①在颈内动脉狭窄远端放置保护装置。

②预扩张:对于狭窄严重(血管腔直径<2mm)、支架直接通过有困难者,可选用直径为
3.5~4.5mm 的球囊进行预扩张。

②支架的选择:测定狭窄两端正常颈动脉的直径,决定需采用的支架型号和大小。

通常选择比拟成型血管最宽处直径大 1~2mm 的支架,一般颈内动脉在 5~6mm,颈总
动脉在 8~10mm,支架的长度以能将病灶完全覆盖为宜。对于颈动脉狭窄治疗,通常采用自
膨式支架。

④放置支架:沿保护装置的微导丝输送支架,到达狭窄血管段适当位置释放自膨式支架。

⑤行血管造影:检查支架放置的位置、解除狭窄的程度,以及血管狭窄段和远端的血流
情况。

⑥后扩张:如未行预扩张,支架放置后狭窄血管扩张程度<60%,可用球囊再次扩张狭窄部位。

⑦造影证实支架放置满意后,撤扩张球囊、收回保护装置。

(3)注意事项

①目前多主张预扩张时一步到位,避免支架放置后再扩张。

②在球囊扩张前,给予阿托品 0.5~1.0mg 肌内注射。

③操作中切忌反复扩张球囊,减少碎屑脱落而造成远端血管栓塞。

④整个放置支架的操作过程中,需严密监测患者的神经功能状况及心率、血压,必要时给予升压药或者硝酸甘油以保持血压的平稳。

⑤支架的准确释放是手术成功的关键。

(4)并发症

①支架移位。

②脑动脉远端栓塞:CAS 治疗中最令人担忧的并发症是碎片脱落引起的远端血管栓塞。栓子保护装置(emboli protection device,EPD)可减少施行扩张或支架放置时所引起的栓塞。但最新研究发现,在有或无栓子保护的 CAS 治疗后,MRI 未显示有明显的 DWI 差异。栓子保护装置包括近端或远端的球囊阻断、远端滤器。尽管远端 EPD 能够清除血栓碎片,但不能完全杜绝栓塞并发症。EPD 难以通过狭窄部位,造成血管的损害、阻断引起缺血,且不能保证所有的碎片被清除等都能够引起并发症。微孔滤器放置在颈内动脉狭窄远端,主要优点是不阻断血流,但相对有较大的外径和硬度,通过严重迂曲狭窄的操作相对困难。球囊阻断保护装置的外径相对较小,容易通过狭窄部位,但需要阻断血流。现尚无证据显示何种栓子保护装置的效果更佳。现多采用伞状滤过装置保护。如血栓形成,可行血管内溶栓治疗。

③血管破裂:选择适当直径的支架,一般不超过狭窄段近端的 1.5 倍。一旦出现破裂,即采用球囊将破裂处动脉闭塞,并行外科治疗。

④心动过缓和低血压:是对颈动脉窦刺激所致,可在手术前应用阿托品。

(六)CEA 与 CAS 疗效比较的循证医学证据

迄今为止,已有多项随机临床试验比较 CEA 与 CAS 对颈动脉狭窄的治疗,但是一些矛盾结果带来了广泛的争论。最初 Leisester 研究随机入选症状性颈动脉狭窄>70%的患者,17 例接受治疗后被终止,CAS 组约 70%发生神经系统并发症,CEA 组为 0%。2001 年颈动脉和椎动脉狭窄支架血管成形术和外科治疗研究(CAVATAS)显示,30d 内 CAS 组脑卒中和死亡率为 10.9%,而 CEA 组为 9.9%,两者无差异,但明显高于 NASCET 及 ECST 的发生率,此可能与病例的选取标准不同、使用支架置放术经验较少、较少使用栓子保护装置有关。1 年后 CAS 组及 CEA 组的再狭窄率分别为 14%和 4%,前者明显高于后者。3 年后同侧脑卒中发生率两组间无差异。2004 年高危患者保护装置下支架成形术和内膜剥脱术随机对照研究(SAPPHIRE)中,307 例高危患者分组进行使用 EPD 的 CAS 或 CEA 治疗,30d 内并发症(心肌梗死/脑卒中/死亡)在 CAS 组为 4.8%,CEA 组为 9.8%。1 年的并发症(心肌梗死/同侧脑卒中/死亡)在 CAS 组为 12.2%,在 CEA 组为 20.1%,CAS 组似乎优于 CEA。SAPPHIRE 结果明显不同于 CAVATAS,主要与研究设计(SAPPHIRE 的并发症特别包括心肌梗死,这是导致差异的主因)、病例选取、支架置放术的改进可能有关。然而,Ecker 等综合分析以往试验发现,高危患者进行 CAS 或 CEA 治疗,30d 内并发症(脑卒中/死亡/心肌梗死)在 CAS 组为 3.3%,CEA 组为 3.2%。2006 年颈动脉内膜剥脱和支架成形术试验(SPACE)中,1 183 例症状性颈动脉狭窄>70% 的患者随机分为 CAS 组或 CEA 组,CAS 中 27% 的患者应用 EPD。30d 发生同侧卒中/死亡率在 CAS 组与 CEA 组分别为 6.84% 和 6.34%,两组之间无明显差异。法国卫生部主持的 EVA-3S 纳入了 527 例症状性颈动脉狭窄为 60%~99% 的患者,试验由于安全性原因被提前中止。研究显示,30d 内脑卒中/死亡率,CAS 组(9.6%)显著高于 CEA 组(3.9%);术后 6 个月脑卒中/死亡率在 CAS 组为 11.7%,CEA 组为 6.1%,提示 CAS 比 CEA 带来的风险性更大。但 EVA-3S 研究中对进行介入操作的医生没有严格的要求,尽管 30d 脑卒中/死亡率在不同医生治疗之间没有差异,还是让人怀疑术者经验的差异影响了研究结果。2008 年 SAPPHIRE 的长期随访结果显示,3 年的并发症(30d 内的死亡、脑卒中和心肌梗死及 31d~3 年的死亡和同侧脑卒中)在 CAS 组为 26.2%,CEA 组为 30.3%。对于高危的颈动脉狭窄患者,采用脑保护下的 CAS 治疗与 CEA 相比较没有明显差异。

2005 年有 2 项计对以前发表的试验进行综合分析的研究,认为 CEA 与 CAS 的 30d 或 1 年的脑卒中/死亡率无明显差异,CAS 有较低的颅神经损伤和心肌梗死发生。而 2008 年新的针对以前发表的试验进行综合分析研究认为,CAS 的 30d 内脑卒中/死亡率高于 CEA。

最新的 CREST 结果于 2010 年正式发表,患者来自美国 108 个中心、加拿大 9 个中心。其入选的有症状患者:3 个月内有 TIA、黑蒙发作、轻度非致残性卒中,且颈动脉狭窄程度≥50%(DSA),或≥70%(超声);无症状患者:狭窄程度≥60%(DSA),或≥70%(超声),研究主要终点复合指标包括围手术期脑卒中、心肌梗死、死亡事件、4 年内同侧脑卒中;上述指标分析由不了解治疗分配的研究委员会来执行,并进行 NIHSS、修正 Rankin 评分、TIA-卒中调查问卷;查心肌酶、ECG;术后颈部超声检查;SF-36 短期健康状况调查表。参加试验的 477 名外科医生需有下述资质:超过 12 例 CEA/年;有症状患者并发症和死亡率<5%,无症状患者并发症和死亡率<3%。同时,224 名介入医生获得下述资质:最近进行连续的 10~30 例 CAS 病例,以及在培训阶段的参与情况都获得满意的评估。其 2 502 例患者(47% 有症状、53% 无症状)被分析(随访时间中位数 2.5 年),其中 CAS 组 1 262 例,CEA 组 1240 例,96.1% 的 CAS 使用了保护装置,90.0% 的 CEA 采用了全麻。结果发现,对于所有患者,在围手术期脑卒中与死亡率 CAS 组高于 CEA 组(4.4% vs 2.3%,危险比:1.90;95% 可信区间:1.21~2.98;P=0.005),而有症状组 CAS 脑卒中与死亡率为(6.0±0.9)%,明显高于 CEA 组的(3.2±0.7)%(危险比:1.89;95% 可信区间:1.11~3.21;P=0.02)。在无症状患者中,CAS 后脑卒中和死亡的发生率(2.5%)与 ACAS(2.3%)类似,低于 ACST(3.1%);CEA 后脑卒中和死亡的发生率(1.4%)低于 ACAS 和 ACS。因此认为,在围手术期 CEA 比 CAS 的脑卒中与死亡率更低,但心肌梗死与颅神经受损的比例更高一些。最近的一篇关于 CAS 与 CEA 疗效比较的 meta 分析(Bangalore,2011),选取 13 项临床随机对照研究中的 7 477 例患者,结果显示 CAS 在围手术期脑卒中发生率要比 CEA 高 67%,而 CEA 的心肌梗死发生率比 CAS 增加 122%,得出 CAS 无论在围手术期还是中长期随访中都比 CEA 更易发生脑卒中的风险,但可以减少围手术期的心肌梗死与颅神经损伤的发生率。

二、颅内血管重建手术

颅内血管重建指用外科手术方法重新建立脑的侧支循环通路,包括颅内外动脉吻合

(EIAB)、大网膜颅内移植、头皮动脉－硬脑膜动脉－颞肌－脑皮质血管粘连成形等方法。

（一）EIAB 的发展过程与相关研究的争论

早在 1951 年 Fisher 就提出颅内外血管之间搭桥治疗颅内血管阻塞疾病的理论，以后有不少实验室和临床做了尝试，均告失败。1961 年，Jackson 等首先在实验室应用显微外科技术吻合 2mm 直径的小血管获得成功，这一重大突破鼓舞了外科医生对脑皮质血管吻合的尝试。1966 年，Yasargil 及 Donaghy 首先在狗身上成功地把颞浅动脉（STA）与大脑中动脉（MCA）皮质支吻合。1 年后他把这一手术应用于临床，开创了应用显微外科技术重建颅内血管治疗缺血性脑血管病的新篇章。此后，各种各样的手术方法层出不穷。

较常用的手术方法有：①颅内外血管直接吻合术，如颞浅动脉－大脑中动脉吻合术（STA－MCA）、枕动脉－小脑后下动脉吻合术（OA－PICA）等；②颅内外血管搭桥术（EC－IC grafting operation），用以搭桥的血管多为静脉，有时也用人造血管或动脉；③大网膜颅内移植术，常分为带蒂和带血管 2 种；④其他，如头皮动脉－硬脑膜动脉－颞肌－脑皮质血管黏连成形，常用于治疗烟雾病。我国于 1976 年 3 月，首先由臧人和为 1 例闭塞性脑血管病患者做 STA－MCA 吻合治疗获得成功，引起了国内神经外科的广泛重视，掀起了手术治疗脑缺血性疾病的热潮。短时期内各省市较大医院均有大宗病例报道，累计可能达数千例之多，取得了一定的疗效。EIAB 作为治疗缺血性疾病的一种新方法，在应用初期难免有指征过滥的偏向。1985 年，国际上发起了由北美、西欧和亚太地区 100 余个医疗中心组成国际合作研究组，进行前瞻性随机分组治疗。内科组共治疗 714 例，外科组共治疗 663 例，结果发现 EIAB 并没有减少脑卒中发生的作用。EIAB 热潮迅速降温。尽管 EIAB 的应用已明显减少，但围绕国际协作研究的方法和 EIAB 的应用仍然存在着争论，因为该试验没有将脑血流动力学损害作为独立因素进行分析。此后，很多学者提出对闭塞性脑血管患者中血流动力学损害的亚群行 STA－MCA 吻合术后，能够逆转"贫乏灌注"（misery perfusion），提高 rCBF，改善脑代谢。这使得本已受到冷落的 EIAB 在 20 世纪 90 年代中期得到了重新发展的机会，并由北美和日本在 21 世纪初再次进行了两次大规模的临床随机对照研究。

2011 年 11 月 JAMA 杂志上发表了北美颈动脉闭塞外科研究（Carotid Occlusion Surgery Study，CQSS）。该研究将脑血流动力学受损的患者作为纳入标准，用来比较单纯药物治疗组与药物治疗＋EIAB 的疗效。共有美国及加拿大 49 个临床中心与 18 个 PET 中心参与，分别有 97 例入选手术＋药物治疗组，98 例入选单纯药物治疗组。尽管血管吻合的通畅率围手术期达到 98%，随访时也达到 96%，氧摄取分数（oxygen extraction fraction，OEF）也由术前的 1.258 下降至 1.109，但是 30d 内的脑卒中发生率手术＋药物治疗组高达 14.4%，远高于药物治疗组的 2.0%；2 年的脑卒中发生率手术＋药物治疗组（21%）与单纯药物治疗组（22.7%）无明显差别。因此，研究认为行 STA－MCA 吻合术并不能减少颈内动脉闭塞的脑低灌注患者再发生脑卒中风险。可是，COSS 发表引起的争论问题比解决的多，如药物治疗"超出预计的疗效"。COSS 试验的研究者也认为手术组 2 年的再发脑卒中率并没有超出预计，但是药物治疗组的再发脑卒中率却明显低于预计（根据 20 世纪 90 年代末的文献数据）的 40%。因此认为，药物治疗的进展尤其是他汀类药物的广泛使用使疗效得到明显提升，是造成实验中止的主要原因。这一现象在另 1 项关于颅内支架的 SAMMPRIS 试验中也同样存在。因此很多研究者认为，COSS 研究中患者的入选标准存在问题，无法真正将高危患者入组。该研究采用半定量方法进行 OEF 评定,设定患侧与健侧 OEF 比值＞1.13 作为存在血流动力学障碍的指标首先受到质疑,这一方法可能影响了研究结果的准确性。Carlson 等(2011)认为,在 COSS 研究中采用的 OEF 比值对研究患者的入组存在极大问题。其次对手术者能力的质疑同样存在。尽管 COSS 研究对入选中心的医生资质有着严格的准入制度,但事实上这个准入制度仅仅是经过 2d 培训课程或者是在那些少于 10 例经验的医生指导下进行手术,因此手术者的水平受到了极大质疑。尽管手术的桥血管通畅率很高,但是并发症率相当可观。当然手术者仅仅是成功的一个重要环节,神经麻醉。术后监护及容量维持等都是必不可少的部分。笔者认为颅内外血管重建术仍适用于内科药物治疗无效或疗效欠佳者。2014 版 AAA 指南也持相同观点。

(二)EIAB 的临床应用

1. 患者的选择　目前 EIAB 适应证可概括为如下几点:①TIA、轻－中型脑梗塞,经规则药物治疗半年后疗效不佳者(有再发作);②全脑血管造影证实颅内血管狭窄或阻塞伴侧支循环代偿不充分或颈内动脉狭窄或阻塞不适合 CEA 或 CAS;③CBF 测定有相关区域的脑血流低灌注或相关区域内细胞代谢仍维持在一定水平(PET/SPECT)。

禁忌证:①严重脑卒中发作急性期(4～6 周之内);②梗死面积大,已有严重的神经功能后遗症(NIHSS 评分＞15 分,或 MRS 评分＞3 分);③PET 提示相关缺血区域脑细胞代谢缺损。④严重全身性疾病。

2. 手术方法　强调术中根据解剖的具体情况选择血管合适部位进行吻合,表 3－1 是各部位脑动脉的直径(Wollschlaeger,1967)。另外,手术中轻柔仔细地处理血管、熟练的显微血管吻合技术,以及选择创伤小且得心应手的手术器械是手术成功的重要保证。

表 3－1　各部位脑动脉的直径(参考值)

直径(mm)		动脉
右	左	
颈内动脉	3.70～4.55	3.70～4.51
大脑中动脉	1.87～3.10	1.94～3.16
大脑前动脉	1.17～2.34	1.33～2.44
脉络膜前动脉	0.17～0.60	0.13～0.62
脉络膜后动脉	0.30～1.58	0.28～1.54
椎动脉	0.92～4.09	1.60～3.60
基底动脉	2.70～4.28	
小脑后下动脉	0.70～1.76	0.65～1.78
小脑前动脉	0.38～1.26	0.36～1.21
小脑上动脉	0.73～1.50	0.72～1.49
小脑后动脉	1.49～2.40	1.44～2.27
皮质动脉	0.50～1.50	0.50～1.50

（1）STA－MCA术：STA－MCA皮质支吻合是应用最广泛的一种方法，但由于吻合的血管较细（平均直径1～2mm），提供的血流有限，约25～50mL/min。为了增加供血量，有下列几种技术：①增加供血动脉的口径，如利用锁骨下运动、颈总动脉、颅外动脉、颅外椎动脉作为供血动脉，经移植血管（如大隐静脉、桡动脉等）分别与颅内动脉吻合。这种方法可显著提高供血量，可达100mL/min。②增加承血动脉口径，如与侧裂内M2～3（直径3～4mm）或床突上颈内动脉（直径5～6mm）吻合。上述几种方法虽增加脑供血，而与STA－MCA相比，手术难度提高，术时需阻断脑血流的时间相应延长，术后并发症也相应增多。

手术在全身麻醉下施行。用甲紫溶液在头皮上将吻合用的颅外头皮动脉（常用颞浅动脉，也可根据动脉的直径和吻合的位置选用枕动脉或耳后动脉）的走向画出。皮肤切口有改良翼点与弧形切口2种。做弧形切口时，皮瓣坏死的机会较小，但对脑皮质的显露区域较小。笔者主张通常选用做改良翼点切口，切口尽量将颞浅动脉后支包入，手术时可充分利用颞浅动脉的前支与后支进行吻合，但如果术前造影看到颞浅动脉前支已与眼动脉吻合构成脑部侧支供血，则只能用颞浅动脉后支与大脑中动脉分支进行吻合。切口深达皮下，在颞肌筋膜浅层与深层之间皮瓣翻开，找到颞浅动脉，分离出其前后支。将颞肌连同颞上线以上的骨膜一并翻起，注意保护颞深动脉网免受损伤。额颞骨瓣成形，注意将脑膜中动脉主干与主要分支保留，并沿脑膜中动脉分支的两侧切开硬脑膜，暴露额颞脑皮层，选好皮层受体动脉。用浸有3%罂粟碱溶液的棉片覆盖皮层动脉，以防痉挛。

放好手术显微镜。使用双极电凝和显微外科器械，在16倍显微镜下（物距200mm）将颞浅动脉（或其他动脉）仔细从血管床上游离出来。四周应留少许组织，这样既可避免损伤动脉的滋养血管，又可留作牵引之间。所遇小分支用双极电凝或6－0尼龙线结扎后切断，注意勿使动脉干发生狭窄。要游离足够长度，使吻合时没有张力。但也不宜太长，以免发生扭折。游离好后，在动脉近端用动脉夹暂时夹闭，远端用丝线结扎后切断，用肝素盐水冲洗管腔，用2%普鲁卡因或3%罂粟碱棉片敷盖，以防痉挛。

在外侧裂上缘的脑皮质选出1个大脑中动脉分支，其直径应是1.0mm左右。在显微镜下，将选定做吻合的皮质动脉表面的蛛网膜用锐器切开，分离一段长约5mm。将动脉的小穿通支用双极电凝后切断，使动脉能从皮质表面分开。在动脉与皮质间垫入1片橡皮片或硅胶片，以保护脑组织。将游离的颞浅动脉吻合端用锐性切割法剥去动脉管壁四周的软组织（外膜），使动脉外膜裸露约2mm长，再将吻合端修剪成斜口，将颞浅动脉通过颞肌切口引到皮质动脉附近。用2个无损伤微型动脉夹将皮质动脉游离段的两端夹住，暂时阻断血流。在其侧壁用显微剪刀做纵向切口或开成1个卵圆窗，窗口长2～3mm。动脉腔用肝素盐水冲洗干净。将颞浅动脉的吻合端与皮质动脉切口行端－侧血管吻合。吻合时颞浅动脉的指向，要使其血流冲向皮质动脉的近端。吻合时用10－0单股尼龙丝无损伤缝线。先在皮质动脉切口两端做2个固定缝结，然后在两侧各间断缝合6～10针。先缝合反面，再缝合暴露面。缝线离吻合边缘的距离不宜过远，大致与管壁厚度相等，以免皱褶和内膜损伤，并可防止外膜卷入管腔，或误将对侧管壁缝住。最后3针缝线结扎之前，要将动脉腔内的空气和血块洗净。在吻合过程中要经常用2%普鲁卡因冲洗动脉壁，用肝素盐水冲洗动脉腔。缝合完毕去除动脉夹。先松开皮质动脉远端的夹子，以防止远端栓塞，这时常可看到来自侧支的倒流血液；再松开皮质动脉近端的夹子,这时可见吻合口和颞浅动脉搏动,表明吻合口通畅;最后松开颞浅动脉上的夹子,这时可见皮质动脉搏动增强、管腔饱满、吻合口喷血。缝合口出血可用橡皮片轻压片刻,多可止之。如出血不止,可在出血处补缝 1 针。如发现动脉狭窄,应拆开重缝。止血后用罂粟碱盐水棉片将手术区动脉覆盖,以防痉挛(图 3-2)。

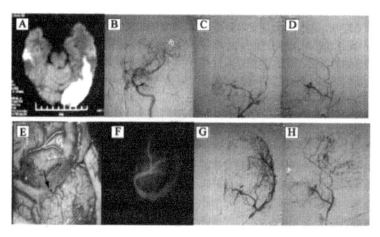

图 3-2　烟雾病颞浅动脉-大脑中动脉搭桥

A. MRI DWI 示左颞枕叶急性脑梗死;B. 脑血管造影发现左颈内动脉虹吸段、大脑中动脉起始段狭窄;C、D. 左侧颈外动脉未见颅内代偿;E. 颅内外血管吻合术中照片显示吻合口;F. 吲哚菁绿造影证实吻合口通畅;术后半年脑血管造影复查,左侧颈外动脉正(G)、侧位(H)造影示吻合口通畅,颈外动脉向颅内代偿良好

在动脉吻合时,可静脉滴注低分子右旋糖酐 500mL(加丹参液 16~24g)。手术室室温最好保持在 25℃左右,以减少动脉痉挛和血栓形成机会。

皮质动脉的选择:可按下述 3 项选用合适的皮质动脉进行吻合。①皮质动脉的位置,应邻近颞浅或其他准备吻合的颅外动脉;②皮质动脉的直径与颅外动脉相近,应>1mm,以1.4~1.8mm 为佳,直径要均匀;③皮质动脉的穿透支要少,在主侧半球更要尽可能避免牺牲穿透支,减少小灶脑组织梗死机会。Chater(1976)在 50 例尸体中研究了额极、颞极、角回 3 个最常用皮质吻合区,发现角回的颞后动脉或角回动脉最符合上述要求。在 35% 的人体中,此处的动脉直径可达 2mm(表 3-2)。

表 3-2　不同部位不同直径皮质血管的频数

血管直径(mm)	额前区(%)	额后区(%)	角回区(%)
≥2	5	0	35
≥1.8	5	5	57
≥1.4	17	5	100
≥1.0	70	52	100

以前认为受体动脉应选在临床、血管造影或 rCBF 提示灌注不足之处,但 Chater(1978)认为只要受体动脉有足够大小、吻合口良好,对于大脑中动脉阻塞患者,吻合后血液能够流向受体动脉的远近两方,能增加整个中动脉分布区的供血;对双侧颈内动脉阻塞者,还能对同侧或对侧大脑前动脉,甚至对侧大脑中动脉供血。

在选择吻合位置时,要考虑大脑中动脉的血流方向。①颈内动脉闭塞时,大脑中动脉由眼动脉和前、后交通动脉供血,其血流方向与正常相同,吻合应做在脑部缺血区的近侧;②大脑中动脉狭窄,动脉血流减少但方向不变,吻合口应尽量靠近动脉狭窄区;③大脑中动脉近端闭塞,缺血区由大脑前、后动脉的侧支供血,这时大脑中动脉内血流方向常与正常时相反,吻合口应尽量选在大脑中动脉的远侧部分,以便吻合后的血流方向与吻合前的血流方向一致(Donaghy)。

(2)OA-PICA 术:患者取坐位或侧卧位,头前屈用头架固定。做一侧马蹄形皮肤切口,从第 3 颈椎棘突开始,向上过枕外粗隆,在上项线上方弯向耳后乳突。将枕下肌从枕骨和寰椎后弓上分离后向下翻开,外侧直至乳突。枕下肌应在其枕骨附丽区后缘的下方切断,以留下部分肌肉组织,便于关颅时缝合。在近乳突时,应小心不要伤及位于肌层内的枕动脉。在乳突后内方的乳突沟中用扪诊找出枕动脉,用小圆头剪将枕动脉与四周组织分离,小分支用双极电凝器电凝后切断。枕动脉与四周组织粘着较紧,其四周有薄壁静脉丛包围,在其远端还与枕大神经包裹在同一个筋膜鞘内,这些因素都增加了枕动脉分离的困难。枕动脉位于二腹肌、头夹肌和头最长肌的深部,位于头半棘肌的表面。沿枕动脉向其近端解剖游离,一直至乳突沟内。在乳突沟内枕动脉的近端应尽可能游离得长些,以便获得充分的长度。游离充分时,有可能将枕动脉远端较细部分切除 1～2cm。吻合后枕动脉位于枕下,由乳突沟直接走行到后颅窝的吻合区。为使移植后枕动脉途径更直接,可将动脉深面的上斜肌切断。

做一侧枕下小骨窗。寰椎后弓也一并切除。纵向直线切开硬脑膜,其边缘向两旁悬吊。找出小脑后下动脉的延髓环,后者位于延髓旁,绕过延髓走行到小脑蚓部。在动脉下垫以硅胶薄片,将薄片的上下端分别缝合到骨窗边缘的硬脑膜或肌肉上,利用薄片的牵张将小脑后下动脉抬起。在小脑后下动脉上选定合适的吻合点后,将供血的枕动脉端进行吻合前准备,包括切取适当的长度,修整吻合口四周的组织,把吻合口切成鱼口状。然后在小脑后上动脉吻合口远近两端用动脉夹暂时夹住,在其侧壁上形成卵圆窗。先在吻合口腋部做定位缝结,用双针 9-0 尼龙线从血管腔里面向外缝合固定。吻合口的其余部分用间断缝法缝合。一般宜先缝后壁,再缝前壁。由于枕动脉壁比颞浅动脉厚,用 9-0 针线较合适;用 10-0 或 11-0 针线缝合时,缝针不易穿过枕动脉壁,容易弯折。

吻合满意后,先放开小脑后下动脉远端动脉夹,再松开近端夹,最后取下枕动脉的动脉来。小出血点用明胶海绵轻压片刻,多能止住。如出血不止,可补缝 1 针。取出硅胶片,复位小脑后下动脉。在枕动脉入颅腔与硬脑膜切口边缘的交叉点外,将硬脑膜向外侧做放射形切开,使枕动脉在硬脑膜缝合后由此裂孔进入颅腔。缝合枕动脉四周的硬脑膜时,不要太紧密,以免压榨动脉腔。由于脑脊液可从枕动脉四周渗出硬膜膜外,肌肉层缝合应紧密。切口缝合后枕动脉位于肌肉深部,沿水平方向进入颅腔。

伤口缝线在术后 2 周拆除。枕动脉搏动可在乳突后方摸出,如搏动消失则示动脉阻塞。

(3)大网膜颅内移植术实验证明,移植的大网膜与脑表面的蛛网膜可发生黏连,形成血管沟通,有助改善脑的血供,防治脑缺血病。Goldsmith(1978)首先将带蒂大网膜移植于颅内,治疗缺血性脑血管病。随着显微血管外科的应用,使游离带血管大网膜移植颅内成为可能,克服了带蒂大网膜颅内移植长度和供血不足等缺点。

大网膜由4层腹膜折叠而成,自胃大弯的前后2层向下延伸,再与横结肠前后2层合并。其形类似围裙,被覆于小肠前面。大网膜内含有较多脂肪、血管网、淋巴循环、淋巴结和神经组织。大网膜的主要血管供应来自沿胃大弯行走的左右两侧胃网膜动脉而形成的胃网膜动脉弓。由这个动脉弓向下分出左、中、右3支大网膜动脉。在右侧还有1条大网膜副动脉从右胃网膜动脉外侧分出,向下发出若干分支分布于大网膜右侧裙缘处。此外,从胃网膜动脉弓上还发出一些大网膜短动脉,分别行走在上述主要动脉之间。大网膜中动脉在末梢部分出左右若干终末支,分别与大网膜左右动脉的终末支吻合而形成大网膜动脉弓。大网膜静脉均依此伴行。

上述动静脉分布常有变异。根据Alday、Upton和宁夏医学院解剖教研组共246例尸检资料,将大网膜动脉分为下列5种类型。Ⅰ型:大网膜中动脉在大网膜下1/3处分为2～3支,占77～85%;Ⅱ型:大网膜中动脉在大网膜中1/3处分为2～3支,占10～13%;Ⅲ型:大网膜中动脉在大网膜上1/3处分为2～3支,占3～7%;Ⅳ型:大网膜中动脉缺如,由大网膜左右动脉的分支构成大网膜动脉弓,占1～3%;Ⅴ型:脾动脉的分支未参与胃网膜动脉弓的构成而单独形成大网膜左动脉,故胃网膜弓不完整,占0～4%。

带蒂大网膜颅内移植术患者仰卧位。头转向对侧,术侧肩下垫小枕。手术分腹部和脑部两手术组同时进行。

大网膜的游离和剪裁:上腹部正中旁或正中切口,打开腹腔,检查大网膜有无缩短、黏连或纤维化后,把大网膜提出腹腔,平铺展开观察其血管分布,确定大网膜的血管类型。Ⅰ～Ⅳ型以大网膜右动脉为蒂,在无血管区将大网膜与横结肠分离,由左向右在胃大弯与胃网膜动脉弓之间将血管逐支结扎切断,使胃网膜动脉弓与胃大弯分开。Ⅴ型以网膜左动脉为蒂,结扎切断血管方法同Ⅰ～Ⅳ型,但方向相反,即沿胃大弯由右向左分离。按照Alday法裁剪延伸大网膜,即可得到足够长度的大网膜。将带蒂的大网膜由腹部切口上端引出腹腔,大网膜经过的腹直肌鞘、腹直肌和腹内线均应横切开2～3cm,以防关腹后使大网膜受压,影响血液循环。在胸、颈和耳后,每隔15～20cm做3～4cm长横切口,用长血管钳分别在胸、颈和耳后做3～4cm宽的皮下隧道,使之分别与腹和颅内切口相通。把大网膜经皮下隧道引到耳后切口,用温盐水纱布垫妥加保护。应防止大网膜经过皮下隧道时受压和扭曲。缝合腹腔、胸、颈皮肤切口。

大网膜颅内移植:做额颞顶大皮—骨瓣,翻向颞侧。剪开硬脑膜,翻向矢状窦。把大网膜由耳后切口引到颅内,平铺覆盖于大脑表面,并分别与蛛网膜和硬脑膜间断缝合数针,使其固定。缝合硬脑膜。切除骨瓣基底部分骨质,以防骨瓣复位时压迫大网膜。按常规关颅和缝合耳后肤切口。

(4)皮质黏连血管成形术:上述大网膜颅内移植术是其中一种。利用头皮动脉、硬脑膜动脉或颞肌与大脑皮质黏连,形成血管,这是一种简便、经临床和实验室研究证实有效的方法。

主要适用于烟雾病和儿童患者。

(5)颅内外自体血管移植搭桥术(EC－IC grafting operation)理想的自体移植血管必须符合下列条件:①血管管径均匀,与皮质血管之比不应超过 2.5∶1;②管壁适中;③取材容易,临床多采用大隐静脉、头静脉或桡动脉。

大隐静脉的游离和准备:在内踝前一横指处,沿大隐静脉做皮肤切口,向小腿近端延长。应围绕静脉两旁数毫米游离,保留大隐静脉外围的结缔组织,这样既可减少对血管的损害,又可利用结缔组织作为夹持血管之用。静脉的小分支用 5－0 尼龙线结扎,大分支则用 3－0 或 4－0 丝线结扎。如分支撕破产生静脉壁上破口,可用 7－0 尼龙线做褥式缝合。游离足够长度后,在取下移植大隐静脉前,应在静脉壁上用缝线做好定位点,便于取下后辨认移植静脉的远近端和前后壁,以防止血管扭曲。

结扎大隐静脉的远近端,取下移植段大隐静脉,用肝素盐水冲洗管腔,并做扩张管腔试验,扩张压力不可超过 26.5kPa(200mmHg),以免损伤血管。

上述准备工作完成后,即可行血管吻合(方法同前)。由于静脉瓣的关系,大隐静脉的远端先与颅外动脉吻合(端－侧或端－端吻合),另端再与颅内动脉吻合。

3.疗效与并发症

(1)疗效:2006 年日本颅外－颅内旁路术试验(Japanese EC－IC Bypass Trial,JET)公布中期研究结果,入选患者为症状性颈内动脉/大脑中动脉狭窄闭塞,患侧经乙酰唑胺激发试验证实脑血流灌注低于对侧的患者,随机进行 EIAB 手术或药物治疗,2 年后发现手术组脑卒中率明显下降。

(2)并发症:常见的并发症包括吻合血管闭塞、吻合口出血、脑梗死等。近年来发生于颅内外血管吻合后的神经功能障碍(失语、肢体偏瘫等)被一些学者认为是脑血流动力学改变以后的高灌注综合征所致。这些症状往往在术后 7d 内发生,并在短期内得以恢复,尤以烟雾病患者术后更为常见,文献报道比例为手术后 16.7%～28.1%。Fujimura 等(2011)应用 SPECT 证实 102 例次的烟雾病颅内外搭桥手术中,有 26 例次(21.5%)发生症状性的高灌注综合征,而同期 28 例动脉粥样硬化性血管闭塞或狭窄的颅内外搭桥患者无 1 例发生症状性高灌注综合征。Teo,Kejia MRCS 等(2013)同样证实颅外－颅内旁路术术后 17% 患者有经 SPECT 或 CTP 证实的症状性高灌注综合征,并发现 TCD 监测术后 MCA 的流速大于术前 50% 以上与高灌注的发生显著相关。

三、颅内动脉粥样硬化的血管内治疗

药物治疗是颅内动脉粥样硬化性疾病的基础治疗。对需血管内治疗的有症状的颅内动脉粥样硬化患者,应在治疗前联合服用阿司匹林与氯吡格雷,同时纠正高血压、血脂异常、糖尿病,以及戒烟等血管危险因素(Ⅱa 类推荐;B 级证据)。

(一)经皮血管扩张成形术

经皮血管扩张成形术(percutaneous transluminal angioplasty,PTA)系指经皮肤穿刺动脉,送入特制的球囊导管,扩张狭窄的动脉,以恢复或改善动脉供血。本治疗方法最早应用于四肢动脉、肾动脉和冠状动脉病变。脑动脉应用始于 1980 年,Sundt 等在治疗冠状动脉狭窄的启发下,用特制的导管扩张3例严重基底动脉狭窄患者。由于在脑动脉应用PTA受限于急性内膜夹层分离、血管破裂、血管弹性回缩以及术后残余狭窄率高等因素,使其疗效不理想,且有较高的并发症和危险性,曾一度被冷落。近10年来,由于微导管和血管内介入技术的发展,PTA不但广泛应用于治疗冠状动脉、股动脉、肾动脉等狭窄病变,而且其在脑动脉的应用又重新引起兴趣,尤其是亚极限血管成形术(submaximal angioplasty)技术理念的应用,术中选择尺寸略小于目标管腔内径的球囊,可有效降低并发症的风险。虽然近年出现PTA治疗脑动脉成功的报道,但是由于脑动脉特别是颅内脑动脉的解剖异于颅外动脉,如脑动脉管壁较薄(特别是内弹力层和肌层较薄),血管周围无软组织支撑,以及其供血的神经细胞对缺血的敏感性,因此在开展脑动脉PTA治疗时应慎重。

1. 适应证和禁忌证

(1)适应证:根据美国2012版颅内动脉粥样硬化血管内治疗的实践标准指南,对于未接受最佳药物治疗的有症状颅内动脉狭窄(70%～99%)患者,推荐给予最佳的药物治疗而非血管成形术(Ⅱa级推荐;B级证据)。对于最佳强化药物治疗失败的有症状颅内动脉狭窄(70%～99%)患者,可考虑行血管成形术(Ⅱb级推荐;B级证据)。

(2)禁忌证:出血性脑梗死、缺血性脑卒中急性期和脑动脉已完全闭塞。

2. 治疗要点

(1)麻醉:宜用局麻,以便治疗时可监测患者的神经系统功能和体征。患者不合作时,可改全麻。由于PTA治疗脑动脉狭窄有一定的危险性和并发症,因此治疗前应做好抢救和复苏的各项准备,以免措手不及。

(2)治疗要点

①动脉穿刺部位:常用股动脉或腋下动脉。

②全身肝素化:治疗全过程应维持全身肝素化,可用肝素70u/kg,使凝血时间≥200s。

③按Seldinger技术,穿刺动脉,在导丝引导下把2.0mm(6F)导管送入颈部的颈内动脉或椎动脉。注入造影剂确定接近病变的路线。经可控方向的导丝送入不同直径的Stealth球囊导管,穿过动脉狭窄部。退出可控导线,送入有Stealth瓣的封闭金属丝,用含有造影剂的生理盐水膨胀气囊。一般扩张血管的压力为608～1 216kPa(6～12atm),维持10～20s。在荧屏监视下确认狭窄被扩张。

④扩张成功的标准:追求最大限度地扩张狭窄的脑动脉,常引起血管壁的损伤,结果可发生血管破裂或血管再狭窄或阻塞。研究证实,动脉管腔减小50%,不会发生脑缺血。因此,PTA纠正狭窄不必超过50%,以获得适当脑血流为目的,而不是达到脑血管造影标准的狭窄消失。

⑤Stealth球囊导管的选择:有直径从2～6mm的Stealth球囊导管(按0.5mm递增),可根据狭窄段近端、远端正常血管直径和扩张需要选择。一般近端或中端椎动脉病变,选用直径3～6mm的球囊导管;远端椎动脉或基底动脉,选用2～4mm的球囊。选用球囊的长度应至少超过狭窄长度5mm。

⑥扩张完成后,排空球囊,经导管注入造影剂检查扩张的效果。如动脉管腔仍狭窄或球囊附近有造影剂滞留,可重复扩张1～2次,再重复脑血管造影,检查扩张效果和有否发生远

端脑栓塞。治疗目的达到,可拔管。动脉穿刺点压迫 15min,确认不出血后敷盖消毒纱布。

⑦为防止加重脑缺血,球囊扩张时间应控制于 10s,不超过 20s。

(3)疗效:Ferguson 报道 147 例患者,其中男性 98 例,年龄 34～85 岁,脑动脉狭窄≥70%,83%患者经 PTA 扩张狭窄减至<50%,5 例(3.4%)死亡。20 世纪 80 年代初有学者开始尝试球囊成形术治疗颅内动脉狭窄,但高并发症及高再狭窄率限制了这一技术的应用。直到近年来球囊导管与支架的柔顺性和压缩率不断提高,经皮腔内血管成形术和支架置入术逐渐用于治疗症状性颅内动脉狭窄。Marks 等报道 120 例患者共 124 处病灶进行单纯球囊扩张,总的围手术期 30d 脑卒中和死亡率为 5.8%,同期文献报道的围手术期脑卒中和死亡率为 4.8%～8%。

(二)颅内血管内支架成形术

用血管内置入支架以保持管腔通畅的构想由 Dotter 于 1969 年提出。早期支架成形术被广泛用于冠状动脉、髂动脉等血管的狭窄性疾病,但由于脑血管结构的特殊性,用于脑血管狭窄治疗的研究较少。近年来,随着对脑血管病研究的深入、血管内介入治疗技术的成熟和完善,以及高性能支架的问世,血管内支架成形术在治疗颈、椎动脉狭窄性疾病中取得了较好效果,被认为是颇具前景的治疗手段。

1.适应证与禁忌证 同上述经皮血管扩张成形术。

2.支架种类

(1)球囊扩张支架:支架的使用可以大大降低因夹层分离而发生的急性动脉闭塞的风险,因此原来主要应用于冠脉系统的球囊扩张支架已被用于颅内动脉粥样硬化治疗领域。目前绝大多数研究仅限于病例报道和单中心研究,缺乏大样本随机对照试验来明确其疗效和安全性。2004 年第 1 项使用球囊扩张裸金属支架进行的多中心前瞻性非随机研究 SSYLVIA(Stenting of Symptomatic Atherosclerotic Lesions in the Vertebral or Intracranial Arteries)显示,应用新型颅内支架治疗颅内动脉狭窄,技术成功率为 95%;术后 30d 脑卒中发生率为 6.6%,无死亡病例;6 个月内颅内动脉再狭窄率为 32.4%。随着技术不断成熟,其术后残余狭窄率要低于自膨式支架的优势得以显现,但也暴露出术中斑块挤压与移动堵塞穿支动脉的并发症,在治疗大脑中动脉与基底动脉时更为明显。

(2)药物洗脱支架:药物洗脱支架(drug eluting stent,DES)是针对裸金属支架在治疗后易形成支架内再狭窄而设计的。但是目前 DES 支架过于僵硬,在实际操作中往往难以通过颅内血管,使其应用受到限制。

(3)自膨式支架:目前,唯一获得美国 FDA 批准用于治疗颅内动脉粥样硬化的支架是自膨式颅内 Wingspan 支架。

3.疗效 Gateway－Wingspan 系统,这种镍钛合金支架自 2005 年应用于临床并进行注册研究。2007 年来自美国的多中心研究中心率先报道了使用颅内支架 Gateway－Wingspan 系统治疗症状性颅内粥样硬化性动脉狭窄的效果,9 个月内共对 78 例患者 82 处狭窄血管进行了治疗,技术成功为 98.8%;治疗前平均狭窄率为 74.6%,经过 Gateway 球囊扩张后降低到 43.8%,经过支架置入后进一步下降为 27.2%。总的围手术期并发症为 6.1%。Turk 等进一步研究 Wingspan 置入术后支架内再狭窄率(in－stent restenosis,ISR)发现,年龄≤55

岁的 ISR 明显高于年龄＞55 岁组,两组前循环的 ISR 均高于后循环。尤其在年龄≤55 岁组,床突上段病变血管最易发生 ISR。即便不考虑年龄,床突上段病变血管的 ISR 和症状性 ISR 均明显高于其他部位。2008 年 NIH 登记的多中心研究组报道了使用 Wingspan 支架治疗 129 例症状性颅内动脉狭窄为 70％～99％患者的效果,技术成功率为 96.7％。治疗前平均狭窄率为 82％,经过支架置入术后降低到 20％。6 个月的并发症(30d 内任何脑卒中/脑出血/死亡率或 30d 后同侧脑卒中)为 14.0％,远期随访发现再狭窄率≥50％的发生率为 25％(图 3—3)。

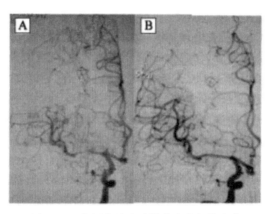

图 3—3　右侧大脑中动脉狭窄支架植入术

A. 术前右侧颈内动脉造影示右侧大脑中动脉 M1 段重度狭窄,远端血流灌注下降;B. 支架植入术后造影复查见狭窄明显缓解,右侧大脑中动脉区域血流灌注较术前明显增加

（三）支架与药物治疗对比的循证医学证据

SAMMPRIS(2011)试验是正规颅内支架唯一的一个前瞻性随机对照研究。试验将颅内动脉狭窄 70％～99％且近期发生过一次 TIA 或脑卒中的患者随机分配到积极药物治疗组或积极药物治疗并行 PTAS(Wingspan 支架系统治疗)组中。主要终点为入组后 30d 或血管重建治疗责任病灶随访期内发生脑卒中或死亡,以及治疗 30d 后责任动脉区域发生卒中。结果显示,试验原计划募集 764 例患者,但是随机化分组治疗 451 例患者后,因为 PTAS 组的 30d 脑卒中或死亡率为 14.7％(非致死性脑卒中为 12.5％;致死性脑卒中为 2.2％),而药物治疗组的脑卒中或死亡率为 5.8％(非致死性脑卒中为 5.3％;致死性脑卒中为 0.4％)(P＝0.002),支架的脑卒中和死亡率显著高于药物治疗而提前中止。

四、急性闭塞性脑血管病溶栓疗法

由于急性闭塞性脑血管病的发病基础主要是血栓形成和血栓栓塞。血栓是由血小板黏附并释放 ADP,使血小板相互作用和聚集,形成血小板栓子,然后纤维蛋白沉着,逐渐转化为纤维蛋白栓子。采用溶栓剂溶解血栓,使血管再通,从而达到恢复脑血流的目的,应当是治疗急性闭塞性脑血管病的最理想措施。

早在 20 世纪 60 年代就有人开始了急性脑梗死的溶栓疗法,但由于并发症较多和效果不佳,这方面的研究一度中断。近年来,随着对脑缺血病理生理的深入认识,尤其是半暗区概念的提出,以及 PET 和 MRI 新技术的临床应用,使急性脑梗死的早期诊断和半暗区的直接检测成为可能,溶栓治疗再次引起人们的关注,并已成为治疗急性闭塞性脑血管病的热点。

多模式 MRI 用以确定脑组织可逆及不可逆损害区,评估缺血半暗带存在的范围和持续的时间,为超急性期溶栓治疗提供了客观全面的影像学证据。通过 MR 灌注加权成像(PWI)/弥散加权成像(DWI)不匹配区来确定缺血半暗带,被认为是判定缺血半暗带的有效方法。另有研究认为,当液体衰减反转恢复序列(FLAIR)/DWI 不匹配时提示患者发病时间可能在"溶栓时间窗"内,因此也可作为筛选适合溶栓对象的方法。

(一)适应证与禁忌证

急性闭塞性脑血管病溶栓疗法适应证和禁忌证根据中国急性缺血性脑卒中诊治指南2010 版。

1. 静脉溶栓的适应证

(1)年龄 18~80 岁。

(2)发病 4.5h 以内[重组组织型纤溶酶原激活剂(rtRA)]或 6h 内[尿激酶(UK)]。

(3)脑功能损害的体征持续存在超过 1h,且比较严重。

(4)脑 CT 已排除颅内出血,且无早期大面积脑梗死影像学改变。

(5)患者或家属签署知情同意书。

2. 静脉溶栓的禁忌证

(1)既往有颅内出血,包括可疑蛛网膜下腔出血;近 3 个月有头颅外伤史;近 3 周有胃肠道或泌尿系统出血;近 2 周内进行过大的外科手术;近 1 周内有在不易压迫止血部位的动脉穿刺。

(2)近 3 个月有脑梗死或心肌梗死史,但不包括陈旧小腔隙梗死而未遗留神经功能体征。

(3)严重心、肝、肾功能不全或严重糖尿病患者。

(4)体检发现有活动性出血或外伤(如骨折)的证据。

(5)已口服抗凝药,且 INR>1.5;48h 内接受过肝素治疗(APTT 超过正常范围)。

(6)血小板计数<$100×10^9$/L,血糖<2.7mmol/L。

(7)血压:收缩压>180mmHg,或舒张压≥100mmHg。

(8)妊娠。

(9)不合作。

3. 动脉溶栓的适应证包括　发病≤6h,基底动脉闭塞≤48h;CT 或 MRI 检查没有发现梗死出血和颅内血肿表现;MCAO 患者,^{131}Xe—SPECT 检查显示每分钟脑组织残存 CBF>15mL/100g;脑血管造影证实颅内血栓及其部位。

4. 动脉溶栓的禁忌证　溶栓治疗以前临床表现已明显改善;CT 或 MRI 检查发现出血性梗死、颅内血肿和蛛网膜下腔出血表现;既往有出血倾向者和出凝血检查异常者;颅内动脉瘤、动静脉畸形、颅内肿瘤患者;近期内出现活动性消化性溃疡、胃出血、感染性心内膜炎、严重心功能不全、严重肝功能不全等。

（二）常用溶栓或取栓方法

1. 静脉溶栓　目前,唯一得到临床随机对照试验证实能改善急性缺血性脑卒中(acute ischemic stroke,AIS)临床转归的治疗方法是对导致缺血事件的血凝块进行溶栓。1996 年,FDA 批准 rtPA 用于明确证实发病 3h 内、且头颅 CT 平扫排除脑出血的缺血性脑卒中患者的静脉溶栓治疗。2009 年,根据前瞻性随机安慰剂对照的欧洲急性脑卒中协作研究－Ⅲ(European Co－operative Acute Stroke Study－Ⅲ,ECASS－Ⅲ)的结果,推荐静脉 rtPA 溶栓治疗的时间窗延长至 4.5h。2012 版美国"急性缺血性卒中的血管内治疗:神经介入外科学学会实践标准委员会的报告"明确指出、动脉内治疗的应用不应妨碍有适应证的患者接受 rtPA 静脉治疗[美国心脏协会 American Heart Association(AHA)Ⅰ类推荐;A 级证据]。

2. 动脉溶栓　动脉溶栓可将纤溶药直接注入血栓内部,因此所需剂量相对较小,理论上可降低脑和全身出血并发症的发生风险。动脉溶栓为某些经过精心选择的 AIS 患者提供了一种补充或替代静脉溶栓的治疗方法。目前的指南认为:动脉内药物溶栓可作为经过选择的发病时间<6h,且不适合静脉 rtPA 治疗的大脑中动脉闭塞所致严重脑卒中患者的一个治疗选择(AHA Ⅰ类推荐、B 级证据)。在有静脉溶栓治疗禁忌证(如近期手术)的患者中进行动脉内溶栓治疗是合理的(AHA Ⅱa 类推荐、C 级证据)。在溶栓治疗过程中,正确选择溶栓对象是确保治疗成功和避免出现并发症的关键所在。

3. 血管内取栓装置　能够迅速实现脑组织再灌注的快速取栓方法已成为治疗缺血性脑卒中的一种具有吸引力的技术。理论上对于血小板含量低且纤维蛋白交联广泛,化学药物难以溶解的心源性脑栓塞较为理想。目前 FDA 批准,较多应用的取栓方法有 MERCI 取检系统(Concentric Medical Inc,Mountain View,California,USA)和 Penumbra 脑卒中系统(Penumbra Inc,Alameda,California,USA)。MERCI 装置专门设计用于摘取颈内动脉远端、大脑中动脉 M1 段和椎基底动脉这些主干动脉内的血栓,而不适用位于更远端脑动脉的血栓。美国 FDA 根据 2 项多中心前瞻性试验对 MERCI 取栓器的安全性和疗效的研究,批准该装置用于急性脑卒中的取栓治疗。Penumbra 系统是一种带有血栓分离导丝的抽吸导管,2007 年被 FDA 批准应用。系统内有一个 700mmHg 抽吸力的过滤管,便于将栓子从脑血管中吸出,不需要药物辅助治疗。Penumbra 关键性试验是 1 项单一队列的前瞻性研究,在 125 例大血管闭塞导致的中至重度急性脑卒中患者中评估了 Penumbra 抽吸导管系统的安全性和有效性。目前的指南认为:在经过选择的严重脑卒中患者中应用 Penumbra 抽吸系统或 MERCI 取栓装置在发病 8h 内进行动脉内取栓是合理的,尽管目前有关其改善临床转归的效果尚不清楚(AHA Ⅱa 类推荐、B 级证据)。

4. 血管内支架置入取栓　自膨式支架置入治疗是通过微导管将支架置入到血管狭窄处后,释放支架撑开血管,达到血管成形、血流再通的一种治疗方法。新近研发出的 Solitaire FR 装置是一种治疗急性缺血性脑卒中的可回收支架,闭环设计使得其在部分或完全释放后可被收回,起到再通闭塞血管的作用。支架导管通过闭塞血管的血栓后,打开支架随后可被回收,而非被永久性留置。在回收时作为血栓摘除装置,将血栓取出。FDA 批准的 1 项前瞻性单组研究－急性脑卒中支架辅助血管再通治疗试验(Stent Assisted Recanalization in Acute Stroke,SARIS)报道 20 例患者的数据,支持急性脑卒中支架置入的相对安全性和血管造影显示的有效性。Machi 等使用 Solitaire FR 装置治疗 56 例缺血性脑卒中患者,其中 50 例 (89%)得到血管再通,5 例(9%)出现手术相关并发症,26 例(46%)出院时 mRS 在 2 分。同时,多项研究也显示,应用 Solitaire FR 装置治疗缺血性脑卒中患者,血管再通率接近 85%。另一种 Trevo 装置非常柔软,易通过迂曲的血管,其远端的封闭设计可以一定程度上避免血管穿孔。San 等使用 Trevo 装置治疗 60 例缺血性脑卒中患者,其中 52 例(86.7%)血管再通,27 例(45%)临床症状好转,17 例(28.3%)死亡,7 例(11.7%)发生症状性颅内出血。Solitaire FR 和 Trevo 装置治疗大动脉闭塞缺血性脑卒中的适应证为:①大血管的闭塞(大脑中动脉、颈内动脉终末端、基底动脉);②患者存在神经功能缺损表现;③前循环血管闭塞 6h 内,后循环血管闭塞 24h 内。目前的指南认为此类血管内装置的效用尚未确定,但它们可能是有益的,也可考虑使用(AHA Ⅱb 级推荐;C 级证据)。

5. 超声助溶技术 近年来超声助溶技术逐渐受到重视。超声可加速血栓破碎,从而增加溶栓药物与血栓的接触面积,延长溶栓治疗的时间窗,促进溶栓效果。其作用机制与机械效应、空化作用、微流作用等有关。Saqqur 等将 126 例患者随机分为对照组和试验组,对照组给予 rtPA 静脉溶栓治疗,试验组在对照组溶栓治疗的基础上,将 2MHzTCD 探头置于梗死动脉区域进行超声溶栓。结果显示,试验组溶栓后 2h 血管完全再通率为 25%,显著高于对照组血管的 8%,有统计学意义,临床预后也明显优于对照组。Hitchocock 和 Holland 报道,应用微气泡结合超声,不仅能够增强超声的空化效应,有明显的溶栓功效,而且可提高 rtPA 的溶栓效果。美国 EKOS 公司研发的超声溶栓增强设备,采用非空泡超声能分开纤维蛋白网架,使溶栓药物渗入到血块内部。

6. 动静脉联合溶栓或取栓治疗 静脉内溶栓操作简便、省时,但受药物剂量的限制和药物浓度被动稀释的影响,难以在血栓部位形成有效的药物浓度,从而影响治疗效果。而且,许多静脉内溶栓在治疗前多未行血管造影检查,难以确定病变类型,亦不能监测用药,较动脉溶栓有许多不足之处。

动脉内溶栓虽然操作复杂,较静脉溶栓费时,但只要导管操作技术熟练便可以省时。动脉溶栓前行脑血管造影可以确定病变类型来指导治疗,如治疗过程中造影证实血管再通,则可立即停药。目前的指南认为:在经过选择的发病时间<4.5h 的严重脑卒中患者中进行静脉/动脉联合治疗是合理的[AHA Ⅱa 级推荐,B 级证据;循证医学中心(Centre for Evidence Based Medicine,CEBM)2a 级推荐,B 级证据]。

1999 年的脑卒中急诊联合治疗(Emergency Management of Stroke,EMS)桥接试验,以及分别发表于 2004 年和 2007 年的 IMS-Ⅰ(Interventional Management of Stroke-Ⅰ)和 IMS-Ⅱ 研究应用动静脉联合治疗。IMS-Ⅱ 的结果证实了最初在 EMS 研究中观察到的动静脉联合溶栓的安全性和血管再通率增高,随访 3 个月的死亡率为 16%,较美国静脉 rtPA 试验(21%)和欧洲静脉 rtPA 试验(21%)明显降低,颅内出血率无明显差异(9.9% vs 6.6%),而且 3 个月的预后良好率明显好于单纯静脉用药(OR≥2.7)。IMS-Ⅰ 和 IMS-Ⅱ 均显示,单纯静脉溶栓治疗很少能够实现闭塞的大血管再通。几项病例系列研究都验证这一观点。目前,更大规模的Ⅲ期随机对照试验—IMS-Ⅲ旨在比较动静脉联合溶栓与单纯静脉 rtPA 溶栓的疗效。随着介入治疗技术的发展以及 FDA 不断批准新的装置,IMS-Ⅲ的动脉内治疗允许使用 EKOS 超声微导管、Penumbra 血栓抽吸系统以及 MERCI 取栓器。结果提示,虽然动静脉联合溶栓可显著提高血管再通率,但并未带来相应的临床转归改善。

(三)后循环脑卒中的血管内治疗

基底动脉闭塞虽然只占脑卒中的 6%～10%,但几项荟萃分析显示再通失败的患者临床转归普遍很差。基底动脉闭塞经静脉和动脉溶栓后的血管再通率及其临床证据报道差异很大,这可能与临床表现、发病机制及基础疾病的严重程度差异有关。系统分析显示,采用动脉和静脉溶栓治疗基底动脉闭塞的血管再通率均在 50% 以上。1 项大样本前瞻性注册研究－基底动脉国际协作研究(Basilar Artery International Cooperation Study,BASICS)纳入 592 例患者,38% 的患者在发病 7h 后接受抗栓药、静脉溶栓或动脉内治疗。校正年龄、脑卒中严重程度评分和闭塞部位等多种因素后,血管内介入治疗在病死率或生活依赖方面并不优于静脉溶栓治疗。在使用 MERCI 和 Penumbra 取栓装置进行的临床试验中,后循环闭塞患者也被纳入,并且在与前循环脑卒中相同的治疗时间窗(发病后 8h)内接受治疗。结果显示,其血管再通率相近。目前的指南认为:血管内治疗对于后循环脑卒中的效用尚不明确,即使已超过前循环脑卒中的 6～8h 时间窗仍可能有益,可考虑使用(AHA Ⅱb 级推荐;C 级证据)。

(四)常用溶栓剂

溶栓药物通过纤溶酶原激活途径促进血栓溶解。目前已经用于临床的常用溶栓剂有 UK 和 rtPA,2 者具有不同的药理特性,其中 UK 为非特异性溶栓剂,tPA 则具有纤溶特异性。

1.UK 是从人尿或人肾细胞培养物制得的一种蛋白酶,可直接激活血浆酶原而转化为血浆酶,无抗原性,以前在国内较广泛应用。一般推荐用 UK 进行静脉内溶栓的剂量为 600 万 u,UK 动脉内溶栓的剂量为 18 万～120 万 u。目前国内动脉和静脉内溶栓多使用 UK,用药总量为 50 万～250 万 u,用药时间不超过 2h,一般在 1h 内完成。

2.tPA 是一种相对分子质量为 70×10^3 的丝氨酸蛋白酶。目前临床使用的 tPA 主要是通过基因重组技术获得。tPA 可以单链或双链的形式存在,但 2 者的纤溶特异性基本相同。tPA 的作用原理:①可加速激活血浆酶原转化为血浆酶;②与纤维蛋白结合的 tPA 能加速纤维蛋白与血浆酶原结合,从而加速上述激活过程;③能增加血栓局部的血浆酶原浓度。tPA 的溶栓作用强,不良反应较少,国内外已广泛用于临床。欧洲急性脑卒中研究协作组 (ECASS)的 tPA 静脉溶栓临床研究采用剂量为 1.1mg/kg,总量为 100mg,开始 1～2min 内给予 10% 的冲击量,其余量在 1h 内用完。美国国立神经病学与脑卒中研究所(NINDS)建议的 tPA 静脉溶栓剂量为 0.9mg/kg,最大剂量为 90mg,先予总量的 1/10 静脉冲击,其余量在 60min 内滴完。tPA 动脉内溶栓的剂量为 20～100mg。

(3)一些新型药物:如替奈普酶、瑞替普酶、纤溶酶和微纤溶酶,以及用于提高血栓溶解效果的联合疗法,如纤溶药和 GPⅡb/Ⅲa 抑制药、纤溶药和直接凝血酶抑制药等仍处于研究阶段。

(五)疗效与并发症

1.疗效 在急性大脑中动脉脑卒中患者中进行动脉溶栓治疗的多中心随机对照试验业已完成－急性脑血栓栓塞 Prolyse 试验(the Prolyse in Acute Cerebral Thromboembolism Trial,PROACT)－Ⅱ(1999)研究在发病 6h 内动脉内使用重组尿激酶原(recombinant prourokinase,r－proUK)治疗大脑中动脉闭塞血管再通的疗效和安全性,结果显示血管的再通率为66%,远高于对照组的18%(P＜0.01)。尽管动脉溶栓后24h以内症状性颅内出血的比例10%要高于对照组的2%(P＝0.06),但是90d后的随访动脉溶栓组预后良好率40%显著高于对照组的25%(P＝0.04)。Ogawa等(2007)完成大脑中动脉栓塞局部溶栓干预试验(Middle Cerebral Artery Embolism Local Fibrinolytic Intervention Trial,MELT),结果显示治疗组的血管再通率为73.7%,90d时的预后优良率比例显著高于对照组(42.1% vs 22.8%;P＝0.045),而24h的颅内出血发生率(9% vs 2%,P＝0.206)和90d的病死率(5.3% vs 3.5%;P＝1.000)无显著性差异。这2项随机对照研究是支持动脉溶栓的主要循证医学证据。

2013年《新英格兰杂志》同时刊登3篇RCT研究,对静脉溶栓与多模式血管内治疗进行比较,Gccone等报道急性缺血性脑卒中局部或系统溶栓的扩大研究(SYNTHESISEXP)。362例患者随机分配入静脉tPA和动脉tPA＋机械碎栓,虽然全组患者起病4.5h内接收治疗,但动脉组为3.75h,静脉组2.75h。术后3个月,经调整人群差异后,患者存活、无病残率,动脉组虽比静脉组高1.41倍,但无统计学差异(P＝0.16),并发症两组无差别。研究结论是支持早期、快速静脉溶栓。本研究不足之处是治疗前没有无创性影像学资料证实血管阻塞。

Broderick等报道血管内治疗缺血性脑卒中(IMS)Ⅲ期研究。患者在发病3h内随机入组。治疗3个月后,由于研究组与对照组疗效无差别而终止研究,但是严重病残率动脉组高于静脉组,分别为40.8%和38.7%,其他并发症无差别。本研究缺点同SYNTHESIS,缺乏治疗前证实大血管阻塞的影像学资料。这显然不利于动脉组,因为动脉溶栓更适合于血栓局部,且可避免无大血管阻塞动脉溶栓的风险。如仅限于大血管阻塞溶栓,改良Rankin评分的病残率动脉组和静脉组分别为0～1,35%和19.8%(P＝0.0098)。但这是事后(posthoc)分析,还须进一步研究证实,将发病3h内NIHSS评分≥10分的患者以2∶1的比例随机分为血管内治疗和静脉溶栓组。虽然前者的血管再通率远高于后者(81% vs 40%),但3个月时转归良好率(mRS评分0～2分)并无显著性差异(40.8% vs 38.7%),血管内治疗组的无症状脑出血显著高于静脉组(27.4% vs 18.9%,P＝0.01)。试验中期分析显示无效而提前终止。

Kidwell等报道机械取栓和血管再通(MR RESCUE)研究,发病8h内患者经灌注影像检查后入组。虽然平均治疗窗有利于有半暗带(5h,58%),且有半暗带者预后较好,但该组患者中动脉取栓与静脉溶栓患者例数一样,均为34例,半暗带的不良预后中动脉组比静脉组高,分别为30例和20例。结果显示动脉法不比静脉法好。

综上所述,可得以下结论:①tPA治疗急性脑卒中患者应越早越好。研究证实,延迟30min治疗可减少10%功能恢复(Khatri,2009)。②虽然目前研究显示静脉溶栓与动脉溶栓或血管内取栓在疗效上无差别,但是应进一步比较有明确大血管阻塞时两法的作用和差别。③鉴于目前适合静脉溶栓的患者不到10%,积极开展新的治疗方法研究仍是当务之急。

2.并发症

(1)再灌注损伤:溶栓后血管再通,缺血脑组织得以再灌注,不可避免地会出现再灌注损伤,可加重脑水肿或引起出血性转变。但近年研究发现,早期再灌注可改善预后,缩小梗死面积,早期再灌注的益处远远超过其损害作用。通常脑梗死发病12h内,缺血脑组织再灌注损不大,脑水肿较轻,而发病12h后则可能出现缺血脑组织过度灌注,加重脑水肿,甚至向脑出血转变。因此,严格掌握治疗时间窗、尽早行溶栓治疗,是减轻再灌注损伤的关键。

（2）脑出血:在溶栓治疗过程中,出血转化是急性缺血性脑卒中常见且最严重的并发症,也是溶栓治疗过程中最危险的因素,可表现为脑内血肿和出血性梗死。脑栓塞、大面积脑梗死及早期 CT 出现低密度影是出血转化的独立危险因素;高血糖、高血压、低密度脂蛋白、胆固醇水平升高均可增加出血转化的发生率。对于大面积脑梗死伴有明显水肿的患者,应积极给予脱水治疗,同时监测血压、血糖,给予常规降脂治疗及稳定斑块。在发病 1 周内或病情变化时,应及时复查头部 CT,以明确和指导下一步的治疗。

虽然血管再通与症状改善密切相关,但血管再通并不总是意味着改善病情,病情改善尚取决于缺血程度、范围和缺血持续时间（治疗时间窗）等。因此,溶栓治疗后的临床效果与血管再通是不能完全等同的。血管内介入治疗对不同病因、不同部位血管闭塞的治疗策略及方法也不尽相同。目前血管内介入技术越来越多地应用于急性缺血性脑卒中患者的血管再通治疗,特别是对超过时间窗、静脉溶栓失败,以及不能满足静脉溶栓标准患者的治疗。随着神经影像学技术、介入材料及治疗理念的不断发展与进步,选择适合于患者的最佳个体化治疗方案,将使越来越多的缺血性脑卒中患者受益。

五、大脑中动脉血栓摘除

早在 1956 年 Welch 等就报道 1 例成功摘除大脑中动脉血栓治疗患者,此后文献多次发表个案报道。最大组报道来自美国 Mayo 临床中心,其适应证和治疗窗:急性大脑中动脉栓塞,治疗窗（从动脉栓塞到手术再通血管的时间）应在 6～8h,少数患者如有良好侧支循环,可延长到 18h。

由于本病要求急诊手术,不可能做全面、详尽的各种检查,一般脑血管造影证实大脑中动脉栓塞、头颅 CT 无脑梗死和出血现象是必要的检查。应了解栓子的来源。来源于心脏或大血管的栓子多由血小板、纤维蛋白组成,阻塞大脑中动脉后,不易自行再通,手术时易于完整摘除。相反,动脉粥样硬化斑来源的栓子易碎,常阻塞大脑中动脉的远端,不易完整摘除。

全麻插管,并应用各种脑保护剂和措施,一般用翼点或改良翼点入路开颅。打开外侧裂蛛网膜,暴露大脑中动脉主干及其分支,必要时可暴露颈内动脉和大脑前动脉。结合术前血管造影,常可在大脑中动脉分叉部（M1～2）看到管壁内灰白色栓子,其近心端血液暗红,提示血流瘀滞。用暂阻断夹安放在阻塞大脑中动脉近端、远端后,切开栓子远心端的大脑中动脉（一般选粗侧 M2）,用挤牛奶式方法轻柔地把栓子从切口挤出。然后分别放开远端、近端阻断夹。一则利用远端逆流的血流把残存栓子冲洗出来,二则了解血流恢复情况和侧支循环的功能,以及判断有否广泛栓塞。最后用 9－0 或 10－0 单股尼龙线缝合动脉壁切口。术后大脑中动脉血流再通率 75％（16 例）。虽然术前全部患者都有中到重度神经功能障碍,术后为优（无神经障碍）10％、良（轻度神经障碍）25％、好（虽有中度神经障碍,但生活自理或可工作）35％、差 20％,死亡 2 例（10％）。

由于近年来动静脉溶栓及动脉取栓技术的日益成熟与推广,此项手术已较少开展。

六、大面积脑梗死去骨瓣减压术

大面积脑梗死占缺血性脑血管病的比例较少,但死亡率和致残率较高。临床上根据梗死部位可分为大脑和小脑梗死,大脑大面积梗死多由大脑中动脉(MCA)闭塞所致,占缺血性脑卒中的 10%～15%。Heinsius 对 3 038 例脑卒中患者进行研究,发现引起大面积脑梗死的常见原因主要有颈内动脉剥离、动脉硬化性颈内动脉闭塞、心源性疾病。小脑大面积脑梗死占脑卒中患者的 1.5%。Amarenco 等分析发现,心源性栓塞占 43%,动脉粥样硬化占 35%,其他原因占 22%。大面积脑梗死一经形成,表现为病情进行性加重,虽部分患者经溶栓和内科治疗有效,但仍有部分患者常规内科治疗无效,需行去骨瓣减压术。这种手术已在临床运用较久,近年报道有增多趋势。

(一)治疗机制

Forsting 和 Doerfler 分别进行了 MCA 闭塞后去骨瓣减压的动物实验研究,发现非手术组的死亡率为 35%,手术组死亡率为 0%,证实去骨瓣减压术可明显改善神经功能、减少梗死体积,且分别确定了最佳治疗时间窗为 MCA 闭塞后 1h 和 4h。由于 MCA 闭塞后再增加颅内压(ICP)则出现梗死灶扩大,加重缺血半暗区的脑水肿,使病情恶化,而去骨瓣减压术则增加颅腔容积,使 ICP 和脑组织压下降、脑灌注压增加,从而改善病情,推测可能通过软脑膜侧支血管的逆行灌注增加半暗区血流量,从而保护缺血半暗区尚未死亡的细胞,减少脑梗死面积。但也有人发现,去骨瓣减压术虽可使 ICP 和脑组织压下降,增加脑皮质的顺应性,但局部脑血流量(rCBF)并没有增加。由于动物实验设定的时间点有限,人类脑水肿的高峰期与其他动物不同,脑膜的侧支循环也不完全相同,因此目前动物实验确定的时间窗很难直接用于临床。

(二)大面积大脑梗死

1. 手术时机和适应证　早期溶栓和常规内科治疗历来是治疗脑梗死的主要方法,已形成一套较完善的治疗方案,也是治疗大面积脑梗死的最基本和必要的手段。

对一部分大面积脑梗死的患者,经积极内科治疗后,病情仍进行性加重,若不进行减压手术,患者极有可能死亡,因此许多学者将此时进行的减压性手术称为"救命"性手术,是常规内科治疗的必要补充。去骨瓣减压术最早被用于解除当时无法定位的脑部肿瘤引起的颅内压升高,1905 年 Cushing 曾对此作过详述。1935 年 Greco 曾对 1 例大面积脑梗死患者施行去骨瓣减压术,以后有多位学者作过报道。这种治疗有 4 种目的:①保存生命;②阻止梗死扩大;③防止系统并发症;④有利于康复。

下列手术适应证已为大家采纳:

(1)患者经积极内科治疗无效,处于脑疝早期或前期。

(2)CT 见大面积脑梗死和水肿,中线结构侧移≥5mm,基底池受压。

(3)ICP≥30mmHg(4kPa)。

(4)年龄≤70 岁。

(5)排除系统疾病。

决定手术成败和远期功能恢复的一个关键因素是手术时机的把握。许多学者认为一旦有手术适应证,尽早手术可减少梗死面积,降低并发症,有利于以后康复。Reike 认为进行手术最晚不能超过的时间是:瞳孔已有改变,并对脱水等治疗无反应,当瞳孔已散大固定后即不宜手术,并认为连续 ICP 监测可为早期手术提供指导作用,一旦脑干发生不可逆损伤,手术效果必差。Koadziolka 认为在出现第 1 个脑干体征时,即一侧瞳孔扩大,对光反应消失时宜尽快进行开颅减压术。而 Dalashaw 则认为若神经功能进行性加重,不必等出现脑疝体征时即可行手术治疗。研究发现,去骨瓣减压缩小梗死灶的部位是在缺血半暗区,而缺血半暗区因缺血时间和缺血严重程度不同可发生动态变化,对符合手术适应证的患者尽早施行手术仍是一个影响预后的关键因素。

如何在早期预测发生难以控制的脑水肿的可能性对决定手术时机十分重要。Von Kummer 等认为,若 CT 上低密度灶范围超过 MCA 区域的 50% 时,发生难以控制脑水肿的可能性约有 85%。Berrouschot 等认为,^{99m}Tc—ECD SPECT 能在缺血 6h 内预测到大面积脑梗死,其敏感度为 82%,特异度为 98% 以上。Serena 等通过对 40 例 MCA 脑梗死患者的血清进行研究,发现 c—Fn 和 MMP—9 水平显著升高($P<0.001$),其中 c—Fn$>$16.6ug/mL 预测出现恶性脑水肿的大面积脑梗死的敏感度为 90%,特异度为 100%。曾进行去骨瓣减压术治疗大面积脑梗死的研究,发现 GCS 可作为判断病情和选择治疗时机的重要指标。本研究中虽然存活患者与死亡患者入院时 GCS 无显著性差异,但 2 者术前 GCS 却差异明显($P<0.05$)。根据死亡患者术前 GCS 的中位数(为 5),笔者认为若术前 GCS$<$5 分,即使行去骨瓣减压术,对挽救患者生命的作用也不大,故选择此种患者手术时应慎重。根据存活患者术前 GCS 的中位数(为 7.5),笔者认为若 GCS 下降至 7～8 分时,应及时行减压术。因此,临床上应根据患者的神经系统症状和体征、连续 CT 检查、ICP 监测、SPECT 扫描和血液中细胞因子的动态变化进行综合分析和预测,决定最适合的手术时机。另外,对主侧半球大面积脑梗死,应慎重选择手术,因为即使患者术后得以生存,生活质量也较差。

2.手术方法(图 3—4) 采用全麻。患者取平卧位,患侧朝上,额颞顶部马蹄形或"倒问号"形切口,大骨瓣开颅,前方位于发际内近中线,后方达顶结节,向下延伸达中颅窝底。去除骨瓣,并咬除颞骨达颞窝,使骨窗面积至少达 15cm×15cm,于骨窗缘悬吊硬脑膜以防发生硬膜外血肿。星形切开硬脑膜即见到向外疝出的梗死脑组织,严格止血后减张缝合硬脑膜,以获得充分减压,缝合颞肌和切口。对存活患者可于术后行颅骨成行术。至于对术中是否切除缺血失活的脑组织仍有争议,多数认为不切除,因为目前无有效方法确定缺血坏死区和半暗区。但 Kalia 等根据 CT 和 Xe—CT 测定 rCBF 的方法做病变脑组织切除术。

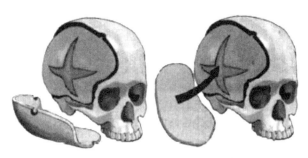

图 3—4 标准去骨瓣减压手术示意图

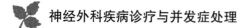

3. 预后评价　文献报道，大面积脑梗死合并脑疝的发生率为 15%～20%，死亡率高达 80%～90%，也有报道为 30%～66%。Kalia 治疗 3 例患者，无 1 例死亡，所有患者于术后 6h 内恢复到入院时的功能水平，随访 3 个月～3 年，全部恢复良好。Cater 治疗 14 例，3 例死于非神经系统原因，其余 11 例经 1 年康复治疗，8 例轻度至中度残废(BI>60，Barthel Index，表 3-33 例重残。Rieke 等曾进行去骨瓣减压抢救大面积脑梗死的前瞻性非随机研究，发现手术组死亡率为 35%，致残率为 24%；而非手术组死亡率为 76%，致残率为 80%。3 项名为 DESTINY、DECIMAL 和 HAMLET 的前瞻性、多中心、随机对照研究发现，去骨瓣减压术显著降低大面积脑梗死的死亡率和改善神经功能，尤其在发病后 48h 内手术，至发病后 96h 再手术虽然可以降低死亡率，但并未显示手术可以改善神经功能。Steiner 等发现，术后死亡率与术前脑干听觉诱发电位存在显著相关性，与术前瞳孔、意识和体感诱发电位无相关性，而且所有 BI>60 的存活者术前脑干听觉诱发电位均正常。曾用前瞻性自身对照方法研究去骨瓣减压术治疗大面积脑梗死患者共 26 例，术后早期序列 CT 扫描可见中线结构移位逐渐减轻，伴随低密度病灶逐步缩小(图 3-5)，死亡率为 30.8%。共随访 14 例患者，术后 3 个月和 6 个月 GOS 分别为 3.6±0.8 和 4.0±0.8，与出院时 GOS 评分比较差异有统计学意义($P<$ 0.05)。术后 3 个月和 6 个月 BI 分别为 68.9±29.4 和 77.5±28.3($P<$0.05 其中术后 6 个月 BI>60 者占 85.7%。按术后 6 个月 BI 判断患者恢复的情况：完全依赖(0～20)2 例，严重依赖(21～60)0 例，中等依赖(61～90)7 例，轻度依赖(91～99)2 例，生活自理(100)3 例。影响预后的因素有梗死部位、梗死灶大小、年龄、有否系统性疾病，以及行减压术的早晚。

表 3-3　Barthel 评分表

检查项目	需帮助	评分
自理		
(1)饮食	10	5
(2)洗澡	5	0
(3)梳洗(洗脸、刷牙、梳发)	5	0
(4)穿衣	10	5
(5)大便(有时需通便者＝需帮助)	10	5
(6)小便(有时需导尿者＝需帮助)	10	5
(7)上厕所	10	5
(8)上床或起坐(轻微帮助者得 10 分，能坐但需完全帮助者得 5 分)	10	5～10
(9)行走	15	10
(10)上楼梯	10	5

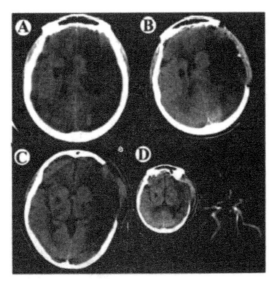

图 3-5　左侧大面积脑梗死,经积极内科保守治疗无效后行去骨瓣减压术

CT 平扫:术前(A);术后 1d(B);术后 7d(C);出院时(D)和 MRA

（三）大面积小脑梗死

1.手术适应证及时机　小脑梗死后由于脑水肿而出现逐渐加重的占位效应,表现为脑干受压移位、第 4 脑室移位变形,伴有阻塞性脑积水。除表现小脑症状外,还有脑干损害和 ICP 升高症状。Heros 曾根据小脑梗死的临床表现分为 3 期:早期为小脑症状;中期为脑干受压症状,但患者神志清楚;晚期患者昏迷,去脑强直,伴有呼吸、循环功能异常。由于大面积小脑梗死的死亡率极高,及时进行减压性手术的观点已在许多学者中达成共识,并认为手术是唯一有效的措施。

1956 年,Fairburn 和 Lindgren 等首先报道枕下减压术治疗大面积小脑梗死。Heros 认为手术目的不是针对脑梗死本身,而是针对脑水肿继发的脑干受压和脑积水,因此对小脑梗死患者应密切观察神经系统体征变化,定期复查头颅 CT 和 MRI。另外,决定是否进行手术治疗尚需对脑干原发性与继发性损害进行鉴别,若发病一开始就有脑干体征,表明为原发性脑干梗死,如早期结合脑血管造影和 MRI 检查则诊断更易明确。原发性脑干梗死不宜手术,继发性脑干受压则是手术指征。同时,患者的年龄和全身情况也是选择手术应该考虑的因素。

目前对手术时机的选择仍有争议,多数学者认为一旦患者出现神志改变即可手术。Chen 等认为内科治疗无效,病情加重,再拖延必然致死时则有手术指征。许多学者认为 Heros 的临床分期对手术时机的选择有指导作用。Hornig 根据这一分期在其治疗的 36 例患者中发现,中期患者虽可保守治疗持续一段时间,但多数于 24h 内出现继发性脑干损害和进入昏迷状态,一旦进入第 3 期则手术效果较差,因此他选择治疗的手术时间为第 2 期的早期,即使如此,他仍认为对进入第 3 期的患者,手术减压仍是唯一有效的选择。

2.手术方法　手术分为脑室外引流术和枕下减压术。若 CT 证实脑室扩大可行脑室外

73

引流术,一般选择侧脑室的枕角进行穿刺。做枕下减压术时采用全麻,患者取侧卧位或俯卧位,头架固定,取正中或旁正中切口。根据病变部位切除一侧或双侧枕骨鳞部,上方达横窦,外侧达乙状窦,下方切开枕大孔,"十"字形切开硬脑膜,对疝出的梗死脑组织和小脑扁桃体予以切除。

虽然一些研究证实单纯脑室外引流术或枕下减压术对死亡率和功能恢复的影响没有明显差别,但由于单纯脑室外引流术后可出现小脑幕切迹上疝,以及梗死脑组织持续存在,脑干受压没有解除,部分患者仍可出现病情恶化,因此目前许多人主张 2 种手术均需要进行。Chen 主张先行脑室外引流,若病情加重及时行枕下减压术;而 Hornig 则认为先行枕下减压术,若伴有脑积水再行脑室外引流术。Kudo 通过比较单纯脑室外引流术(A 组,5 例)与单纯枕下减压术(B 组,20 例)发现,A 组 1 例恢复良好,重残 3 例,死亡 1 例;B 组 10 例恢复良好,中度残废 6 例,重残 2 例,死亡 2 例。因此,B 组的疗效好于 A 组,枕下减压术应该是优先考虑的手术。遗憾的是,该研究没有回答 2 种手术结合是否会提高疗效,因此对究竟先行哪一种手术和是否 2 种手术同时进行需要进一步临床前瞻性对照研究。

3.预后评价 文献报道小脑大面积梗死非手术治疗的死亡率高达 80%,手术治疗的总体恢复率为 63%。许多学者发现多数术前昏迷的患者于术后数小时到数天神志转清,CT 复查脑积水消失,脑干受压解除。Chen 治疗 11 例患者,无 1 例死亡,7 例于术后第 1d 好转。随访 10~60 个月,2 例可参加以前的工作,6 例独立生活,3 例需他人照顾。Hornig 治疗 52 例小脑梗死,发现手术与非手术治疗对早期患者的预后无明显差别,对晚期患者手术治疗 23 例中死亡 5 例,非手术治疗 3 例中死亡 2 例。Juttler 治疗 56 例患者,死亡率 39.3%,随访 3 年,mRS≤3 为 51.8%,mRS≤2 为 35.7%,mRS≤1 为 28.6%。影响预后的主要因素有患者年龄、原发性脑干梗死、晚期患者,以及合并系统疾病等。

总之,大面积脑梗死病情重、进展快,死亡率和致残率高。对内科治疗无效的患者,在符合手术适应证的条件下及时行去骨瓣减压术往往不仅可挽救生命,还可减少脑梗死面积,改善神经功能。对大面积小脑梗死患者更应采取积极态度。

第二节 烟雾病

烟雾病(moyamoya disease)是一种原因不明,以双侧颈内动脉末端、大脑中动脉和大脑前动脉起始部慢性进行性狭窄或闭塞为特征,并继发引起颅底异常血管网形成的一种脑血管疾病。1969 年日本学者 Suzuki 及 Takaku 首先报道,由于这种颅底异常血管网在脑血管造影图像上形似"烟雾",故称为"烟雾病"。烟雾状血管是扩张的穿通动脉,起着侧支循环的代偿作用。该病可合并动脉瘤及动静脉畸形(图 3-6)。

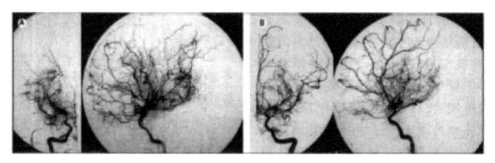

图 3-6 典型烟雾病脑血管造影表现

A. 右侧颈内动脉正侧位;B. 左侧颈内动脉正侧位,显示双侧颈内动脉末端至大脑前动脉、大脑中动脉起始段狭窄,并且颅底可见典型"烟雾状血管"

烟雾病不同于烟雾综合征和烟雾现象。烟雾综合征和烟雾现象由某些明确病因所引起,如动脉硬化、放疗后、脑膜炎、镰状细胞病、肿瘤、外伤、神经纤维瘤病、唐氏综合征,以及自发性颈内动脉闭塞等。

一、流行病学

烟雾病最早发现于日本(Takeuchi,1961),一度被认为仅发生于日本人。1962 年法国的 Subirana 报道了一组烟雾病后,世界各地陆续有这种疾病的报道。但总体而言,该病在中、日、韩等东亚国家高发。Kleinloog 等综合从 1962—2011 年中、日、美 3 国地区报道烟雾病文献,显示按 10 万人口计,日本发病率为 0.35~0.94,中国为 0.41,美国为 0.05~0.17。欧洲发病率为 0.03~0.1。世界各地的差异还表现在临床上,例如亚洲成年患者多见脑出血,欧洲则不一定。这种地区之间的差异原因不明。

烟雾病的发病有一定的家族聚集性,约占全部烟雾病患者的 15%,有家族史的发病率更高,是正常人群的 42 倍。近来发现烟雾病相关基因位点有 17q25、8q23、6q25、12p12 和 3p24 等。其中 17q25 区域的环指蛋白 213(RNF213)的 C.14576 G>A 变异是本病的易感基因变异,与家族遗传性关系密切。Miyawaki(2012)报道烟雾病患者中 85% 有 C.14576 G>A 变异,与正常对照组相比有显著相关性($P<0.0001$)。Miyawaki(2012)发现纯合型 C.14576 G>A 变异患者发病年龄<4 岁,60% 以脑梗死为首发症状,与杂合型和野生型变异比 *,预后更差。Hong 等发现人类白血病抗原(HLA)-DRB1 * 1302 和 HLA-DQB1 * 0609 等位基因与家族性烟雾病关系密切。

男女发病比为 1∶1.6。本病可见于任何年龄,发病年龄有 2 个高峰:第 1 个高峰在 4 岁左右,以缺血性发作为主;第 2 个高峰在 34 岁左右,以脑出血起病为主。但是,成年患者以缺血发作起病者也不少见。

二、病因和病理学

烟雾病的病因迄今不明。有下列各种病因和相关因素:免疫介导和炎症反应(Lin,2012)、钩端螺旋体、EB 病毒感染后引发血管免疫反应或遗传因素所致先天性血管内膜发育异常(Miyanaki,2012)、系统性红斑狼疮或神经纤维瘤病Ⅰ型等全身系统性血管病变的颅内表现。与类风湿因子、甲状腺自身抗体、抗磷脂抗体等自身抗体有关;与成纤维细胞生长因子、肝细胞生长因子、转化生长因子－β、血小板衍生生长因子、基质金属蛋白酶等相关。通过术中观察及组织学检查发现,烟雾病患者颅底动脉环的主要分支内膜细胞破坏,内弹力层不规则断裂,中膜平滑肌细胞从内弹力层断裂处向内膜增生,血管管腔不对称狭窄,管壁增厚。血管增厚主要为平滑肌细胞增生并伴有大量细胞外基质,而内膜及内弹力层几乎没有磷脂沉积,这与动脉粥样硬化不同(图3－7)。这些发现在儿童与成人之间无明显差别。烟雾病患者的心脏、肾脏及其他器官的动脉也可见到类似的病理改变,提示该病不单纯是脑血管疾病,有可能是一种系统性血管疾病。最近研究发现,病变血管中免疫球蛋白G(IgG)和钙结合蛋白S－100A均呈阳性,表明免疫机制引起血管平滑肌细胞形态和功能的改变,使表达S－100A的平滑肌细胞更容易从断裂的内弹力层突入细胞内膜,加快血管狭窄或闭塞。烟雾状血管是扩张的穿通支,可发生血管壁纤维蛋白沉积、弹力层断裂、中膜变薄,以及微动脉瘤形成等许多病理变化。烟雾状血管亦可发生管壁结构的破坏及继发血栓形成。这些病理改变是临床上烟雾病患者既可表现为缺血性症状,又可表现为出血性症状的病理学基础。

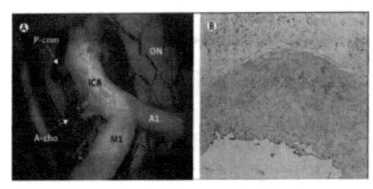

图3－7　烟雾病患者的颈内动脉末端及其分叉部术中照片

　　A.烟雾病患者的颈内动脉末端及其分叉部术中照片:可见颈内动脉末端及大脑前动脉、大脑中动脉起始段外径变细,但前交通动脉、后交通动脉及A1发出的穿通支直径正常;B.烟雾病患者颈内动脉末端组织学检查(HE染色),显示颈内动脉末端内膜增厚、内弹力层不规则及中膜变薄

　　病变早期表现在颈动脉颅内段的远端、大脑前动脉和大脑中动脉的近端部分,偶然发生在交通动脉和大脑前动脉、大脑中动脉的远端部分。颈外动脉和身体其他部位的动脉有时也可发生类似的病理改变。在病变的早期阶段通常不累及Willis环的后半部分。脑底部出现烟雾状血管以及脑表面软脑膜血管形成异常血管网是本病的特征。这些烟雾状血管来源于Willis环,从脉络膜前动脉、颈内动脉和大脑后动脉,并与大脑前动脉和大脑中动脉的终末支相通。因此,它们很可能是扩张和扭曲的豆纹动脉及丘脑穿通动脉。这些异常的小动脉管壁的增厚和弹力层的重叠,导致管腔狭窄,还可使部分弹力层断裂、中间层纤维化和局部呈不规则扩张,形成微小动脉瘤。微小动脉瘤和血管扩张同时伴有不同程度的纤维化常常是导致破裂出血的原因。

　　Kono 等研究发现,烟雾病患者软脑膜上的异常血管网并非病变时形成的新生血管,烟雾病患者软脑膜上血管的数量与正常人无明显差异,因此所形成的这种异常血管网是软脑膜动静脉血管扩张所致。Ikeda 等对烟雾病患者的颅外血管进行研究,发现动脉的内膜呈进行性纤维化增厚,这种病理变化与颅内动脉相似。部分患者在肺动脉近端有血栓形成,与正常年龄和性别组对照,烟雾病患者的肺动脉、肾动脉和胰动脉的内膜明显增厚,在统计学上有显著意义($P<0.05$)。

　　烟雾病以动脉内膜缓慢、进行性增厚为特征,发生在单侧或双侧颈内动脉的远端分叉处,逐渐蔓延至邻近的 Willis 环前部,引起前循环近端动脉的狭窄和闭塞,造成正常脑血供减少,缺血部位的脑组织常常发生萎缩、软化,在显微镜下可以看到皮质下第二、第三层有坏死灶。

　　影响本病病情发展和预后的因素:①前循环近端主要动脉内膜增生的程度;②侧支循环血管的形成和代偿能力;③患者的年龄。

　　Ogawa 等研究发现,5 岁以内儿童的脑血流是成人的 2～2.5 倍,10～15 岁儿童的脑血流是成人的 1.3 倍。由此可见,年龄越小对脑血供的需求越多,因此年龄较小的儿童起病方式较为严重,常常伴脑梗死和癫痫发作。随着时间的推延,患者对脑血供的需求量减少,发病程度随之减轻,有些患者甚至可以出现自发性痊愈。

三、脑侧支循环系统

（一）侧支系统的组成

脑部血供的侧支系统由以下几个方面所组成。

1.脑内侧支吻合系统　脑表面和脑底部各有一套穿通血管吻合,均在侧脑室的外侧角。由于缺血的程度不同,这些血管吻合形成不同程度的烟雾状血管网,见于烟雾病或烟雾现象。

2.脑底交通系统　即 Willis 环。烟雾病早期主要累及 Willis 环前半部和邻近的血管,后期可累及 Willis 环的后半分。

3.皮质软脑膜血管吻合系统　主要是脑表面直径为 200～600μm 的小血管之间直接的端端吻合。

4.硬脑膜血管吻合网　硬脑膜血管之间可相互吻合成网,如果没有含脑脊液的蛛网层,这种吻合网与脑表面直接接触,可向脑表面供血。因此,该系统在脑缺血时可用于侧支血供的来源。

5.颅外血管网　头皮、颅外肌肉和颅骨的血管可以相互交通成网,这种网的血供是相当丰富的,可以通过直接或非直接的方式与颅内血管沟通。

6.功能性侧支　高碳酸血症、颈交感神经切断或上颈部交感神经节切除等可增加脑血流。

7.颅底侧支吻合　该系统在颅底,通过颈动脉系统与椎动脉系统在颈部相互吻合。

脑血供的侧支循环系统可以相互吻合。脑表面有 3 层膜、脑脊液和颅骨,它们对脑组织的保护很重要,但是相互之间不仅很难形成侧支循环,还阻碍其他侧支与脑血管交通,尤其是侧支循环丰富的硬脑膜血管系统和颅外血管网系统,几乎无法与脑表面吻合。

（二）分类

根据 Suzuki 的分类标准,烟雾病可分为 6 期。

1. Ⅰ期　病变呈缓慢、进行性发展。Willis 环的前半部,颈内动脉狭窄和阻塞,脑内侧支吻合系统(第一侧支)和皮质软脑膜吻合系统(第三侧支)起代偿作用,如代偿不足则可引起缺血性发作。

2. Ⅱ期　又称脑底异网症。脑内侧支吻合系统代偿性扩张,在脑底部形成异常血管网。由于正常脑血管造影中没有这类血管,因此较易引起临床注意。但在这一阶段,皮质软脑膜血管吻合(第三侧支)在脑血管造影尚未显示而常被疏忽。

3. Ⅲ期　随着病变进展,颈内动脉血流进一步减少,脑内侧支吻合网变得更为明显,同时从硬脑膜来的侧支也开始在脑血管造影中显示出来,分别在脑表面和前颅底形成穹窿烟雾症和筛板烟雾症。

4. Ⅳ期　随着时间增长,皮质软脑膜血管吻合(第三侧支)、硬脑膜血管吻合(第四侧支)和颅外血管网(第五侧支)之间吻合增多,脑内侧支吻合系统(第一侧支)的作用逐渐减弱,并且在脑血管造影上逐渐消失。

5. Ⅴ期和Ⅵ期　通过颈外动脉系统,脑部得到足够的供血,使缺血性发作逐渐减少,甚至痊愈。

有时由于病程进展较快或脑底部交通系统(第二侧支)供血不够,颅内外侧支代偿系统来不及形成和发挥作用,导致脑供血不足而发生不可逆的脑缺血。因此,为解决脑缺血的问题,避免脑损害的发生有 2 种方法可供选择。①减少脑组织对血流的需要,等待脑侧支循环的自然形成;②通过外科手术,建立或促使脑侧支循环的形成。显然采取后一种方法较为合理。

四、临床表现

儿童及成人烟雾病患者临床表现各有特点。儿童患者以缺血症状为主要临床表现,包括短暂性脑缺血发作、可逆性神经功能障碍及脑梗死;成人患者的缺血症状和体征与儿童患者类似,但成人患者常以出血症状为主,具体症状因出血部位而异。少数患者可无症状,因体检或其他原因被发现,可能属疾病早期。

(一)脑缺血

1. 可表现为短暂性脑缺血(TIA)、可逆性神经功能缺失(RIND)或脑梗死。由于缺血性发作短暂,患者就诊或入院时症状已消失,因此从家属那里获得病史很重要,同时应该详细记录下列内容:首次发病年龄、发病方式(缺血性或出血性)、发作次数、严重程度、神经功能障碍,以及诱发因素和发生时间等。对于上次起病情况和病情变化过程也应记录,并且要弄清楚目前的体征是上次发作后残留的还是几次发作累积的结果。有些症状是家属无法提供的,要提示性询问患者,如感觉性发作、头痛和视觉障碍等。

2. TIA 发作常常与过于紧张、哭泣、应激性情感反应、剧烈运动、进餐、过冷或过热有关。此与过度通气引发血 CO_2 分压($PaCO_2$)下降有关。

3. 运动性障碍常为早期症状,约占 80.5%(Kurokawa,1985),主要表现为肢体无力甚至偏瘫。常有上述的诱发因素。见于 TIA、RIND 或脑梗死患者。

(二)颅内出血

近半数成年患者可出现颅内出血,出血往往不仅给患者带来严重的神经功能损害,还面临着反复出血的威胁。文献报道再出血率高达 28.3%～33%,年再出血率为 7.09%。烟雾病患者发生颅内出血主要有 2 个原因:烟雾状血管破裂出血或合并的微动脉瘤破裂出血。烟雾状血管破裂出血主要是由于持续的血流动力学压力使脆弱的烟雾状血管破裂,通常出血发生于基底节区、丘脑及脑室旁区域,且常常合并脑室内出血,微动脉瘤可位于侧支或烟雾状血管的周围或基底动脉分叉部或基底动脉与小脑上动脉交界处。烟雾病患者的椎－基底动脉系统在提供血流代偿前循坏中往往起着重要的作用,相应的椎－基底动脉系统也承担着较大的血流动力学压力,这或许是诱发患者动脉瘤形成和造成蛛网膜下腔出血的一个重要原因。目前有越来越多的证据表明,成年烟雾病患者可诱发非颅内动脉瘤破裂所致的蛛网膜下腔出血。另外一种导致烟雾病患者发生颅内出血的少见原因是脑表面扩张的动脉侧支破裂。

(三)癫痫

一些患者以癫痫发作起病,可部分发作或全身性大发作。

(四)不随意运动

不随意运动通常出现在一侧肢体表现舞蹈样动作。面部不随意运动在烟雾病较为少见,睡眠时不随意动作消失。

(五)头痛

部分患者伴头痛。头痛的原因可能与颅内血供减少有关。临床上显示许多伴头痛的烟雾病患者在做了血管重建手术后症状即自行消失。

(六)智力

烟雾病患者由于脑缺血而不同程度存在智商下降。根据 Matsushima 分型,Ⅰ型的平均智商为 111.4,Ⅱ型的平均智商为 88.9,Ⅲ型的平均智商为 68.9,Ⅳ型的平均智商为 63.9。由此可见,脑缺血程度越严重,对智商的影响越大。在患者治疗前和治疗后做智商(IQ)测定和发育商(DQ)测定,有助于对手术效果的评价。

五、临床分型

多用 Matsushima(1990)的烟雾病分型标准。

1.Ⅰ型(TIA 型) TIA 或者 RIND 发作每个月≤2 次,无神经功能障碍,头颅 CT 无阳性发现。

2.Ⅱ型(频发 TIA 型) TIA 或者 RIND 发作每个月＞2 次,余同上。

3.Ⅲ型(TIA－脑梗死型) 脑缺血发作频繁,并后遗神经功能障碍,头颅 CT 可看到低密度梗死灶。

4.Ⅳ型(脑梗死－TIA 型) 脑梗死起病,以后有 TIA 或 RIND 发作,偶然可再次出现脑梗死。

5.Ⅴ型(脑梗死型) 脑梗死起病,可反复发生梗死,但无 TIA 或 RIND 发作。

6.Ⅵ型(出血型或其他) 侧支烟雾血管破裂出血或者微小动脉瘤破裂出血,并且无法归纳在上述各类者。

六、辅助检查

辅助检查对烟雾病的诊断与判断脑损害的程度和预后很重要,主要有以下几个方面。

1.各项常规实验室检查 多属正常。

2.头颅 CT Ⅰ型和Ⅱ型患者的头颅 CT 是正常的。在Ⅲ型和Ⅳ型患者中可见单一或多发性梗死灶,常位于灰白质交界处("分水岭"带),呈斑点状或蜂窝状,伴不同程度的脑萎缩和蛛网膜下腔及脑室扩大。增强 CT 显示颈内动脉远端、大脑前动脉和大脑中动脉近端缺失。病变后期影响到 Willis 环,并且在脑底部出现烟雾状血管。在缺血的急性期(1～4 周)脑回可增强,脑出血的情况多发生在脑室附近,可破入脑室系统。

3.头颅 MRI 除可显示新、旧脑缺血改变及脑出血或脑萎缩,同时头颅 MRI 和头颅 MRA 常作为首选的筛选性检查外,还可显示基底节多发、点状的流空现象,以及颅内动脉远端和大脑前动脉、大脑中动脉近端的正常流空现象消失。MRA 对烟雾病来讲是一种有效的诊断手段,可显示 Willis 环与脑血管造影相一致的信号强度改变,以及由于分布在整个基底节区的烟雾状血管所造成的点状信号改变。

Yamada 等(1992)将常规脑血管造影与 MRA 进行比较:对烟雾病确诊率脑血管造影为 100%,MRA 为 83%。对床突上颈内动脉狭窄的发现率,脑血管造影为 100%,MRA 为 88%。由此可见,对烟雾病的诊断,MRA 还不能完全替代脑血管造影。

4.脑电图 Kodama 等对 25 例烟雾病患儿做了脑电图检查,脑后部的慢波主要发生在起病的早期(10 个月),颞叶中央的慢波发生在起病后的 28 个月,弥漫性低电压则发生在病情较长的患儿(约 56 个月)。过度换气期间,出现高电压慢波,在换气结束 20～60s 可再次出现高电压的慢波,Kodama 等称这种情况为"重建现象"(rebuilt－up phenomenon),见于 75% 患儿。烟雾病患儿过度换气可导致低碳酸性低氧症,使皮质表面的正常血管收缩而局部脑血流(rCBF)下降,引起低电压性慢波。过度呼吸后,开始扩张的皮质血管从深部烟雾状侧支循环血管处"盗血"而造成脑缺血,加上过度换气后呼吸抑制,使原有的缺血性低氧症加重,出现高电压性慢波。这种在脑电图上表现为"重建现象",是烟雾病的特征性变化。

5.脑血流和脑代谢评价 SPECT、PET、PCT 及 PMRI 等脑血流评估手段为缺血性脑血管病的诊断提供了新方法,评价指标有脑灌注压(cerebral perfusion pressure,CPP)、脑血流量(cerebral blood flow,CBF)、脑血容量(cerebral blood volume,CBV)、达峰时间(time to peak,TTP)、平均通过时间(mean transmit time,MTT)及脑血管储备功能(cerebrovascular reserve,CVR)等。其中 CPP 为平均动脉压与颅内压的差;CBF 是组织内血流量;CBV 是血管床容积;MTT 是显影剂通过观测区的平均时间,主要是通过毛细血管的时间;TTP 指对比剂首次通过脑组织观测区至峰值的时间。此外,PET 还可获得脑氧代谢率(cerebral oxygen metabolism rate,$CMRO_2$)、氧摄取分数(oxygen extraction fraction,OEF)以及脑葡萄糖代谢率(cerebral glucose metabolism rate,CMRglu)等反映脑代谢功能的指标。这些指标是用于评价脑血流灌注的理想方法之一,对指导临床医生选择最佳治疗方案及观察疗效也具有非常重要的意义。

6.脑血管造影 脑血管造影是诊断烟雾病的金标准。典型的表现为双侧颈内动脉床突上段狭窄或闭塞;基底部位纤细的异常血管网,呈烟雾状;广泛的血管吻合,如大脑后动脉与胼周动脉吻合。可合并 ACA 和 MCA 近端狭窄或闭塞,约 25% 患者椎－基底动脉系统亦存在狭窄或闭塞。脑血管造影还可用于评价烟雾病的进展变化,用于血管重建手术后评价。

1969 年 Suzuki 和 Takaku 提出的根据脑血管造影表现不同将烟雾病分为 6 期的分期标准被普遍接受,并广泛应用于临床(表 3－4)。

表 3—4　烟雾病分 6 期的标准

分期	造影表现
Ⅰ期	颈内动脉末端狭窄,通常累及双侧
Ⅱ期	脑内主要动脉扩张,脑底产生特征性异常血管网(烟雾状血管)
Ⅲ期	颈内动脉进一步狭窄或闭塞,逐步累及大脑中动脉及大脑前动脉;烟雾状血管更加明显(人多数病例在此期发现)
Ⅳ期	整个 Willis 环甚至大脑后动脉闭塞,颅外侧支循环开始出现;烟雾状血管开始减少
Ⅴ期	Ⅳ期的进一步发展
Ⅵ期	颈内动脉及其分支完全闭塞,烟雾状血管消失;脑的血供完全依赖于颈外动脉和椎基底动脉系统的侧支循环

典型的发展过程多见于儿童患者而少见于成人患者,而且可以停止在任何阶段,少部分患者可发生自发性改善。

早期脑底部烟雾血管由颈内动脉供血,后期主要来自大脑后动脉。虽然供血动脉不同,但脑底部烟雾血管团的容积未发现明显改变。在后阶段软脑膜侧支血管有减少的倾向,并且大脑后动脉开始狭窄。

烟雾病的早期来自颈外的侧支血管较少见,后期可高达 $45\%\sim67\%$。最常见的颈外侧支血管来自脑膜中动脉,也可来自上颌动脉,来自颞浅动脉和枕动脉的较为少见(占 15%)。

七、诊断

患者出现自发性脑出血,特别是脑室内出血;儿童或年轻患者出现反复发作的 TIA,应考虑该病,经辅助检查,可以明确诊断。

1997 年,日本卫生和福利部研究委员会制定了烟雾病的诊断标准指南,见表 3—5。

表 3—5　烟雾病诊断指南

A. 脑血管造影是诊断烟雾病必不可缺少的,而且必须包括以下表现:

(1)颈内动脉末端狭窄或闭塞,和(或)大脑前动脉和(或)大脑中动脉起始段狭窄或闭塞。

(2)动脉相出现颅底异常血管网。

(3)上述表现为双侧性。

B. 当 MRI 及 MRA 能够清晰提示下述表现时,脑血管造影不是诊断必须的:

(1)颈内动脉末端狭窄或闭塞,和(或)大脑前动脉和(或)大脑中动脉起始段狭窄或闭塞。

(2)基底节区出现异常血管网(在 1 个扫描层面上发现基底节区有 2 个以上明显的流空血管影,即可提示存在异常血管网)。

(3)上述表现为双侧性。

C. 烟雾病的诊断必须排除下列情形:

(1)动脉粥样硬化。

(2)自身免疫性疾病。

(3)脑膜炎。

(4)颅内新生物。

(5)唐氏综合征。

(6)神经纤维瘤病。

（续表）

(7)颅脑创伤。

(8)颅脑放疗后。

(9)其他：镰刀型红细胞病、结节性硬化症等。

D. 对诊断有指导意义的病理表现：

(1)在颈内动脉末端内及附近发现内膜增厚并引起管腔狭窄或闭塞，通常双侧均有；增生的内膜内偶见脂质沉积。

(2)构成 Willis 动脉环的主要分支血管均可见由内膜增厚所致的程度不等的管腔狭窄或闭塞；内弹力层不规则变厚读变薄断裂以及中膜变薄。

(3)Willis 动脉环可发现大量的小血管（开放的穿通支及自发吻合血管）。

(4)软脑膜处可发现小血管网状聚集。

E. 诊断标准（无脑血管造影的尸检病例可参考 D）：

(1)确切诊断

①具备 A 或 B＋C 的病例可作出确切诊断。

②儿童患者一侧脑血管出现 A1＋A2 或 B1＋B2，同时对侧颈内动脉末端出现明显的狭窄也可作出确切诊断。

(2)可能诊断：A1＋A2＋C 或 B1＋B2＋C 的单侧累及病例。

　　单侧烟雾病少见，如有典型临床表现和影像学特征，排除其他病因后可诊断为单侧烟雾病，但不排除处于疾病早期（suzuki 分型Ⅰ～Ⅲ型）仅累及一侧血管。

　　许多疾病的继发改变与烟雾病相似，如合并神经纤维瘤病Ⅰ型、结节硬化、甲状腺功能亢进、镰刀细胞性贫血、唐氏综合征、纤维肌肉发育不良时，则诊断为烟雾综合征。另外，笔者认为，基于 MRI/MRA 作出烟雾病的诊断只推荐应用于儿童及其他无法配合进行脑血管造影检查的患者。

八、烟雾病可能伴随的疾病

　　烟雾病可能伴随肾动脉狭窄性高血压、颅内动脉瘤、脑血管畸形、原发性肺源性高血压、周期性斜颈和发育障碍等。

　　伴随烟雾病的脑动脉瘤有 2 种类型。

　　1. 同普通颅内动脉瘤，以 Willis 环上的动脉瘤多见，但分布不同，主要位于基底动脉的顶端。这与本病的椎－基底动脉血流动力学负荷增大有关，其次发生在颈内动脉。大脑中动脉和前交通动脉瘤很少见。

　　2. 烟雾血管或侧支血管上动脉瘤。这些动脉瘤如有足够的血供代偿或血管重建手术后可自行消失。

　　在成人这些动脉瘤是脑内出血、脑室内出血和蛛网膜下腔出血的原因之一。

九、麻醉

　　在烟雾病患者手术过程中，细致的麻醉操作非常重要。术前应尽量消除患者的顾虑，尤其对儿童任何操作都应细心、轻巧，并且恰当使用术前药，尽量避免患儿因哭叫而发生过度换气。

在麻醉过程中应对患者做脑血流测定和特殊监护。烟雾病患者虽然脑血流减少,但仍能保留脑血管对 CO_2 反应的功能。在手术过程中应避免过度换气所造成的脑血流减少而加重神经功能的障碍。此外,在手术过程中要防止血压下降、不当脱水、高热等情况。这些都是加重脑缺血的原因。

术中监测 $PaCO_2$ 和血压。据报道, CO_2 保持在 45mmHg 左右,最高值在 (46.3 ± 6.9) mmHg,最低值在 (39.6 ± 5.1) mmHg,平均血压保持在 75mmHg 以上,即 $(138\pm18)\sim(87\pm24)$ mmHg。此组患者在术中及术后没有出现脑缺血性问题。

十、治疗

(一)药物治疗

用于烟雾病治疗的药物有血管扩张剂、抗血小板药物及抗凝药等,这些药物有一定的临床疗效,但有效性均无循证医学Ⅰ、Ⅱ级试验证实。有缺血症状的患者可考虑使用阿司匹林、噻氯匹定等药物,癫痫患者可予使用抗癫痫药物。目前尚无有效的药物能够降低烟雾病患者的出血率。

(二)外科治疗

烟雾病手术治疗疗效明显优于药物治疗,目前绝大多数的烟雾病患者采用外科手术治疗。烟雾病有进展性,因此诊断明确后即应手术。手术可分为直接和间接的血管重建手术。但是,目前手术方法很不统一,而且各种方法都还缺乏有循证医学证据的大宗病例报道。外科治疗方法包括3类:间接血管重建手术、直接血管重建手术以及组合手术。

直接血管重建手术包括:①颞浅动脉-大脑中动脉分支吻合术,最常用;②枕动脉-大脑中动脉分支吻合术,在颞浅动脉细小时采用;③枕动脉-大脑后动脉吻合术。

间接血管重建手术包括:①脑-硬脑膜-动脉血管融合术(encephalo-duro-arterio-synangiosis,EDAS);②脑-肌肉血管融合术(encephalo-myo-synangiosis,EMS);③脑-肌肉-动脉血管融合术(encephalo-myo-arterio-synangiosis,EMAS);④脑-硬脑膜-动脉-肌肉血管融合术(encephalo-duro-arterio-myo-synangiosis,EDAMS);⑤环锯钻孔,硬脑膜和蛛网膜切开术;⑥大网膜移植术。

在间接手术血管供体的选择上,根据不同术式术后随访血管造影得出的经验是:颞中深动脉和脑膜中动脉在术后引起的新生血管吻合要明显好于颞浅动脉,颞浅动脉作为间接手术的供体血管,效果很差,但是在直接手术中颞浅动脉是最好的供体血管。因此,笔者设计了新的手术方式:采用颞浅动脉-大脑中动脉分支吻合术结合颞肌贴敷、硬膜翻转贴敷的组合术式,并将之命名为"颞浅动脉-大脑中动脉分支吻合术+脑-硬脑膜-肌肉血管融合术(STA-MCA anastomosis combined with encepho-duro-myo-synangiosis,STA-MCA+EDMS)"。随访 DSA 发现,间接手术形成的脑膜中(副)动脉、颞中深动脉、蝶腭动脉均与皮层动脉形成不同程度的吻合,并较术前明显增粗(图3-8);术后 CT 灌注显示,吻合侧术后皮质血流量、血容量及血流峰值时间以对侧为参照,与术前相比明显改善(图3-9)。

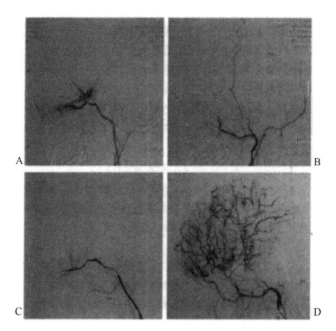

图3-8 烟雾病Ⅳ期患者术前与术后1年DSA对比，A.术前右颈内动脉造影；B.术前右颈外动脉造影；C.术后右颈内动脉造影，示颅内段完全闭塞，异常血管网消失；D.术后右颈外动脉造影，示颞浅动脉吻合口通畅，颞中深动脉、脑膜中动脉、蝶腭动脉均较术前明显增粗，与皮质动脉吻合良好，术侧半球血供完全依赖颈外动脉

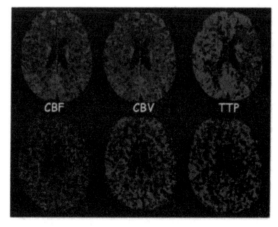

图3-9 手术侧为左侧（白色箭头侧），CTP图像。上排为术前，见左侧血流达峰时间明显延长；下排为术后，显示术后双侧CBF、CBV明显增加，TTP明显缩短，恢复正常

1.手术时机 采用内科治疗仅半数患者在4～5年内缺血性发作消失，其余患者持续7年仍有缺血性发作（Fukuyama，1985）。烟雾病的缺血性发作：在自然病程中将持续很长一段时间，甚至Ⅰ型患者也是如此，并且病程越长对智商的影响越大。据报道，如将智商定在86为正常，那么在烟雾病起病4年内92％的患者智商是正常的，起病后5～9年40％患者的智

商是正常的,病程 10～15 年仅 33％患者的智商是正常的(Kurokawa,1985)。

因此,一旦烟雾病诊断明确应尽早手术。术后不但能改善脑缺血发作,智商也有不同程度的提高。Ishii 等(1984)报道 20 例烟雾病,术后一半患者智商明显改善。手术尽量采用简单、易行、安全、有效的方法,如 EDMS。年龄＜5 岁的患者(尤其＜2 岁),脑梗死发生率高,病情发展较快,预后和康复率较差。同时,年龄越小,智商下降出现越早,手术治疗对此期年龄的儿童同样有价值。但是对于症状较少或者仅仅以头痛、癫痫和不随意运动为主要症状的患者,则应选择性采用手术治疗。

2. 双侧手术问题 如患者一般情况好,可一次麻醉行双侧半球血管重建。如分期手术,有下列情况的半球应先手术:反复 TIA、优势半球、脑血流动力学研究显示脑血流量和灌注储备量减少较重。一般在首次间接手术至少 6 个月,患者神经系统症状和体征稳定,方行另一侧手术。

3. 术后脑血管造影表现 手术成功的典型脑血管造影表现为颈外动脉的供血动脉在脑部形成明显的再生血管,脑底部的烟雾血管减少,术前存在脑表面的拱形烟雾血管减少或消失。根据笔者的经验,术后 4～6 个月随访脑血管造影,可看到手术侧头皮动脉和硬脑膜动脉、颞中深动脉扩张、增粗。术后 6 个月可看到发育良好的新生血管,烟雾血管减少甚至消失。随访 269 例,在 STA－MCA＋EDMS 术后,平均 6 个月随访血管造影,颞浅动脉的直径从术前平均 1.78mm 增至 2.54mm,桥血管(通常为后支)的血管口直径从术前平均 1.19mm 增至 1.76mm,预外动脉的其他分支与脑动脉之间形成的间接吻合相当充分,硬脑膜中动脉的平均直径从术前 1.09mm 增至 1.84mm,颞中深动脉的平均直径从术前的 0.92mm 增至 1.59mm,并有 42％患者术前造影中不显影的颞中深动脉前支术后平均直径为 1.03mm。因此,术后供体动脉口径的改变与再生血管的数量是判断手术效果较为客观的依据。

4. 术后脑血流改变 以 TIA 和 RIND 为起病症状的患者,术后初期脑血流增加明显,但在脑梗死或脑出血患者改变不明显。随着颅内外血管吻合的建立和成熟,脑血流逐渐增加。Hosaka(1988)报道一组病例,在术后最初 3 个月内脑血流改变不明显,以后脑血流逐渐增加,大多数患者在 6～12 个月后脑血流趋向稳定。此组病例脑血流平均增加 11.4％。笔者课题组 Xu(2012)等报道的结果表明,在一侧 STA－MCA＋EDMS 术后(100 例),有 18％的患者双侧血流灌注均增加。从手术侧和对侧相同部位的 CT 灌注比值来看,rCBF 术后 1 周内增加 9.2％(从 1.00±0.25 增至 1.09±0.23,$P<0.05$)。6 个月后随访时,随着间接吻合的建立 rCBF 进一步增加 15.5％(从 0.98±0.26 增至 1.13±0.23,$P<0.05$)。缺血型与出血型患者术后血流动力学变化无显著差异。

5. STA－MCA＋EDMS 术中、术后并发症及预防

(1)脑梗死:常发生在患儿哭叫后。因此,术前、术中(麻醉时)和术后检查及换药等操作时动作要轻巧,避免患儿哭叫,当患儿哭叫不停时可用 5％CO_2 的氧气面罩。

(2)伤口感染。

(3)硬脑膜下和硬脑膜外血肿:由于烟雾病的侧支血管较丰富,如损伤这些交通血管常常造成硬脑膜外或硬脑膜下血肿,因此在手术中应尽量避免。

(4)供体动脉的损伤或受压:在分离供血动脉时应避免损伤,以免影响手术效果。

应避免供血动脉与脑表面接触成锐角,骨瓣复位时防止动脉受压。

十一、随访与结果

烟雾病的随访除临床症状和体征外,还需做脑血流、智商、脑血管造影等检查。

1. 缺血型烟雾病患者的手术疗效　血管重建手术可以有效改善患者的血流动力学受损、减少患者缺血性脑卒中的发生率。对于儿童患者,直接血管重建手术能明显改善患儿脑缺血状态,脑血管造影显示在缺血区建立良好的侧支循环,还可使颅底烟雾状血管减少或消失。但对于年龄较小的患者,由于血管条件限制而只能施以间接血管重建手术,也可取得良好的临床疗效。30 岁以下成年缺血型患者,直接或间接血管重建手术都有一定的疗效,但间接手术效果不如儿童患者。30 岁以上尤其 40 岁以上患者间接手术效果不明显,应当尽量选择直接或组合血管重建手术。

围手术期的患者管理对临床疗效有很大的影响,主要是患者的血压及呼吸管理。高/低碳酸血症、高/低血压可引起严重的并发症。

2. 出血型烟雾病患者的手术疗效　在大多数患者的随访过程中发现,烟雾状血管在血管重建手术后明显减少,甚至消失。脆弱的烟雾状血管破裂出血是烟雾病患者出血的重要来源之一。因此,血管重建手术后烟雾状血管内血流动力学压力减轻,其破裂出血的风险下降,这可能是血管重建手术能降低患者出血率的机制。但也有一些研究表明,血管重建手术并不能明显降低烟雾病患者出血率。笔者认为这些差异可能与烟雾病出血原因复杂有关。笔者课题组随访出血型烟雾病患者共 357 例,平均随访期 2.2 年,术后共发生出血 9 例,显著低于自然史中 7%～8%的年出血率。

接受保守治疗的成人患者发生缺血性或出血性脑卒中的风险亦显著高于接受手术治疗组,Hallemeier 等的 1 项临床研究显示,一组包含 34 例接受保守治疗的烟雾病成年患者 5 年内反复发生起病同侧脑卒中的比例为 65%,5 年内发展为双侧血管均受累并出现临床症状的患者比例高达 82%。出血仍是成人烟雾病最为严重的表现。既往文献显示患者随访 2～20 年,成人患者出血的发生率为 30%～65%,且出血既可以发生在与前次相同部位,也可以发生在与前次不同部位。烟雾病的一个临床特征是患者既可以发生缺血症状,又可以发生出血性脑卒中。

一项包含 1 156 例烟雾病患者的 Meta 分析,平均随访时间为 73.6 个月,50%～66%的患者病程进展,最终神经功能受损加重,仅 2.6%的儿童患者出现缓解。

综合分析发现,患者病程进展取决于患者血管闭塞进展情况、侧支循环代偿情况、发病年龄、疾病症状及严重程度等。因此,烟雾病患者均应进行密切的随访,尤其是选择保守治疗的患者,以便能及时采取适当的手术治疗,预防脑卒中的发生。

第三节　自发性脑出血

脑出血是指原发于脑实质内的非外伤性出血。常形成大小不等的脑内血肿,有时可穿破脑实质成为继发性脑室内或蛛网膜下腔出血。在所有脑卒中患者中,脑出血占 10%～20%,

死亡率达 50％。由于脑出血的发病年龄比脑梗死年轻,所以会出现丧失工作能力和照顾家庭的能力。

引起脑出血的病因很多,大多数是由于高血压病伴发的脑小动脉病变在血压骤升时破裂所致,称为高血压脑出血。本节内容主要叙述高血压脑出血。

一、发病机制

高血压病可导致全身各器官血管的病理性改变。脑血管在长期高压之下发生退行性变和动脉硬化,以适应高血压。其中脑小动脉管壁增厚,对抗高压,防止其后的脑微循环灌注压升高。这些变化在脑底的穿动脉中表现尤为严重。因此,脑出血的发病是由于脑血管解剖特点和血管壁的病理变化,以及血压骤升等因素综合所致。

1.脑血管解剖特点　脑小动脉的管壁较薄,中膜肌纤维较少,无弹力纤维层,外膜在结构上也远较其他器官的动脉薄弱。另外,脑底穿通支如豆纹动脉和丘脑穿通支等均起源于主干血管的终末支,多与主干成 90°角,这样的解剖特点使这些血管承受的管腔压力较脑内其他部位相同管径的血管大得多,使其成为高血压脑出血的好发部位。

2.血管壁的病理变化　高血压使脑小动脉管壁发生玻璃样变或纤维样变性,甚至发生局限在管壁的微小出血、缺血或坏死,内弹性纤维层受到破坏形成微小囊状动脉瘤或夹层动脉瘤。这种动脉瘤多见于 50 岁以上的患者,主要分布于基底神经节、桥脑、大脑白质和小脑的动脉穿支上。在血压骤升时,微动脉瘤破裂引起脑出血。

3.高血压是动脉管壁发生病理变化的最主要的原因。在血压骤升时,上述管壁的薄弱处就容易破裂出血。血压是脉冲性传导的,出血发生后的管壁破裂口会形成血栓,管壁也因血肿压迫而变得狭窄,血流阻力增大,出血多自行停止。

二、病理

高血压脑出血多为短暂性出血,血肿扩大多发生在出血的 6h 内,尤其在 3h 内。出血点周围局部的脑组织首先受到动脉血流的冲击产生原发性损害,继而形成脑内血肿。局部压力增高引起周围脑组织受压移位、缺血、水肿和坏死。血肿也因病程不同而呈不同状态,如凝固、液化或囊腔形成,血肿腔周围为软化带。由于出血、水肿造成局部静脉引流受阻而致软化带有较多的斑点状出血。急性期血肿周围脑水肿明显,半球体积增大,压迫该侧脑室使其明显变形,并向对侧移位,甚至形成脑疝,导致脑干受压扭曲,常为脑出血致死的直接原因。高血压脑出血在大脑基底节处最常发生,约占脑出血的 2/3。其中,壳核出血较多见,占 44％,丘脑出血占 13％,桥脑出血占 9％,小脑出血占 9％,其他部位约占 25％。

三、临床表现

高血压脑出血以 50～60 岁的高血压患者最多见,通常在情绪激动、过度兴奋、排便、屏气用力或精神紧张时发病。脑出血前常无预感,突然发生,起病急骤,往往在数分钟到数小时内发展至高峰。经较长病程发展到严重者较为少见。临床表现视出血部位、出血范围、机体反应和全身情况等各种因素而定。一般在发病时常突然感到头部剧烈疼痛,随即频繁呕吐,收缩压达180mmHg以上,偶见抽搐等;严重者常于数分钟或数十分钟内神志转为昏迷,伴大小便失禁。如脉率快速、血压下降,则为濒危征兆。临床上常按出血部位分类描述局灶性神经症状和体征。

1.壳核、基底节区出血　最常见的高血压脑出血部位,多损及内囊。患者常常头和眼转向出血病灶侧,呈"凝视病灶"状和"三偏"症状,即偏瘫、偏身感觉障碍和偏盲。如果出血侧为优势半球,有可能失语。出血对侧的肢体发生瘫痪。早期瘫痪侧肢体肌张力、腱反射降低或消失,以后逐渐转高,上肢呈屈曲内收,下肢伸展强直,膝反射转为亢进,可出现踝阵挛,病理反射阳性,为典型的上运动神经元性偏瘫。出血灶对侧偏身感觉减退,针刺肢体、面部时无反应或反应较另一侧迟钝。如患者神志清楚配合检查时,还可发现病灶对侧同向偏盲。若血肿破入脑室,甚至充填整个侧脑室即为侧脑室铸型,其预后不良。

2.桥脑出血　突然起病,在数分钟内进入深度昏迷,病情危重。桥脑出血往往先自一侧桥脑开始,迅即波及两侧,出现双侧肢体瘫痪,大多数呈弛缓性,少数为痉挛性或呈去脑强直,双侧病理反射阳性。两侧瞳孔极度缩小,呈"针尖样",为其特征性体征。部分患者可出现中枢性高热、不规则呼吸、呼吸困难,常在1~2d内死亡。

3.小脑出血　轻型患者起病时神志清楚,常诉一侧后枕部剧烈头痛和眩晕,呕吐频繁,发音含糊,眼球震颤。肢体常无瘫痪,但病变侧肢体出现共济失调。当血肿逐渐增大破入第4脑室,可引起急性脑积水。严重时出现枕骨大孔疝,患者突然昏迷,呼吸不规则甚至停止。最终因呼吸、循环衰竭而死亡。

4.脑叶皮质下出血　症状与血肿大小有关。一般出现头痛、呕吐、畏光和烦躁不安等症状,相应的脑叶神经缺损表现也比较突出。血肿扩大,颅高压症状明显。

四、放射学检查

头颅CT平扫为首选检查,可以迅速明确脑内出血部位、范围和血肿量,以及血肿是否破入脑室,是否伴有蛛网膜下腔出血等,也可鉴别脑水肿与脑梗死。血肿的占位效应可通过侧脑室的受压移位、大脑镰的移位及基底池的消失来推测,这有助于治疗方案的选择和预后的判断,还可根据血肿的部位和增强后的CT表现来鉴别其他病因,如血管畸形、动脉瘤、肿瘤等。

当怀疑引起脑出血的病因是高血压以外的因素时,进行MRI检查是有价值的,可以鉴别诊断脑血管畸形、肿瘤与颅内巨大动脉瘤等。但MRI检查费时较长,病情较重的急性病例在检查时,必须对患者的生命体征和通气气道进行监护,以防意外。另外,不同时期血肿的MRI表现也较为复杂,有时反而给诊断带来困难。

脑血管造影可以明确诊断动脉瘤或血管畸形。但是当脑血管造影阴性,特别是在脑内血肿较大时,应考虑破裂的动脉瘤或血管畸形被暂时受压而不显影;微小的血管畸形,血管造影也可为假阴性。

随着MRI技术的发展,白质纤维束示踪成像技术能够无创地研究大脑白质纤维束的形态和结构。1999年Mori首次报道人的大脑白质纤维束。对于高血压脑出血的患者行MR弥散张量成像(DTI)和内囊白质纤维束示踪成像,可清楚看到内囊白质纤维束受血肿压迫、推移和破坏情况,并且计算出由患侧内囊追踪到的纤维束条目数少于健侧内囊。该技术显示脑出血后内囊白质纤维束的受累情况,为避开受压迫的锥体束进行血肿清除,降低神经功能的损伤创造有利条件(图3-10、图3-11)。

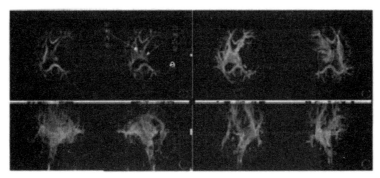

图3-10　头颅DTI显示左侧基底节区内囊后肢血肿挤压锥体束

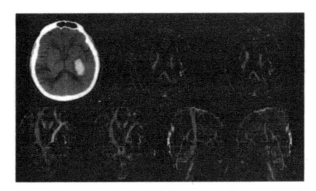

图3-11　头颅DTI显示左侧基底节区内囊后肢血肿和锥体束成像

五、鉴别诊断

与高血压脑出血相鉴别的脑出血病因很多,应根据患者年龄、既往史及影像学检查进行鉴别。年轻患者多为脑血管畸形破裂出血;有慢性高血压病史者高血压脑出血为多;长期服用抗凝药物或在心肌梗死抗凝治疗过程中,可发生脑出血。出血的部位也很重要。典型的壳核或丘脑出血基本可以确定为高血压脑出血;脑叶皮质下出血者,年轻人多因脑血管畸形破裂;脑叶皮质下出血的高龄患者,要考虑淀粉样脑血管病变所致的脑出血;明显的蛛网膜下腔出血提示动脉瘤破裂可能性大。脑转移瘤特别是黑色素瘤、绒毛膜上皮癌、肾上腺癌、乳腺癌、肺癌的脑转移灶,以及原发性脑肿瘤中的胶质母细胞瘤等也易出现自发性出血。其他引起出血的原因还有脑海绵状血管瘤、脑静脉血栓形成、脑梗死后出血、血液病和动脉炎等。

六、治疗

首先保持安静,减少不必要的搬动,保持呼吸道通畅,迅速将收缩压控制在140mmHg以内的安全范围。治疗脑水肿,降低颅内压。目前对高血压脑出血的外科治疗尚有争议,应根据患者的全身情况,血肿的部位、大小及病情的演变等进行具体分析。2010年美国自发性脑出血诊疗指南认为:高血压脑出血在超早期出血4h手术可能因增加再出血的风险反而有害,不推荐超早期手术治疗。手术指征是:①小脑出血后神经功能障碍进行性加重或有脑干、脑室受压,出现脑积水者,应当尽快手术清除小脑血肿,并做脑室外引流术,但不建议单一性脑室外引流术;②幕上脑叶出血>30mL,距脑表面不足1cm者可考虑开颅血肿清除术;③对于脑内血肿破入脑室或脑室内出血,可行脑室外引流术,但可能发生引流不畅或引流管堵塞。脑室内注射尿激酶、链激酶和重组组织型纤溶酶激活剂有利于脑室内积血溶化和引流,但有全身出血或脑室感染的风险。

应将合并全身重要脏器严重疾病的老年患者列入手术禁忌证,手术清除颅内血肿,未必会给他们带来好处,可能加重原有的疾病而不可逆转。口服抗凝药物的患者不是手术治疗的绝对禁忌证,根据对患者耐受手术的能力判断,可在心血管内科医生的指导下暂停抗凝药物;在凝血功能指标正常时进行手术,术后继续服用抗凝药物,但必须得到患者及其家属的知情同意,谨慎处理。

1.壳核出血　包括侵及内囊和外囊的血肿,以及血肿扩大突入岛叶或者破入脑室者。该部位出血在高血压脑出血中最常见,但在内外科治疗上争议最大。血肿较小、神志清楚的患者,内科保守治疗可以获得良好的效果,而手术治疗则可能增加创伤,影响患者的神经功能恢复。深部巨大血肿、已深度昏迷的患者,不论接受何种治疗,预后均很差。在血肿由小变大,患者由昏睡转至浅昏迷状态时,手术疗效较好。回顾文献报道,内外科治疗的对照研究虽多,但病例选择难以掌握。以上3种情况均包括在对照研究之内,但在临床实际工作中不易做到严格的随机对照要求,手术组的病例总是较内科保守治疗组严重,所以得出的结论多是内外科疗效基本相同。目前普遍认为,壳核出血的手术治疗可以采用微创技术清除大部分血肿,以解除血肿的占位效应,并迅速降低颅内压,减轻局部缺血,防止脑水肿的发展,以利于神经功能的恢复。因此,手术治疗一般选择<70岁的病例,血肿量>30mL或者血肿占位效应较大,中线结构移位较明显,内科保守治疗过程中病情进行性加重,患者意识状态处于昏睡至浅昏迷之间,GCS评分≥6分。

手术方法主要有骨瓣开颅血肿清除术、立体定向血肿抽吸术和小骨窗开颅血肿清除术。骨瓣开颅血肿清除术多采用改良翼点入路;皮质切口有经侧裂和颞叶2种,前者在手术显微镜下挑开外侧裂池蛛网膜,用脑压板轻柔牵开额叶和颞叶,避开大脑中动脉的分支。由于血肿将岛叶向外推移,所以不必分离太深即可看到岛叶。切开岛叶皮质约2cm,向后内方进入血肿腔。采用小号吸引器,避免强力吸引,轻柔地吸除血肿。血肿周壁的静脉性出血可用明胶压迫止血。术中及术后均需控制血压。清除血肿后,可去除骨瓣降低颅内压,有利于神经功能恢复,是一种较好的手术方式。

目前结合术前头颅MRI的DTI成像和白质纤维束成像技术,选择手术入路,在保护锥体束的前提下最大程度地清除血肿,可能给高血压脑出血患者的康复带来福音。

1965年,Bense首次将定向技术用于脑出血的治疗后。随着影像诊断学的发展,20世纪70年代后期立体定向技术在脑出血治疗中的应用范围逐渐扩展。对血肿腔内的凝血块采用

2 个方法排除:一用螺旋钻等将血肿打碎后吸除,但不能直视下止血及减压效果差;二用纤溶药物溶化凝固的血肿,逐渐引流排空。目前纤溶药物应用较多的是尿激酶,用量为每次 6 000IU,溶解在 3～5mL 生理盐水中,通过留置导管注入血肿腔内,夹管 2h 后引流;每 12～24h 重复 1 次,一般持续 3～5d。组织型纤溶酶原激活剂(tPA)能迅速溶化血肿;在脑内局部应用引起过敏反应、再出血和炎性反应极少。tPA 用量每次 1mg,夹管 2h 后引流,12～24h 重复用药直到血肿清除,总量 5～16mg,血肿在 5d 内可基本消失。

　　小骨窗开颅血肿清除术的创伤较骨瓣开颅小,又能克服立体定向穿刺血肿抽吸术不能直视下止血、减压效果差的缺点,应用较广泛。根据术前头颅 CT 扫描,选择血肿最大层面,在头部做该层面血肿中心投影标记。以此为中心,做平行于外侧裂投影线的颞部切口,长为 4～5cm,钻颅后扩大钻孔成直径为 2.5～3.0cm 的小骨窗。硬脑膜呈"十"字形切开,在颞上回切开皮质 1cm 左右,向内直达血肿腔。直视下清除凝固的血块和液体状血肿,勿损伤血肿壁,底部血块不可强行剥离。一般清除血肿 60% 左右,达到局部脑压明显降低即可。然后在血肿腔内留置内径 2mm 的硅胶引流管。术后即可复查头颅 CT,了解残余的血肿量。通过留置导管注入纤溶药物溶化、引流残留血肿。如原上海医科大学研制的基因重组链激酶(rSK),纯度和活性均高,已用于溶化血肿。采用小骨窗开颅清除部分血肿,术后 24h 将含有重组链激酶 5mg(50 万 IU)的生理盐水 3mL 加入自体血浆 1mL,经引流管注入血肿腔内,夹闭引流管 4h 后开放引流,每天 1～2 次。连续 3d 后,复查头颅 CT,拔出引流管。2 周后再次复查头颅 CT。

　　2. 丘脑出血　是指出血来源于丘脑或主要位于丘脑的血肿。巨大的丘脑血肿预后差,少量的丘脑血肿内科保守治疗预后较好。由于血肿位置深、手术创伤大、效果差,所以血肿较小时不宜采取手术治疗。如果血肿压迫第 3 脑室产生急性梗阻性脑积水,则须行脑室外引流术。血肿较大时可以考虑采取立体定向血肿抽吸术。

　　3. 桥脑出血　多发生在桥脑顶盖与桥脑基底连接处,此处为基底动脉的旁正中穿支供血。血肿可侵及中脑或破入脑室。MRI 检查可发现微小的桥脑出血,保守治疗预后良好,如果血肿位置偏向外侧,MRI 还可分辨血肿的软脑膜包膜,采用显微手术经第 4 脑室底入路,切开包膜清除血肿,有时会有良好的疗效。但桥脑出血往往预后较差。

　　4. 小脑出血　多发生在齿状核,小脑蚓部出血相对较少。由于后颅窝代偿空间小,一般认为当血肿量>10mL 时就可能对脑干产生较大的压迫作用,或压迫第 4 脑室产生急性脑积水。因此,对>10mL 的血肿多主张采取积极的手术治疗清除。如果有急性脑积水征象,应同时行脑室外引流术。对于深部贴近脑干的血肿,采用手术治疗还是内科保守治疗目前尚有争议。

　　5. 脑叶皮质下出血　多为皮质下动脉穿支出血,少数是壳核外囊出血,沿阻力较小的白质延伸到与之相连的脑叶。血肿多位于额叶或颞叶内。脑叶皮质下出血需要进一步检查以除外脑动静脉畸形和其他脑血管畸形、肿瘤和感染性动脉瘤等。治疗方法的选择主要根据意识和血肿情况来定。在患者意识清楚时,应抓紧时机进行 MRI 或脑血管造影检查以明确诊断;如果患者意识状态下降或已进入脑疝期,则需要急诊手术。手术一般采用骨瓣开颅术。颞叶内侧的血肿易引起颞叶沟回疝,应积极及时手术。

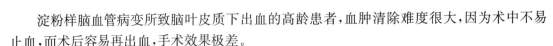

淀粉样脑血管病变所致脑叶皮质下出血的高龄患者,血肿清除难度很大,因为术中不易止血,而术后容易再出血,手术效果极差。

6. 脑室内出血　虽然发病率低,但病势危重。根据 Graeb 脑室内出血评分标准,中、重度脑室内出血死亡率高达 60%～90%。采用单侧或双侧脑室外引流。术后应用重组链激酶溶化、引流脑室积血,疗效大为改观。方法:在基础加局部麻醉下,对 Graeb 评分 9～10 分患者,选择血肿量多的一侧行脑室额角穿刺,置入相当于 12 号导尿管粗细的硅橡胶管行侧脑室外引流;Graeb 评分>11 分者,做双侧侧脑室额角穿刺,血肿量多的一侧脑室置入较粗的硅橡胶管,外接无负压的接收袋,对侧脑室插入储液囊(Ommaya 囊)的脑室管,储液囊置于头皮下,接脑室外引流装置。术后第 1～3d,每天将重组链激酶 5mg(50 万 IU)溶于 3mL 生理盐水和 1mL 新鲜自体血浆的混合液中,经较粗的硅橡胶管注入脑室内,夹管 4h 后放开,行无负压引流;一般于术后第 5～7d 拔除脑室外引流的硅胶管。术后第 1、4、7d,2 周及 1 个月后复查头颅 CT。对侧通过储液囊的脑室外引流,根据 CT 复查情况,逐渐抬高脑室外引流装置,可以在术后 2 周内拔除。头皮下的储液囊长期保留,在发生急性脑积水时做应急的脑室外引流。

高血压脑出血术后处理非常重要,首先应控制血压,收缩压稳定在 140mmHg 水平,收缩压>200mmHg,常易引起再出血;其次应掌握颅内情况,及时复查头颅 CT。另外,针对术后全身并发症多,应及时对症治疗,稳定内环境。

七、高血压脑出血的预后、复发预防和康复

流行病学统计发现,患者年龄、出血部位、血肿体积、脑室出血量和 GCS 评分与高血压脑出血预后相关。出血量越大、年龄越大、术前 GCS 评分越低,预后越差。此外,还与患者家属对治疗的态度有关。高血压脑出血术后经常合并肺炎和肝、肾功能不全等,对术后治疗效果产生不利影响。严格控制高血压可降低高血压脑出血的发生率和复发。控制血压在 140/90mmHg 以内,有糖尿病和慢性肾脏疾病者血压控制在 130/80mmHg 以内。

口服抗凝药物预防血栓形成的患者,脑出血和复发的风险升高。应用抗血小板药物患者的脑出血复发风险明显低于应用抗凝药物者,故应结合患者具体情况选用有关药物。

高血压脑出血的患者早期进行肢体功能、言语功能的康复锻炼对其回归社会大有帮助。认知疗法、心理治疗和社会支持都会影响患者康复,故应尽早实施多学科的康复治疗,特别是调动社区和家庭力量,构建社区康复模式对促进患者的健康恢复有重要意义。

第四节　自发性蛛网膜下腔出血

颅内血管破裂,血液流入蛛网膜下腔,称为蛛网膜下腔出血(subaranoid hemorrhage,SAH)。SAH 有创伤性和非创伤性之分,前者指颅脑外伤引起,后者又称为自发性 SAH(spontaneous SAH)。

一、发病率

自发性 SAH 发病率存在地区、年龄、性别等差别,各组统计数据差异很大,从 1.1/10 万

到 96.0/10 万。研究方案设计、动脉瘤性 SAH 的独立划分等也可影响发病率的统计。WHO 动脉瘤破裂引起自发性 SAH 的年发生率为 2/10 万～22.5/10 万(Ingall,2000)。其中中国、印度和美洲中南部的发病率最低,日本和芬兰发病率较高。De Rooii(2007)系统复习得出除高和低发生率外的其他地区中位发生率为 9.1/10 万。近来 Feigin(2009)系统复习 56 项基于人口的研究,得出发病率为 2.16/10 万。必须指出,上述数据均低估,因为未包括院前死亡的患者。

自发性 SAH 女性多见,女：男为 1.24(95%可信区间 1.09～1.42),但是在 50 岁前,男多于女。儿童发病率为 0.18～2/10 万。发病率随年龄增长而增加,并在 60 岁左右达到高峰。最多见于 60～69 岁,但年龄进一步增大,发病率反而下降。

二、病因和危险因素

1. 自发性 SAH 的常见病因　自发性 SAH 的病因很多,最常见为颅内动脉瘤和动静脉畸形(AVM)破裂,占 57%;其次是高血压脑出血。其他病因见表 3—6。我院神经外科 1 年经 DSA 发现的 852 例自发 SAH 中,脑动脉瘤占 61.7%,脑 AVM 占 6.1%,硬脑膜动静脉瘘 (AVF)占 5.6%,烟雾病占 4%,颈内动脉海绵窦瘘占 1.4%,脊髓 AVM 占 0.4%,脑瘤占 0.4%,海绵状血管瘤占 0.4%。但有些患者尸解时仍不能找到原因,可能为动脉瘤或很小的 AVM 破裂后,血块形成而不留痕迹。此外,大多数尸解未检查静脉系统或脊髓蛛网膜下腔,这 2 者均有可能成为出血原因。

表 3—6　自发性 SAH 的常见病因

血管病变	动脉瘤、AVM、动脉硬化、高血压、脑血栓、血管淀粉样变、系统性红斑狼疮、巨细胞性动脉炎、局灶性血管坏死、结节性多动脉炎、毛细血管扩张症、Sturge—Weber 综合征等
静脉血栓形成	怀孕、服用避孕药、创伤、感染、凝血系统疾病、消瘦、脱水等
血液病	白血病、霍奇金病、血友病、淋巴瘤、骨髓瘤、多种原因引起的贫血和凝血障碍、弥散性血管内凝血、使用抗凝药物等
过敏性疾病	过敏性紫癜、出血性肾炎、许兰—亨诺综合征等
感染	细菌性脑膜炎、结核性脑膜炎、梅毒性脑膜炎、真菌性脑膜炎、多种感染、寄生虫病等
中毒	可卡因、肾上腺素、单胺氧化酶抑制剂、乙醇、安非他明、乙醚、CO、吗啡、尼古丁、铅、奎宁、磷、胰岛素、蛇毒等
肿瘤	胶质瘤、脑膜瘤、血管母细胞瘤、垂体瘤、脉络膜乳头状瘤、脊索瘤、血管瘤、肉瘤、骨软骨瘤、室管膜瘤、神经纤维瘤、肺源性肿瘤、绒癌、黑色素瘤等
其他	维生素 K 缺乏、电解质失衡、中暑等

2. 自发性 SAH 的危险因素　相关危险因子如表 3—7 所示。

表 3-7　动脉瘤性 SAH 发病危险因素

危险因素	危险程度 *
吸烟	↑ ↑ ↑
酗酒	↑ ↑ ↑
高血压	↑ ↑ ↑
可卡因(和其他拟交感类药物)	↑
口服避孕药	↑ ↓
轻体重	↑ ↓
糖尿病	?
局脂血症	?
激素替代疗法	↓
动脉瘤部位、大小、形状	↑ ↑ ↑
患者年龄、健康状况	↑ ↓
饮食富含素食	↑ ↓

注:* ↑ =危险性增加,↓ =危险性降低,↑ ↓ =尚有争议,? =不增加危险性。

(1)吸烟:是自发性 SAH 的重要相关因素,45%～75%的 SAH 病例与吸烟有关,并呈量效依赖关系。经常吸烟者发生 SAH 的危险系数是不吸烟者的 2～3 倍,男性吸烟者发病可能性更大。吸烟后的 3h 内是最易发生 SAH 的时段。

(2)酗酒:也是 SAH 的好发因素,呈量效依赖关系,再出血和血管痉挛的发生率明显增高,并影响 SAH 的预后。队列和病例－对照研究显示,乙醇摄入>150g/周,危险增高 1.5～2.1 倍。

(3)拟交感类药物使用者易患 SAH:如毒品可卡因可使 SAH 的罹患高峰年龄提前至 30 岁左右。

(4)高血压症是 SAH 的常见伴发症,且与 SAH 的发病具有相关性。高血压与吸烟对诱发 SAH 具有协同性。文献报道,高血压见于 20%～45%的 SAH 患者,患高血压者其 SAH 危险性是正常人群的 2.5 倍。若同时吸烟,发生 SAH 的危险性比不吸烟且无高血压的正常人高 15 倍,而且易发生新的动脉瘤。控制血压不仅可减少出血,还可减少发生新的动脉瘤。

(5)其他可引起动脉粥样硬化的危险因素如糖尿病、高脂血症,也可使 SAH 的发病率增高,但有争议。口服避孕药曾被认为增加 SAH 的发病率。最新研究认为,服用避孕药并不增加 SAH 的发病率,激素水平可能影响 SAH 的发病率。尚未绝经且不服用避孕药的女性患 SAH 的危险性比相仿年龄已闭经的女性低。未绝经女性如发生 SAH,月经期是高危时期。绝经期使用激素替代疗法能降低发生 SAH 的危险性。

(6)气候与季节:有认为寒冷季节或气温、气压剧烈变化易诱发动脉瘤破裂出血,但有反对意见。

三、病理

1.脑膜和脑反应　血液流入蛛网膜下腔,使脑脊液(CSF)红染,脑表面呈紫红色。血液在脑池、脑沟内郁积,距出血灶愈近者积血愈多,如侧裂池、视交叉池、纵裂池、桥小脑池和枕大池等。血液可流入脊髓蛛网膜下腔,甚至逆流入脑室系统。头位也可影响血液的积聚,仰卧位由于重力影响,血液易积聚在后颅窝。血块如在脑实质、侧裂和大脑纵裂内,可压迫脑组织。少数情况,血液破出蛛网膜下腔,形成硬膜下血肿。随时间推移,红细胞溶解,释放出含铁血黄素,使脑皮质黄染。部分红细胞随 CSF 进入蛛网膜颗粒,使后者堵塞,产生交通性脑积水。多核白细胞、淋巴细胞在出血后数小时即可出现在蛛网膜下腔,3d 后巨噬细胞也参与反应,10d 后蛛网膜下腔出现纤维化。严重 SAH 者,下视丘可出血或缺血,Neil－Wyer 在 54 例患者中,发现 42 例伴有下视丘和心肌损害,提示 SAH 后自主神经功能紊乱。

2.动脉管壁变化　出血后动脉管壁的病理变化包括典型血管收缩变化(管壁增厚、内弹力折叠、内皮细胞空泡变、平滑肌细胞缩短和折叠)以及内皮细胞消失、血小板黏附、平滑肌细胞坏死、空泡变、纤维化、动脉外膜纤维化、炎症反应等引起动脉管腔狭窄。目前虽然关于脑血管痉挛的病理变化存在分歧,即脑血管痉挛是单纯血管平滑肌收缩还是血管壁有上述病理形态学改变才导致管腔狭窄,但较为一致的意见认为,出血后 3～7d(血管痉挛初期)可能由异常平滑肌收缩所致。随着时间延长,动脉壁的结构变化在管腔狭窄中起主要作用。

3.微血栓形成　由于出血后脑血管微循环障碍、炎症反应等因素,引起脑毛细血管血栓形成或栓塞。

4.其他　除心肌梗死或心内膜出血外,可有肺水肿、胃肠道出血、眼底出血等。SAH 后颅内病理变化见表3－8。

表3－8　SAH 颅内病理变化

(一)即刻反应	
1.出血	(1)蛛网膜下腔
	(2)硬膜下
	(3)脑内
	(4)脑室内
	(5)动脉瘤内
	(6)继发脑干出血
2.脑疝	(1)大脑镰下疝
	(2)小脑幕裂孔疝
	(3)枕大孔疝
3.急性脑积水	
4.急性脑肿胀	
(二)迟发反应	
1.动脉瘤再出血	

（续表）

2.脑肿胀	
3.脑梗死	（1）血管痉挛
	（2）脑内血肿局部压迫
	（3）微血栓形成
	（4）全身低血压、颅压增高、低血容量、低钠引起脑灌注压降低
	（5）脑疝引起血管受压
4.慢性脑积水	

四、病理生理

1. 颅内压　由动脉瘤破裂引起的 SAH 在出血时颅内压会急骤升高。出血量多时，可达到舒张压水平引起颅内血液循环短暂中断，此时临床上往往出现意识障碍。高颅压对 SAH 的影响既有利又有弊：一方面高颅压可阻止进一步出血，有利于止血和防止再出血；另一方面又可引起严重全脑暂时性缺血和脑代谢障碍。研究表明，病情恶化时，颅内压升高；血管痉挛患者颅内压高于无血管痉挛者；颅内压≥15mmHg 的患者预后差于颅内压＜15mmHg 的患者；临床症状较轻者，颅内压在短暂升高后可迅速恢复正常（＜15mmHg）；临床症状较重者，颅内压持续升高（＞20mmHg）并可出现 B 波，表明脑顺应性降低。SAH 后颅内压升高的确切机制不明，可能与蛛网膜下腔内血块、脑脊液循环通路阻塞、弥散性血管麻痹和脑内小血管扩张有关。

2. 脑血流、脑代谢和脑自动调节功能　由于脑血管痉挛、颅内压和脑水肿等因素的影响，SAH 后脑血流（CBF）供应减少，为正常值的 30%～40%，脑氧代谢率（CMRO$_2$）降低，约为正常值的 75%，而局部脑血容量（rCBV）因脑血管特别是小血管扩张而增加。伴有脑血管痉挛和神经功能缺失者，上述变化尤其显著。研究显示，单纯颅内压增高须达到 7.89kPa（60mmHg）才引起 CBF 和 rCMRO$_2$ 降低，但 SAH 在颅内压增高前已有上述变化，颅内压增高后则加剧这些变化。世界神外科联盟分级：Ⅰ～Ⅱ级无脑血管痉挛的 CBF 为每分钟 42mL/100g（正常为每分钟 54mL/g），如有脑血管痉挛则为每分钟 36mL/100g，Ⅲ～Ⅳ级无脑血管痉挛的 CBF 为每分钟 35mL/100g，有脑血管痉挛则为每分钟 33mL/100g。脑血流量下降在出血后 10～14d 到最低点，之后缓慢恢复到正常。危重患者此过程更长。颅内压升高，全身血压下降，可引起脑灌注压（CPP）下降，引起脑缺血，特别对 CBF 已处于缺血临界水平的脑组织，更易受到缺血损害。

SAH 后脑自动调节功能受损，脑血流随系统血压而波动，可引起脑水肿、出血或脑缺血。

3. 生化改变　脑内生化改变包括乳酸性酸中毒、氧自由基生成、激活细胞凋亡路径、胶质细胞功能改变、离子平衡失调、细胞内能量产生和转运障碍等，这些都与 SAH 后脑缺血和能量代谢障碍有关。由于卧床、禁食、呕吐和应用脱水剂，以及下视丘功能紊乱，患者血中抗利尿激素增加等，可引起全身电解质异常。其中最常见的有：①低血钠：见于 35% 患者，常发生在发病第 2～10d。低血钠可加重意识障碍、癫痫、脑水肿。引起低血钠的原因主要有脑性盐丧失综合征和 ADH 分泌异常(SIADH)。区分它们是很重要的,因为前者因尿钠排出过多导致低血钠和低血容量,治疗应输入生理盐水和胶体溶液;后者是 ADH 分泌增多引起稀释性低血钠和水负荷增加,治疗应限水和应用抑制 ADH 的药物如苯妥英钠针剂。②高血糖:SAH 可引起高血糖,特别好发于原有糖尿病者,应用类固醇激素可加重高血糖症。严重高血糖症可并发癫痫及意识障碍,加重缺血缺氧和神经元损伤。近来发现出血急性期儿茶酚胺大量分泌可诱心肌病或心骤停、肺水肿,特别见于重症病。

4.脑血管痉挛(cerebral vasospasm)　最常见于动脉瘤破裂引起的 SAH,也可见于其他病变如 AVM、肿瘤出血等引起的 SAH。血管痉挛的确切病理机制尚未明确。但红细胞在蛛网膜下腔内降解过程与临床血管痉挛的发生时限一致,提示红细胞的降解产物是致痉挛物质。目前认为血红蛋白的降解物氧化血红蛋白(oxyhemoglobin,oxyHb)在血管痉挛中起主要作用。除了能直接引起脑血管收缩,还能刺激血管收缩物质如内皮素－1(ET－1)和类花生酸类物质的产生,并抑制内源性血管扩张剂如 NO 的生成。进一步的降解产物如超氧阴离子残基、过氧化氢等氧自由基可引起脂质过氧化反应,刺激平滑肌收缩、诱发炎症反应(前列腺素、白三烯等),激活免疫反应(免疫球蛋白、补体系统)和细胞因子作用(白细胞介素－1)来加重血管痉挛。

5.非脑血管痉挛的因素　长期以来,在诊治延迟性脑缺血障碍时会遇到下列令人困惑的现象:脑血管痉挛与脑缺血部位和程度不一致;预防或缓解痉挛后不能减少脑缺血;影像学发现与病理多发、缺血性不一致,1/4～1/3 脑缺血者无脑血管痉挛(Diringer,2013)。综合动物实验和临床观察,提出下列非脑血管痉挛的因素:①微血循环障碍:由于 SAH 引起脑自动调节功能丧失,微小血管持续痉挛而发生微血栓形成(Yundt,1998;Hirashima,2005);②皮质扩散性抑制(CSD),SAH 经夹闭脑动脉瘤和在皮质表面置放电极监测,发现出现脑缺血症状时,脑血管造影未见血管痉挛,但电极记录有跨皮质的去极化现象,MRI 显示脑缺血灶(Weidauer,2008);③炎症:SAH 患者周围血中白细胞增高,无明显感染性发热,血和脑脊液中炎症细胞因子(IL－b,TNF－α)、髓过氧化酶增高(Gruber,2000;Schoch,2007)。

6.其他

(1)血压:SAH 时血压升高可能是机体的一种代偿性反应,以增加脑灌注压。疼痛、烦躁和缺氧等因素也可促使全身血压升高。由于血压升高可诱发再出血,因此应设法控制血压,使之维持在正常范围。

(2)心脏:91%SAH 患者有心律异常,少数可引发室性心动过速、室颤等危及患者生命,特别见于老年人、低钾和心电图上 QT 间期延长者。心律和心功能异常常可加重脑缺血和缺氧,应引起重视。

(3)胃肠道:约 4%SAH 患者有胃肠道出血。在前交通动脉瘤致死病例中,83%有胃肠道出血和 Cushing 溃疡。

五、临床表现

SAH 是脑卒中引起猝死的最常见原因,许多患者死于就医途中,入院前死亡率在 3%～26%。死亡原因有心脏骤停、脑室内出血、肺水肿,以及椎基动脉系统动脉瘤破裂等。即使送至医院,部分患者在明确诊断并得到专科治疗以前死亡。积累的文献报道,动脉瘤破裂后只有35%的患者在出现SAH症状和体征后48h内得到神经外科相应治疗。

1.诱发因素 约有1/3的动脉瘤破裂发生于剧烈运动中,如举重、情绪激动、咳嗽、屏便、房事等。如前所述,吸烟、饮酒也是SAH的危险因素。

2.先兆 单侧眼眶或球后痛伴动眼神经麻痹是常见的先兆,头痛频率、持续时间或强度改变往往也是动脉瘤破裂先兆,见于20%患者。有时伴恶心、呕吐和头晕症状,但脑膜刺激征和畏光症少见。通常由少量蛛网膜下腔渗血引起,也可因血液破入动脉瘤夹层,瘤壁急性扩张或缺血。发生于真正SAH前2h至8周内。

3.典型表现 多骤发或急起,主要有下列症状和体征。

(1)头痛:见于80%～95%患者。突发,呈劈裂般剧痛,遍及全头或前额、枕部,再延及颈、肩腰背和下肢等。Willis环前部动脉瘤破裂引起的头痛可局限在同侧额部和眼眶。屈颈、活动头部和Valsalva试验以及声响和光线等均可加重疼痛,安静卧床可减轻疼痛。头痛发作前常有诱因:剧烈运动、屏气动作或性生活,约占发患者数的20%。

(2)恶心呕吐、面色苍白、出冷汗。约3/4的患者在发病后出现头痛、恶心和呕吐。

(3)意识障碍:见于半数以上患者,可有短暂意识模糊至昏迷。17%的患者在就诊时已处于昏迷状态。少数患者可无意识改变,但畏光、淡漠、怕响声和振动等。

(4)精神症状:表现为谵妄、木僵、定向障碍、虚构和痴呆等。

(5)癫痫:见于20%患者。

(6)体征:①脑膜刺激征。约1/4的患者可有颈痛和颈项强直。在发病数小时至6d出现,但以1～2d最多见。Kernig征较颈项强直多见。②单侧或双侧锥体束征。③眼底出血(Terson征),表现为玻璃体膜下片状出血,多见于前交通动脉瘤破裂,因颅内压增高和血块压迫视神经鞘,引起视网膜中央静脉出血。此征有特殊意义,因为在CSF恢复正常后仍存在,是诊断SAH的重要依据之一。视乳头水肿少见,一旦出现则提示颅内占位病变。由于眼内出血,患者视力常下降。④局灶体征:通常缺少,可有一侧动眼神经麻痹。单瘫或偏瘫、失语、感觉障碍、视野缺损等,它们或提示原发病和部位,或由于血肿、脑血管痉挛所致。

4.非典型表现

(1)少数患者起病时无头痛,表现恶心、呕吐、发热和全身不适或疼痛;另一些人表现胸背痛、腿痛、视力和听觉突然丧失等。

(2)老年人SAH特点:①头痛少(<50%)且不明显;②意识障碍多(>70%)且重;③颈硬较Kernig征多见。

(3)儿童SAH特点:①头痛少,但一旦出现应引起重视;②常伴系统性病变,如主动脉弓狭窄、多囊肾等。

5.分级 Botterell最早对SAH患者进行分级,旨在了解不同级别进行手术的风险有无差异。临床分级作用不仅限于此,它对各种治疗的效果评价、相互比较都有重要作用,应用也更加广泛。有多种分级方法,大多根据头痛、脑膜刺激症状、意识状态和神经功能损害等来分级,其中应用广泛的是Hunt和Hess分级。对SAH患者的预后判断较为准确。一般,Ⅰ～Ⅱ级SAH患者预后较好,而Ⅳ～Ⅴ级患者预后不佳。以哥拉斯格昏迷评分(Glasgow coma score,GCS)为基础的世界神经外科联盟分级越来越受到人们重视,有利于各地区资料相互比较。3种主要分级方法见表3－9。Gotoh(1996)等前瞻性研究765例脑动脉瘤患者应用世界神经外科联盟分级表与预后的关系,发现患者术后预后与术前GCS有关($P<0.001$),即术前GCS高分者预后较好,特别是GCS 15分与14分之间有显著差别($P<0.001$)。但是GCS 13分与12分、7分与6分之间差别不明显,影响Ⅲ级与Ⅳ级、Ⅳ级与Ⅴ级患者预后评估的准确性。欧洲脑卒中组织的脑动脉瘤和SAH指南(2013)介绍PAASH(动脉瘤性SAH入院和预后)分类,认为该分类比WFNS更好,预后不良随级别增高更明显,级别间差异明显(表3－10)。Chiang(2000)报道,如果各种分级和评分对预后评估有价值,必须以治疗前的分级和评分为准。SAH分级与延迟脑缺血障碍和死亡率见表3－11(Wojner,2004)。

表3－9 SAH临床分级表1

级别	Botterell分级(1956)	Hunt和Hess分级*(1968,1974)	世界神经外科联盟分级(1988)	
			GCS	运动功能障碍
1	清醒,有或无SAH症状	无症状或头痛,颈项强直	15	无
2	嗜睡,无明显神经功能缺失	脑神经麻痹(如Ⅲ、Ⅳ)中重度头痛,颈硬	13～14	无
3	嗜睡,神经功能丧失,可能存在颅内血肿	轻度局灶神经功能缺失,嗜睡或错乱	13～14	存在
4	因血肿出现严重神经功能缺失,老年患者可能症状较轻,但合并其他脑血管疾病	昏迷,中重度偏瘫,去大脑强直早期	7～12	存在或无
5	濒死,去大脑强直	深昏迷,去大脑强直,濒死	3～6	存在或无

注：*如有严重全身系统疾病,如高血压、糖尿病、严重动脉硬化、慢性肺部疾病或血管造影示血管痉挛,评级增加一级

表3－10 SAH临床分级表2

分级	级别	GCS	预后不良*(%)	预后不良*(OR)
WFNS	Ⅰ	15	14.8	为参考值
	Ⅱ	13～14	29.4	2.3
	Ⅲ	13～14伴局灶征	52.6	6.1
	Ⅳ	7～12	58.3	7.7
	Ⅴ	3～6	92.7	69
PAASH	Ⅰ	15	14.8	为参考值
	Ⅱ	11～14	41.3	3.9
	Ⅲ	8～10	74.4	16
	Ⅳ	4～7	84.7	30
	Ⅴ	3	93.9	84

注：*预后不良定义为GOS 1～3或改良Rankin 4～6

表 3—11　SAH 临床分级表 3

分级	延迟脑缺血(%)	死亡率(%)
Ⅰ	22	0～5
Ⅱ	33	2～10
Ⅲ	52	10～15
Ⅳ	53	60～70
Ⅴ	74	70～100

六、辅助诊断

1. CT(图 3—12)

(1)头颅 CT 平扫是目前诊断 SAH 的首选检查。其作用在于：①明确 SAH 是否存在及程度，提供出血部位的线索；②增强 CT 检查有时能判断 SAH 病因，如显示增强的 AVM 或动脉瘤的占位效应；③能了解伴发的脑内、脑室内出血或阻塞性脑积水；④随访治疗效果和了解并发症。CT 检查的敏感度取决于出血后的时间和临床分级。发病 1h，90％以上病例能发现 SAH 的积血，5d 后 85％的患者仍能从 CT 片上检出 SAH，1 周后为 50％，2 周后 30％。CT 片上 SAH 的量和部位与血管痉挛的发生有很好的相关性。临床分级越差，CT 上出血程度越严重，预后越差。表 3—12 为根据 CT 上积血程度的 SAH Fisher 分级表。由于 Fisher 分级较粗糙，且发生血管痉挛危险性 4 级反比 3 级低，为了更准确识别和分类 SAH 与脑血管痉挛的关系，Zervas 等(1997)和 Frontera 等(2006)分别提出改良 Fisher 分级(表 3—13 和图 3—12、图 3—13)。

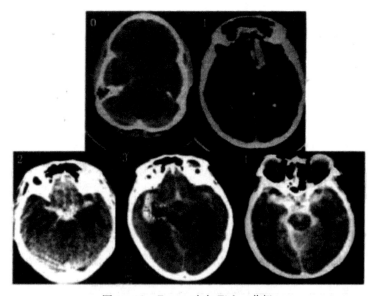

图 3—12　Zervas 改良 Fisher 分级

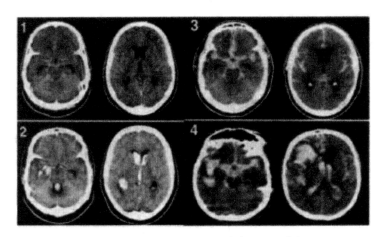

图 3-13 Frontera JA 2006 改良 Fisher 分级

1.局灶或弥漫薄 SAH,无脑室出血(IVH):血管痉挛发生率 24%。

2.局灶或弥漫薄 SAH,有 IVH:血管痉挛发生率 33%。

3.局灶或弥漫厚 SAH,无 IVH:血管痉挛发生率 33%。

4.局灶或弥漫厚 SAH,有 IVH:血管痉挛发生率 40%。

表 3-12　SAH Fisher 分级表

级别	CT 表现	血管痉挛危险性
1	CT 上未见出血	低
2	CT 上发现弥散出血,尚未形成血块	低
3	较厚积血,垂直面上厚度>1nim(大脑纵裂、岛池、环池)或者水平面上(侧裂池、脚间池)长×宽>5mm×3mm	高
4	脑内血肿或脑室内积血,但基底池内无或少量弥散出血	低

表 3-13　改良 Fisher 分级表(Zervas 等,1997)

Fisher 分级	CT 表现	发生血管痉挛危险性(%)
0	未见出血或仅脑室内或脑室皮内出血	3
12	仅见基底池出血仅见周边脑池或侧裂出血	1438
3	广泛蛛网膜下腔出血伴脑实质出血	57
4	基底池、周边脑池、侧裂池较厚积血	57

(2)CT 灌注(pCT):由于现代螺旋 CT 快速成像,pCT 可发现早期无症状的脑缺血,因此值得提倡(图 3-14)。

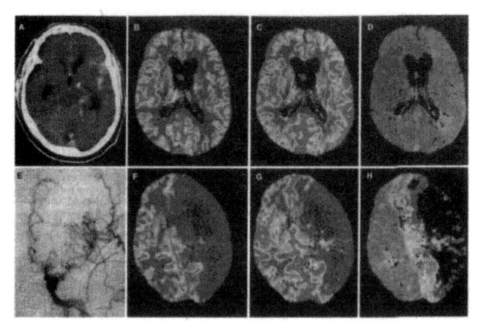

图 3－14 pCT：在入院平扫 CT(A)显示 SAH 时，pCT(B→D)已见左半球缺血现象。在临床出现延迟性脑缺血时，DSA(E)显示脑血管痉挛，pCT(F→H)示脑梗死

(3)CT 脑血管造影(CTA)：由于 286～320 排 CT 的应用，CTA 灵敏度达 77％～97％，特异度达 87％～100％，可发现≥1mm 血管和动脉瘤。不但快速扫描成像分辨力提高，而且腔内成像技术可了解血管流速、动脉瘤壁搏动。

2.CSF 检查 腰穿 CSF 检查也是诊断 SAH 的常用方法。特别是头颅 CT 检查阴性者，但应掌握腰穿时机。SAH 后数小时腰穿所得 CSF 仍可能清亮。所以应在 SAH 后 2h 后行腰穿检查。操作损伤引起的出血有别于 SAH：①连续放液，各试管内红细胞计数逐渐减少；②如红细胞＞250 000/mL，将出现凝血；③无 CSF 黄变；④红细胞/白细胞比值正常，并且符合每增加 1 000 个红细胞，蛋白含量增加 1.5mg/100mL；⑤不出现吞噬有红细胞或含铁血黄素的巨噬细胞，CSF 黄变是由于 CSF 中蛋白含量高或有红细胞降解产物，通常在 SAH 后 12h 开始出现。分光光度计检测可避免遗漏。一般在出血后 12h～2 周 CSF 黄变检出率 100％，3 周后 70％，4 周后 40％。腰穿属有创检查，可诱发再出血或加重症状，操作前应衡量利弊，并征得家属同意。

3.MRI 在 SAH 急性期，CT 的快速成像和分辨率优于 MRI；在 SAH 亚急性或慢性期，MRI 不逊于 CT，特别对后颅窝、脑室系统少量出血，以及动脉瘤内血栓形成、多发动脉瘤中破裂瘤体的判断等方面，MRI 优于 CT。MRA(time of flight)敏感度达 50％～80％，特异度达 100％，但有假阳性，可作为动脉瘤无创性筛查或随访。对 MRI 检查是否引起金属动脉夹的移位，有争议。故动脉瘤夹闭后，不了解动脉夹特性者，慎用高场强 MRI 复查(图 3－15～图 3－17)。

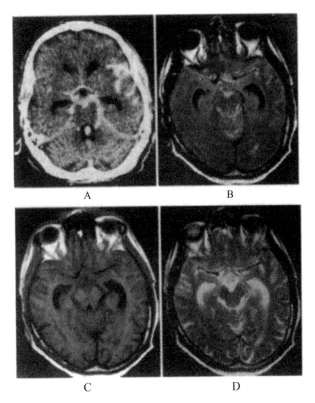

图 3-15 SAH 数天 CT(A)、MRI FLAIR(B)显示左侧裂皮质和基底池积血,T_1(C)、T_2(D)却未见异常

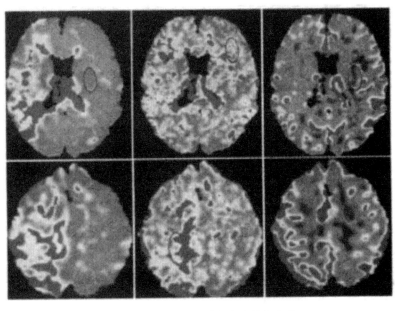

图 3-16 pMRI 显示左大脑缺血表现

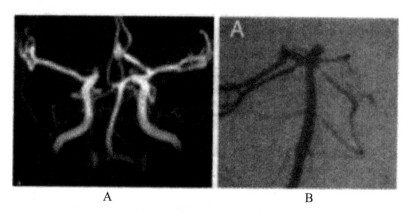

A   B

图 3—17   MRA 显示前交通动脉瘤(A)和基底动脉瘤(B)

4.脑血管造影(图 3—18)　仍是本病的标准诊断方法。一般应行四血管造影,以免遗漏多发动脉瘤或伴发的 AVM。血管数字减影技术(DSA)已能查出大多数出血原因。如颈内动脉血管造影仍不能显示病变者,颈外动脉造影可能发现硬脑膜动静脉瘘。如颈痛、背痛明显,并以下肢神经功能障碍为主,应行脊髓血管造影除外脊髓 AVM、动脉瘤或新生物。血管造影是否引起神经功能损害加重,如脑缺血、动脉瘤再次破裂,目前尚无定论。造影时机:由于脑血管痉挛易发生在 SAH 后 2～3d,7～10d 达高峰,再出血好发时间也在此范围,因此目前多主张脑血管造影宜早,即出血 3d 内只要病情稳定,应行脑血管造影,以尽早进行病因治疗。如已错过 SAH 后 3d,则需等待至 SAH 后 3 周进行。在等待期间,如病情变化,仍可行血管造影检查。首次脑血管造影阴性者,2 周后(血管痉挛消退)或 6～8 周(血栓吸收)后应重复脑血管造影。

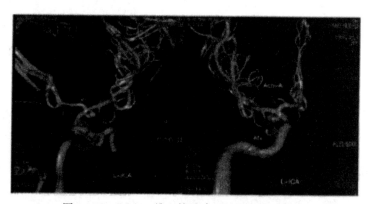

图 3—18   DSA 三维血管重建显示后交通动脉瘤

5.经颅多普勒超声(TCD)　可以无创测得脑底大血管的血流速度,对临床 SAH 后血管痉挛有诊断价值,目前已作为 SAH 后血管痉挛的常规监测手段(图 3—19)。优点:实时、无创、床旁、重复进行。缺点:只能提供颅底大血管的流速,不能测定末梢血管的血流变化;需依靠操作者的主观判断;部分患者特别是老年患者颞窗较厚,探测不出血流信号。大脑中动脉

104

的血流速度最常用来诊断血管痉挛。流速与血管痉挛程度呈正相关。大脑中动脉流速正常范围在33~90cm/s,平均为60cm/s左右。流速>120cm/s,与血管造影上轻中度血管痉挛相似;高于200cm/s,为严重血管痉挛,临床上常出现缺血和梗死症状。因此,大脑中动脉流速>120cm/s,可作为判断脑血管痉挛的参考标准。与血管造影显示的血管痉挛比较,特异度为100%,但敏感度为59%。此外,流速增快速度也与临床缺血程度有关。Lindegaard建议采用大脑中动脉与颅外颈内动脉流速的比值来判断血管痉挛,可以矫正全身血流改变对脑血流的影响,也可鉴别血管痉挛与脑充血和血液稀释的区别,从而更准确地评价脑血管痉挛。当比值>3,血管造影可发现血管痉挛;比值>6,可出现严重血管痉挛,临床可有缺血表现。除了测定脑血管流速外,TCD还可用于评价脑血管的自动调节功能,但相应监测指标与临床表现的一致性尚有待进一步研究。

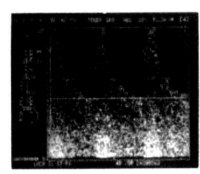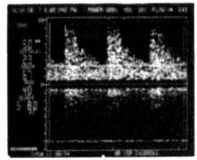

图3-19　TCD显示左大脑中动脉瘤流速>200cm/s

七、诊断和鉴别诊断

首先应明确有无SAH。突然发作头痛、意识障碍和脑膜刺激症及相应神经功能损害症状者,应高度怀疑SAH。突发剧烈头痛的鉴别诊断如下图所示。及时进行头CT检查,必要时腰穿,以明确出血。

对SAH前的先兆性头痛等症状应引起注意,并与偏头痛、高血压脑病和其他系统性疾病进行鉴别。

SAH引起的突发剧烈头痛,需与以下疾病引起的头痛进行鉴别。

1. 颅内

(1)血管性

①AVM、硬脑膜AV瘘、烟雾病等(图3-20、图3-21)。

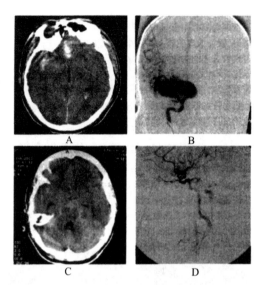

图 3—20 AVM(A、B)和硬脑膜动静脉瘘(C、D)

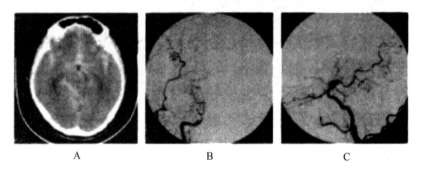

图 3—21 烟雾病引起 SAH,CT(A)显示出血;DSA(B、C)证实为烟雾病

②低颅内压。

③垂体脑卒中。

④静脉窦血栓形成。

⑤脑内出血。

(2)感染

①脑膜炎。

②脑炎。

(3)由新生物、颅内出血或脑脓肿引起的颅内压增高。

2.良性头痛

(1)偏头痛。

(2)紧张。

(3)感染性头痛。

(4)良性疲劳性头痛。

(5)与兴奋有关的头痛。

3.来自颅神经的头痛

(1)由于肿瘤、动脉瘤、Tolosa－Hunt征、Raeder三叉神经痛、Gradenigo征引起颅神经受压或炎症。

(2)神经痛:①三叉神经;②舌咽神经。

4.颅内牵涉痛

(1)眼球:①球后神经炎;②青光眼。

(2)副鼻窦炎。

(3)牙周脓肿、颞颌关节炎。

5.系统疾病

(1)恶性高血压、亚急性心内膜炎。

(2)病毒性疾病。

(3)颈段脊髓AVF可引起SAH。对DSA颅内检查阴性者,应做脊髓血管造影(图3－22)。

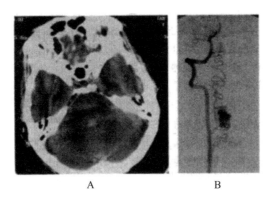

图3－22　颈髓AVM引起SAH和第4脑室积血CT显示(A),DSA证实(B)

从临床表现鉴别SAH与颅内出血或缺血性脑卒中有时较为困难。一般有脑膜刺激症状、缺少局灶性神经系统症状和年龄相对较轻(<60岁),SAH的可能性较大。突发头痛和呕吐并不是SAH的特有症状,常不能以此作为与颅内出血或缺血性脑卒中鉴别诊断的依据。SAH患者的癫痫发生率与颅内出血患者相似,但缺血性脑卒中患者较少发生癫痫。

临床怀疑自发性SAH后的诊断程序见图3－23。

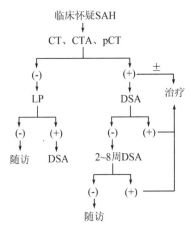

图 3－23 自发性 SAH 的诊断程序

确诊自发性 SAH 后,应进行 SAH 病因诊断。主要以脑血管造影或 3D－CTA 进行筛选。

但第一次脑血管造影可有 7%～30% 的患者不能发现阳性结果,称为"血管造影阴性 SAH"。其中又有 21%～68% 不等的患者在 CT 平扫时只表现为脑干前方积血,称为"中脑周围 SAH"(perimesencephalic SAH)(图 3－24),这是一种较为特殊、预后良好的自发性 SAH,占自发性 SAH 10% 左右。与血管造影阳性患者相比,年龄偏轻,男性较多,临床分级较好。CT 上出血仅位于脑干前方,不累及脑沟和脑室。再出血和出血后血管痉挛发生少,预后良好。目前原因不明,可能由静脉出血引起。但椎基动脉系统动脉瘤破裂出血也可有相似的头颅 CT 表现,故不能轻易诊断为中脑周围 SAH。

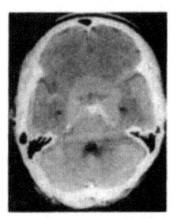

图 3－24 中脑周围 SAH,CT 示桥池前方少量积血

对脑血管造影阴性 SAH 者,应在 2 周左右重复脑血管造影,文献报道病因的检出率为 2%～22% 不等。

当确诊 SAH 的原因为多发动脉瘤破裂出血,应进一步识别破裂瘤体。以下几点可供参考。

①除外硬膜外动脉瘤。

②CT 片显示局部 SAH。

③在血管造影上破裂动脉瘤附近有血管疼挛或占位效应。

④大而不规则动脉瘤较小而规则者易破裂。

⑤定位体征有助诊断。

⑥重复血管造影,见动脉瘤增大和局部血管形态学改变。

⑦选择最可能破裂的动脉瘤,如前交通动脉瘤。

⑧最大、最近端的动脉瘤破裂可能性最大。

八、并发症

(一)神经系统并发症

1.迟发性缺血性障碍(delayed ischmic deficit,DID)　又称症状性脑血管疼挛。由于脑血管造影或 TCD 提示脑血管疼挛者,不一定出现临床症状。只在伴有脑血管侧支循环不良情况下,rCBF＜每分钟 18～20mL/100g 时,才引起 DID。因此,脑血管造影和 TCD 诊断 SAH 后脑血管疼挛的发生率可达 67％,但 DID 发生率为 35％,DID 致死率为 10％～15％。血管造影显示的血管疼挛常发生在 SAH 后 2～3d,7～10d 为高峰,2～4 周逐渐缓解。脑血管疼挛的发生与头颅 CT 上脑池内积血量有一定关系。DID 的临床表现:①前驱症状:SAH 症状经治疗或休息好转后又出现或进行性加重,血白细胞持续增高,持续发热;②意识由清醒至嗜睡或昏迷;③局灶体征,取决于脑缺血部位。如颈内动脉和大脑中动脉分布区,可出现偏瘫伴或不伴感觉减退或偏盲。大脑前动脉受累可出现识别和判断能力降低、下肢瘫、不同程度意识障碍、无动性缄默等。椎基动脉者则引起锥体束征、颅神经征、小脑征、自主神经功能障碍、偏盲或皮质盲等。上述症状多发展缓慢,经数小时或数天才达高峰,持续 1～2 周后逐渐缓解,少数发展迅预后差。DID 的诊断:一旦出现上述临床表现,即应做头颅 CT,排除再出血、血肿、脑积水等,并做 TCD 和脑血管造影进行诊断。CT 显示脑梗死有助于诊断。此外,也应排除水、电解质紊乱,肝、肾功能障碍,以及肺炎和糖尿病等全身系统疾病,并可行相应检查。

2.再出血　是 SAH 患者致死致残的主要原因,死亡率高达 70％～90％。首次出血后 24～48h 为再出血高峰,特别是 6～8h,2 周内出血率为 20％～30％,以后则逐渐减少。半年后出血率为 3％。

3.脑积水　出血急性期脑积水发生率约为 20％,常同时伴有脑室出血。出血后期脑积水则多与 CSF 吸收障碍有关。慢性脑积水的发生率各家报道差异较大,从 6％～67％不等,主要与脑积水判断标准、评价时间不同有关。在 3 251 例动脉瘤引起的 SAH 患者中,15％的患者 CT 检查可发现有脑积水,13.2％的患者临床出现脑积水症状(Kassell,1990)。Vale 分析 108 例因动脉瘤破裂引起 SAH 并进行早期手术的患者情况,发现约有 20％的患者在 SAH 后 30d 内需接受脑室腹腔分流手术。有再出血和脑室出血史的患者脑积水发生机会更多。

(二)全身系统并发症

严重的全身系统并发症是 23%SAH 死亡的原因,好发于危重患者和高级别患者。因此,防治 SAH 后全身系统并发症的重要性与防治 DID 和再出血一样重要,应引起重视。

1. 水、电解质紊乱　常见低血钠,见于 35%患者,好发于出血第 2～10d。可加重意识障碍、癫痫、脑水肿。引起低血钠原因:脑性盐丧失综合征和促利尿激素分泌异常综合征(SI-ADH)。应注意鉴别上述 2 个综合征,因为 2 者处理原则完全不同。脑性盐丧失综合征,是因尿钠排出过多导致低血容量和低血钠。治疗包括输入生理盐水和胶体溶液,不能限制水分,否则可加重血管痉挛和脑缺氧。SIADH 则因 ADH 不适当分泌增多,引起稀释性低钠血症和水负荷增加。治疗除补钠外,还包括限水和应用抑制 ADH 药如苯妥英钠针剂。

低血容量也为 SAH 后常见并发症,见于 50%以上的患者中,在 SAH 后最初 6d 内血容量可减少 10%以上。血容量降低,可增加红细胞的黏滞度,影响脑微循环,增加血管痉挛的易感性。扩容升高血压可防止因血管痉挛而引起的 DID。

2. 高血糖　SAH 可引起血糖增高,特别是见于隐性糖尿病的老年患者。应用类固醇激素可加重高血糖症。严重高血糖症则可引起意识障碍、癫痫,可恶化脑血管痉挛和脑缺血。

3. 高血压　多数 SAH 患者有代偿性血压升高(Cushing 反应),以应答出血后的脑灌注压降低,但过高的血压(收缩压持续维持在 180～200mmHg 以上)可诱发再出血,特别是不适当地降低颅内压,同时未控制血压。兴奋、烦躁不安、疼痛和缺氧等可促发血压升高。

(三)全身其他脏器并发症

1. 心脏　心律失常见于 91%患者,高龄、低血钾、心电图有 QT 间期延长者易发生心律失常。常见有室性、室上性心动过速、游走心律、束支传导阻滞等,多为良性过程,但少数患者因室性心动过速、室颤、室扑等而危及生命。以往认为心律失常的临床意义不大,但目前认为上述心律失常提示 SAH 诱发的心肌损害。约有 50%的患者可有心电图异常,如 T 波倒置、ST 段压低、QT 间期延长、U 波出现。

2. 深静脉血栓形成　见于约 2%SAH 患者,其中约半数患者可发生肺栓塞。

3. 胃肠道出血　约 4%SAH 患者有胃肠道出血。因前交通动脉瘤出血致死的患者中,83%有胃肠道出血和胃十二指肠溃疡(Cushing 溃疡)。

4. 肺　最常见的肺部并发症为肺炎和肺水肿。神经性肺水肿表现为呼吸不规则、呼吸道内粉红色泡沫样分泌物,蛋白含量高(>4.5g/dL),见于约 2%的 SAH 患者,最常见于 SAH 后第 1 周内,确切原因不清,与 SAH 后肺部毛细血管收缩、血管内皮受损、通透性增加有关。

九、治疗

(一)院前和急诊室处理

由于近 2/3 的 SAH 患者在获得专科治疗前死亡,因此提高院前和急诊室诊治水平是我们面临的挑战。控制过高的血压(>180mmHg)和止血剂(如止血环酸)应用是行之有效的方法。

(二)病因治疗

病因治疗是 SAH 的根本治疗。动脉瘤的直接夹闭或血管内介入不仅能防止再出血,也为以后的血管痉挛治疗创造条件。

（三）内科治疗

1.一般处理　包括卧床14d,头抬高30°,保持呼吸道通畅,限制额外刺激。避免各种形式的用力,用轻缓泻剂保持大便通畅,低渣饮食有助于减少大便的次数和大便量。

2.监测　血压、血氧饱和度、中心静脉压、血生化和血常规、心电图、颅内压及每天的出入水量等。

3.补液　维持脑正常灌注压,可维持正常血容量。

4.镇痛　适当给予镇痛剂。大多数患者的头痛可用可待因控制。焦虑和不安可给予适量的巴比妥酸盐、水合氯醛或三聚乙醛(副醛),保持患者安静。

5.癫痫　多主张围手术期预防癫痫,长期抗癫痫药只用于有癫痫者。脑内血肿、大脑中动脉瘤可用丙戊酸钠等,但注意丙戊酸钠会引起血小板减少。卡马西平降低尼莫地平效价。

6.止血　虽然目前对止血剂在SAH治疗中的作用仍有争论,但是近来倾向于动脉瘤等出血病灶处理前短期应用,一旦病灶处理后即停用。使用方法如下:

(1)6-氨基乙酸(EACA):16~24g/d静脉点滴,给药3~7d,病情平稳后改6~8g/d(口服),直至造影或手术。

(2)止血环酸(凝血酸):比EACA作用强8~10倍,且有消毒作用。应用剂量2~12g/d,与抑肽酶(30万~40万u)联合应用,疗效优于单独使用。

7.控制颅内压　颅内压低于正常时,易诱发再出血。当颅内压接近舒张压时,出血可停止。因此,SAH急性期,如颅内压不超过1.59kPa(12mmHg),此时多属神经外科联盟分级Ⅰ~Ⅱ级,一般不需降低颅内压。当颅内压升高或Ⅲ级以上者,则应适当降低颅内压。表3-14示平均颅内压(MICP)变化与患者临床分级的关系,有利于指导降颅压药物的应用。

表3-14　临床分级与颅内压变化间关系

Ⅰ~Ⅱ级	MICP<1.59kPa(12mmHg)
Ⅲ级	MICP为1.99~5.32kPa(15~40mmHg)
Ⅳ级	MICP为3.99~9.97kPa(30~75mmHg)
Ⅴ级	MICP>9.97kPa(75mmHg)

一般应用20%甘露醇1g/kg静脉点滴。

8.DID的防治　目前DID治疗效果不佳,应重在预防。对血管痉挛引起者防治过程分为5步:①防止血管狭窄;②纠正血管狭窄;③防止由血管狭窄引起的脑缺血损害;④纠正脑缺血;⑤防止脑梗死。

主要措施有:

(1)3N取代3H,即维持血容量正常不扩容,维持血液浓度正常不稀释,血压维持正常不升高。因为循证医学Ⅰ级证据证实3H不仅效果不肯定且有害,如引发肺水肿。维持中心静脉压在1.06~1.33kPa(8~10mmHg)或肺动脉楔压在1.6~1.86kPa(12~14mmHg),维持正常血压,维持血球压积在30%左右,可有效减少DID发生。

(2)钙离子拮抗剂:尼莫地平(nimodipine)是二氢吡啶类药物,目前临床运用较多的钙离子拮抗剂,为国内外指南推荐,具有Ⅰ级循证医学证据。一般应在SAH后3d内尽早使用,按

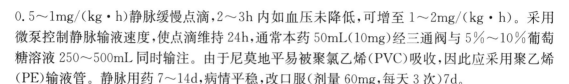

0.5～1mg/(kg·h)静脉缓慢点滴,2～3h 内如血压未降低,可增至 1～2mg/(kg·h)。采用微泵控制静脉输液速度,使点滴维持 24h,通常本药 50mL(10mg)经三通阀与 5%～10%葡萄糖溶液 250～500mL 同时输注。由于尼莫地平易被聚氯乙烯(PVC)吸收,因此应采用聚乙烯(PE)输液管。静脉用药 7～14d,病情平稳,改口服(剂量 60mg,每天 3 次)7d。

(3)其他:依达拉嗪、依尼尔(法舒地尔)、Statin 可用,但仍缺乏高级别循证医学证据支持。21-氨基类固醇作为一种自由基清除剂,抗炎药物如布洛芬、甲泼尼松、硫酸镁、内皮素受体 A 拮抗剂等已证实无效。

(4)重组组织型纤维蛋白酶原激活剂(nPA):近年来,SAH 治疗中带观念性改变的是由原来使用抗纤溶药物以防止再出血,改为使用尿激酶和 rtPA 等纤溶药物,以减少脑缺血损害的发生。一般在动脉瘤夹闭后,清除基底池血块,经导管用 rtPA 2.5～60 万 u q8h(或尿激酶3～6 万 u/d)基底池缓滴和引流。

(5)腔内血管成形术(transluminal angioplasty):Zubkov 在 1984 年最早采用腔内血管成形术来治疗血管痉挛,目前此项技术在临床得到较为广泛的应用。当血管造影证实血管痉挛后,并在症状性血管痉挛出现以前进行治疗,这是治疗成功的关键。一般应在 SAH 后出现血管痉挛 24h 内进行治疗,有 60%～80%的治疗患者临床症状可得到显著改善。由于使用中少数病例出现动脉瘤或动脉破裂,目前趋于采用药物进行药物性成形术,取代机械性成形术。一般用 0.5mg 尼莫地平、6 000～12 000u 尿激酶灌注,然后用 0.2%罂粟碱 1mL,以 0.1mL/s的速度重复多次灌注。整个过程在 DSA 监控下进行,并全身肝素化。

9.其他并发症的治疗　心电图异常者应给予 α 或 β 肾上腺素能受体阻滞剂,如心得安。水、电解质紊乱,以及高血糖、脑积水等并发症治疗与其他疾病中的治疗相同,不再赘述。

十、预后

影响 SAH 预后的因素很多,病因、血管痉挛和治疗方法为主要因素。病因不同,差异较大。AVM 引起的 SAH 预后最佳,而血液系统疾病引起的 SAH 效果最差。动脉瘤破裂的死亡率在 55%左右。动脉瘤破裂未经手术夹闭,可再次发生出血。最常发生于第 1 次 SAH 后4～10d。每天发生率为 1%～4%。前交通动脉瘤再出血的概率最大。第 2 次出血的死亡率为 30%～60%;第 3 次出血者几乎是 100%。但在第 1 次 SAH 后 3～6 个月再出血的危险性显著降低,以后出血的死亡率可能不会超过第 1 次出血的死亡率。患者的年龄、性别和职业,以及第 1 次发病的严重程度,与复发似无关联,但高血压可能增加其危险性。

血和 CSF 生物标记预测动脉瘤性 SAH 患者的预后:Sanchez-Pena(2008)单中心前瞻研究认为 S-100β 增高者预后不良,但 Amiri(2013)认为无关。胶质纤维酸蛋白(GFAP)、反应蛋白(CRP)血中浓度增高与病情的预后不良有关(VOS,2006;Fountas,2009)。

DID 也是 SAH 患者致死致残的主要原因,约有 13.5%动脉瘤破裂引起的 SAH 患者因DID 死亡或残废。在致残患者中,约 39%因 DID 而起。

随着对 SAH 病理生理研究的深入和治疗方法的改进,其预后已有很大改善。Cesarini对一地区 20 多年内动脉瘤破裂引起的 SAH 预后进行分析,发现近 10 年来 Hunt 和 Hess 分级Ⅰ级和Ⅱ级,患者发病后 6 个月死亡率明显低于前 10 年(16%与 34%),临床症状和生存质量也优于以前。但 Hunt 和 Hess 分级Ⅲ级～Ⅴ级患者的死亡率无明显改善。

　　对 SAH 患者首次血管造影未发现病因者,预后与头颅 CT 上积血分布情况有关,中脑周围 SAH 患者预后较好,再出血的概率也小于其他患者。这些患者的死亡率仅 6％,而找到动脉瘤的患者死亡率约为 40％。除此之外,其他血管造影阴性 SAH 患者也比动脉瘤破裂引起的 SAH 预后佳。文献报道约 80％血管造影阴性 SAH 患者能恢复正常工作,而只有 50％的动脉瘤破裂引起的 SAH 患者能恢复健康。

第五节　脑动脉瘤

一、概述

(一)流行病学

　　脑动脉瘤(intracranial aneurysm)破裂引起蛛网膜下腔出血约占所有脑卒中的 2％～7％,但是却占脑卒中死亡的 27％。按人口算,其年发病率为 2％～27％/10 万人,其中高发生率见于芬兰和日本,低发生率见于非洲、印度、中东和中国。引起地区发生率差异的原因不清楚,可能与环境、饮食、种族(遗传)或医疗卫生条件等有关。虽然在有些地区脑动脉瘤引起蛛网膜下腔出血的死亡率有所下降,但近 40 年来其发生率没有明显变化。大组尸体解剖发现,成人中未破裂脑动脉瘤患病率 1％～6％,其中大多数动脉瘤很小。成人脑血管造影中脑动脉瘤(无症状)患病率 0.5％～1％。脑动脉瘤可见于任何年龄,但以 50～69 岁年龄组好发,约占总患病率的 2/3。女性较男性稍多发,前者约占 56％。但是在 50 岁以前,男性多见于女性,50 岁以后则女性多见(图 3－25)。在出血的患者中,约 1/3 在就诊前死亡,另 1/3 死在医院,仅 1/3 经治疗得以存活。可见脑动脉瘤仍是当今人类致死致残常见的脑血管病。本病具有昼夜和季节倾向,如清晨和晚间易发,可能与血压波动有关。与季节和气温变化有关,天冷引发血管收缩和血压增高。

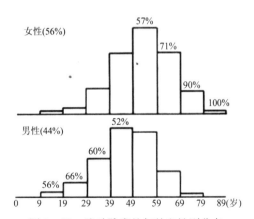

图 3－25　脑动脉瘤的年龄和性别分布

(二)动脉瘤的分类、病因和病理

　　脑动脉瘤可按动脉瘤的大小、部位、病因和病理等进行分类(表 3－15,表 3－16)。一般认为直径＜6mm的动脉瘤不易出血。过去认为巨大型动脉瘤很少破裂出血,现在发现约1/3巨大型动脉瘤以出血为首发症状。

表3－15　脑动脉瘤的分类

(1)大小
1)小型　≤1.5cm
2)大型　1.5~2.4cm
3)巨型　≥2.5cm
(2)部位
1)颈动脉系统
①颈内动脉:岩骨段、海绵窦、床突旁(颈眼)、后交通、脉络膜前、颈内动脉分叉。
②大脑前动脉:A1、前交通动脉、A2~3、胼周、胼缘。
③大脑中动脉:M1、M2~3、M3~4。
2)椎基动脉系统
①椎动脉。
②小脑后下动脉(中央型、周边型)。
③基底动脉干。
④小脑前下动脉(中央型、周边型)。
⑤小脑上动脉(中央型、周边型)。
⑥基底动脉分叉。
⑦大脑后动脉(中央型、周边型)。
(3)病理
1)囊状动脉瘤。
2)层间(夹层)动脉瘤。
3)梭状动脉瘤。

表3－16　脑动脉瘤的发病因素

(1)囊状动脉瘤
1)血流动力学
①血流量增加:AVM、因对侧动脉阻塞、发育不良、颈动脉与基底动脉存在交通支。
②血压增加:主动脉狭窄、多囊肾、肾动脉纤维肌肉发育不良。
2)血管壁结构
①后天性:内弹力层变性、镰状细胞贫血、炎症、外伤、肿瘤。
②先天性:家族性、遗传性、Ⅱ型胶原缺失等。
3)其他
①烟雾病。
②巨细胞动脉炎。
(2)梭形动脉瘤
1)动脉硬化。

（续表）

2）遗传性。

3）血管结构性。

4）感染性。

5）放射性。

6）其他：主动脉弓狭窄、巨细胞动脉炎。

（3）层间动脉瘤

1）外伤。

2）动脉硬化。

在脑动脉瘤中最常见为囊状动脉瘤，约占 85%，它具有以下特点而异于其他类型动脉瘤：①起源于动脉分叉处，通常位于某一分支（如后交通动脉）的起始端；②瘤体的方向与载瘤动脉的血流方向一致；③位于载瘤动脉弯曲的外侧缘；④瘤体附近常伴有穿通小动脉；⑤有瘤颈，常可用特制的夹夹闭（图 3－26）。由于颅内脑动脉的管壁的中层发育不良，缺少外弹力层，因此颅内脑动脉较颅外动脉易发生动脉瘤。显微镜检可见囊状动脉瘤的瘤壁中层很薄或缺如，内弹力层缺少或仅残存碎片，内膜增厚，瘤壁仅由内层和外膜组成，其间有数量不等的纤维变或玻璃样变性组织。免疫组化染色见Ⅰ型胶原和纤维连接蛋白混杂。层连接蛋白、Ⅲ和Ⅳ型胶原、血管生成因子和转化生成因子 α 等表达降低，结蛋白（维持平滑肌完整性的主要间接肌丝）不表达，SMemb（肌球蛋白重链亚型）高表达或 SM2 低表达。与未破裂动脉瘤比，破裂者的纤维连接蛋白表达更高，内皮损伤更重，玻璃样变更明显。大体检查动脉瘤，特别是破裂者呈不规则状，壁厚薄不一，可有 1 或多个子瘤。破裂点常在瘤顶部。动脉瘤患者的颅内外动脉常见网状纤维减少，分布不规则，纤维长度变短，缺乏Ⅲ型胶原，提示动脉系统内存在异常，利于动脉瘤形成。

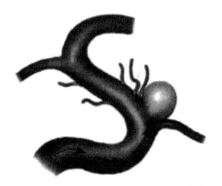

图 3－26 囊状动脉瘤的典型解剖特点

层间动脉瘤又称夹层动脉瘤（dissecting aneurysm）。它和梭形动脉瘤（fusiform aneurysm）在过去认为很少发生于颅内，近来由于神经影像学的发展，其发生率增多。如在椎动脉瘤中，囊状动脉瘤占 50%～60%，层间动脉瘤占 20%～28%，梭形动脉瘤占 10%～26%。颈和椎基脉系统均可发生层间动脉瘤和梭形动脉瘤，但以椎基动脉好发。层间动脉瘤和梭形动脉瘤大多沿血管长轴异常扩大,少数在 CT 和 MRI 上可呈椭圆或近圆形,但血管造影上可显示异常扩张和弯曲的管腔,易与囊状动脉瘤鉴别。层间动脉瘤可位于内膜与肌层或肌层与外膜之间,由于动脉壁剥离,引起真管腔狭窄,血管造影出现"线征"(string sign)(图 3-27)。如动脉瘤真腔、假腔均畅通,造影剂在其内滞留。有时难以从血管造影区分层间和梭形动脉瘤,需借助 MRI。层间动脉瘤有下列 MRI 特点:①血管腔内有内膜瓣;②瘤内有双腔;③假腔内有亚急性血块。

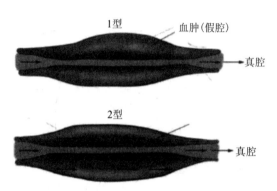

图 3-27 层间动脉瘤的两种类型

1 型:由于假腔充满血块,引起真腔不规则狭窄("线征");2 型:真假腔均通畅,造影剂可在腔内滞留

(三)遗传学和有关研究

虽然有家族史特别是一级亲属患颅内动脉瘤者,其患颅内动脉瘤的概率比常人高 2.5~7 倍,但是由于颅内动脉瘤发生发展和出血的原因错综复杂,涉及遗传变异与环境或与引起非遗传疾病危险因素之间的相互作用,加之遗传变异的作用仅是适度,因此基因间或基因与环境间的相互作用,在脑动脉瘤发生发展的作用仍有很大的争议。

1. 颅内动脉瘤伴随的遗传性疾病

(1)Eblers-Danlos 综合征(EDS):是一组异质性疾病,因胶原Ⅲ型异常和基因突变所致,伴有不同结缔组织异常。最常见的症状是皮肤异常松弛、关节过度活动、自发动脉血管破裂和皮肤瘀斑。EDS 有 9 种类型,EDS 4 型又称血管型,常伴颅内动脉瘤和颈内动脉海绵窦瘘。动脉瘤可呈囊性或梭形,位颈内动脉系统。

(2)Marfan 综合征:为常染色体显性遗传病,乃因原纤维蛋白 1(fibrillin-1)基因突变,该基因位染色体 15q21.1。近发现染色体 3p24.1 的 TGFBR2 为 Marfan 综合征Ⅱ型的病因,影响心血管、眼睛和脊髓系统。虽然临床表现多样,但特征表现为瘦长体型、关节过度活动、鸡胸或漏斗胸、脊柱侧弯或滑脱,典型面容为长头、后缩颌或颧骨发育不良、眼球内陷。颅内动脉瘤常位颈内动脉。

(3)弹性假黄瘤(pseudoxanthoma elasticum,PXE):为多系统遗传病的原型,表现病理性矿化在结缔组织沉积,可发生在皮肤、眼和心血管等。ABCC6 可能是致病基因,其编码一个 AB 输送蛋白(ABCC6)。可是 PXE 与颅内动脉瘤的关系目前仍缺乏证据。

(4)常染色体显性多囊肾病(autosomal dominant polycystic kidney disease,ADPKD):除

肾囊肿,肝、膜等也可发生囊肿。85%家族性 ADPKD 有多囊肾病(PKD1)基因突变;该基因位染色体 16p13.3,其余则由位染色体 4q31-23,的 PKD2 基因突变所致。ADPKD 在人群中的患病率为 1%,伴颅内动脉瘤的危险性是 4.4(95%C1,2.7~7.2)。因此对 ADPKD 患者推荐筛查颅内动脉瘤。

(5)神经纤维瘤病Ⅰ型(NF1):神经纤维瘤病Ⅰ型发生率为 1/3 000~5 000。约 90%患者有下列特征表现:皮肤咖啡奶油痣、神经纤维瘤、虹膜 Lisch 结节(错构瘤),常伴视神经胶质瘤、嗜铬细胞瘤、腰骶硬脊膜扩张、脊柱侧弯、蝶骨发育不良、中或大型动脉狭窄或破裂、动脉瘤或瘘形成等。颅内动脉瘤可囊性、梭形或夹层。由于伴全身动脉异常,增加血管内介入治疗的困难。本病为 NF1 基因突变,其编码蛋白为 neurofibromin。

2.颅内动脉瘤的基因研究　综合文献有关北美、法国、荷兰、日本、芬兰颅内动脉瘤基因关联研究,有关位点有:染色体 1p34.3-p36,13.2q,4q,5p15.2-p14.3,5q22-q31,7q11.2-q22.1,8q,9p21,11q24-q25,12p,14q23-q31,17cen,19q12-q13 和 XP22。上述染色体区域中潜在候选基因有串珠素(perlecan)、聚糖(versican)、弹力(elastin)、胶原 1A2 型、序列变异 rs767603,肿瘤坏死因子(配体)超家族成员 13B(TNFRSF13B)、激肽释放酶(kallikrein)、全基因组关联分析,日本的同胎配对中发现与染色体 5q22-23、14q22、7q11 有关,其中 7q11.2 也称颅内囊性动脉瘤 1(AN_1B_1)。可是,上述关联或全基因组关联分析,由于样本较小、重复性差和相互矛盾等,所得结论存在争论。例如,染色体 5p12.2-14.3 中钙黏蛋白相关基因(CTNND2)与神经元细胞黏连、组织形态发生和完整性有关,可是未见其与动脉瘤有关。目前较可信候选基因有 Perlecan 和其基因单核苷酸多态(SNPs)在 5q22-31 位点附件的 versican,与胞外基质调控有关,其 SNPs 与荷兰人患脑动脉瘤有关(P=0.006),纤维母 GF1、原纤维蛋白-2(lysl oxidase)赖氨酸氧化酶等的 SNPs 与日本人脑动脉瘤有关联,5q23.2异常与欧洲人群收缩压增高有关(GoalE1,2013)。

3.动脉瘤壁变性和破裂的机制　为适应血流动力学和机械性损伤,正常动脉的肌层和内膜层可增生。当内膜受损,平滑肌可迁移和增生,在损伤处形成肌内膜增生垫。这种动脉壁的肌内膜增生是管壁适应血液动力学的反应还是修复管壁薄弱,迄今仍不清楚。组织学研究显示,颅内动脉瘤破裂是直接血流应切力作用,瘤壁基质变性和去细胞化,导致瘤壁损伤与修复失衡,最后发生动脉瘤破裂。虽然现在仍不清楚各种因素(如抽烟、高血压、性别等)在动脉瘤破裂所起的确切作用,但是资料显示蛋白水解、程序死亡、炎症和血流应切力等与动脉瘤壁变性和破裂有关。

(1)蛋白水解:正常情况下,颅内动脉的细胞外基质的成分不停的合成和降解,但是取得一定的平衡。可是,动脉瘤(特别是破裂者)的调节瘤壁重塑的基质降解蛋白酶活性或表达明显增高。基质金属蛋白酶-2(MMP-2)和-3(MMP-3)能降解弹力蛋白,失活胶原。破裂瘤壁的 MMP-2 和 MMP-9 的 mRNA 比未破瘤壁高,弹力酶也上调,发生胶原降解处瘤壁细胞内出现能吞噬胞外基质蛋白的内肽酶和组织蛋白酶(cathepsin)D。血清内弹力酶可增加。

(2)凋亡:正常颅内动脉壁上很少有凋亡细胞,但是动脉瘤壁上特别破裂者常见凋亡细胞,平滑肌细胞数量减少,提示凋亡在动脉瘤发生发展和破裂中的作用。可是,引发凋亡的原因不明。与下列原因可能有关:炎症细胞释放的细胞因子为肿瘤坏死因子(TNF)-α或炎症激活丝裂原活化蛋白激酶(JNR)家族信号通路和凋亡信号通路。

(3)炎症:颅内动脉瘤壁(特别是破裂者)上有巨噬细胞、T细胞和B细胞、免疫球蛋白和抗体及激活补体存在,涉及抗原表达的基因如主要组织相容复合物Ⅱ基因表达上调,提示炎症和过继免疫反应参与动脉瘤的形成和破裂。

(四)自然病程

了解和正确掌握一个疾病的自然病程是很重要的,它不仅是评价和衡量各种治疗方法的疗效和优劣,而且是阐明各种疗法、预后的重要指标。特别是随着神经影像学技术的发展,无症状或仅有轻微症状的动脉瘤发现增多,对这些患者应该怎样处理才是正确?另外研究发现许多因素可以影响脑动脉瘤的自然病程,如遗传性、全身情况、伴随各系统病变、动脉瘤的解剖部位,以及与其有关的病理生理异常等。因此,通过对这些因素的研究和正确处理,也关系到疗效的提高。

对于脑动脉瘤,任何一种治疗的预后是否比其自然病程为好,是评价这个治疗的重要指标。由于动脉瘤有破裂与否,其自然病程截然不同,因此下面分别讨论之。

1. 未破裂脑动脉瘤　参见本节相关内容。

2. 破裂脑动脉瘤　破裂脑动脉瘤的自然病程明显差于未破裂者。综合文献大组病例报告,首次破裂脑动脉瘤患者的病死率,在入院前为15%～30%,入院第1d为32%,第1周为41%,第1个月为56%,第6个月为60%。再出血率,48h内为高峰,约为6%,继以每天递增为1.5%,2周累计为21%,以后出血率趋于下降,年出血率为3.5%。再出血的病死率明显增高,第2次出血和第3次出血的病死率分别为65%和85%。

3. 影响自然病程的因素

(1)临床分级的级别:临床分级越高,病死率和病残率越高。这是因为高级别者(如Ⅲ、Ⅳ和Ⅴ级)再出血率、脑血管痉挛发生率均较高。

(2)脑血管痉挛:脑血管痉挛直接影响患者的病残和病死率。有症状的脑血管痉挛的发生率为30%,其中1/3患者经治疗可康复,1/3患者病残,1/3患者死亡。

(3)动脉瘤破裂的诱发因素:举重物、情绪激动、咳嗽、屏气、用力大小便、房事等是常见的诱发因素,他们通过对血压、血流动力学和颅内压的影响而促发动脉瘤破裂出血。

(4)动脉瘤破裂的前驱症状和体征:如头痛、眩晕、感觉或运动障碍等(详见临床表现)。前驱症状发生与动脉瘤扩大、少量出血等有关,经2～3周后常发生大出血。有前驱症状未及时诊治者预后较无前驱症状者差,相反如及时诊治,预后大可改观(表3-17)。

表3-17　前驱症状对动脉瘤自然病程的影响

	A组(小量出血继大出血)	B组(仅小量出血)	C组(仅大量出血)
患者数	25	9	53
血管痉挛(%)	48	67	32
＞Ⅲ级(%)	60	11	25
病死率(%)	52	0	23

（5）动脉瘤大小（表3－18）：脑动脉瘤要多大才破裂出血？文献上各家的报道不一，有直径4mm、7mm、7.5mm、≤10mm等，而多数人同意McCormick（1970）的意见，即≥6mm的动脉瘤容易破裂出血。但是必须指出，McCormick的资料来自于尸体解剖，常低估动脉瘤的直径，加之破裂的动脉瘤常较原来缩小，以及活体上动脉瘤会比尸检时所见大，因此对待具体患者，应以机动灵活的态度来看待动脉瘤的大小。

表3－18　破裂动脉瘤的直径（136例患者191个动脉瘤尸检资料）

直径（mm）	动脉瘤数	破裂动脉瘤数
21～50	11	11（100%）
16～20	6	5（83%）
11～15	16	14（87%）
6～10	54	22（41%）
3.2～5	75	2（3%）
2～5	29	0（0%）

（6）年龄（表3－19）：一般认为50岁以后的患者预后较年轻者差，可能与年老患者常合并系统性疾病有关。

表3－19　年龄对自然病程的影响

年龄（岁）	首次出血死亡率	再次出血死亡率
0～9	50	0
10～19	0	57
20～29	19	42
30～39	37	73
40～49	35	63
50～59	47	84
60～69	55	100
70～79	74	

（7）性别：女性较男性好发脑动脉瘤破裂，约为1.6倍，特别在50岁以后，可能与内分泌和女性寿命较男性长有关。George（1989）在214例破裂脑动脉瘤中发现女性有较高的脑血管痉挛发生率，预后也较差。同时女性患者患有颈动脉纤维肌肉发育不良的比例较高，达23%。

（8）多发性脑动脉瘤：大组临床病例和尸检发现，多发性脑动脉瘤的发生率分别为14.1%（7.7%～29.8%）和23.5%（18.9%～50%），以2～3个动脉瘤多见。文献报告最多动脉瘤在1个患者为13个。Mount等（1983）在随访116例多发性脑动脉瘤患者，发现再出血率较只有单发脑动脉瘤的患者高，为31%，预后显然也差。Qureshi等（1998）分析419例脑动脉瘤患者,127例(30%)有多发脑动脉瘤。在单因素分析中,女性、吸烟者好发多发性动脉瘤,在多因素分析中,前述2因素仍与好发多发性动脉瘤有关。

(9)高血压(表3－20):有高血压的脑动脉瘤患者预后较无者差,其相对危险性高达2.8。

表3－20 高血压对脑动脉瘤自然病程的影响(欧洲1076例患者的研究)

	高血压	无高血压
平均年龄(岁)	55	47
临床分级Ⅰ、Ⅱ(%)	34	43
颅外动脉硬化(%)	23	13
颅内动脉硬化(%)	35	18
外科手术(%)	48	66
2年病死率	59	42
Ⅰ、Ⅱ级的病死率	52	22
再出血病死率	100	75

(10)眼底出血:包括视网膜出血、玻璃体膜下出血或玻璃体内出血,后2者又称Terson综合征。在动脉瘤出血引起蛛网膜下腔出血中,Terson综合征发生率为16.7%~27.2%,患者的病死率为50%~90%,远高于无此征者。

(11)遗传因素:7%~20%脑动脉瘤者有家族史(Norrgard,1987;de Braekeleer,1996),他们患病的年龄常较轻,好发多发性和对称性(或称镜照性)动脉瘤,预后较无家族史者差。其他遗传性结缔组织病也常合并脑动脉瘤,系统性疾病如纤维肌肉发育不良、主动脉弓狭窄、多囊肾、Marfan综合征、神经纤维瘤病Ⅰ型、Ehlers－Danlos综合征、α_1抗胰蛋白酶缺乏症、镰状细胞瘤、假黄瘤弹性树胶症、遗传性出血性毛细管扩张症、结节硬化等。患纤维肌肉发育不良症者脑动脉瘤发生率高达20%~40%,而且易发生严重脑血管痉挛。

(12)系统和环境因素:妊娠、生产前后均易并发脑动脉瘤破裂出血,除与颅内压变化有关外,激素也起一定作用。研究发现停经前女性脑动脉瘤蛛网膜下腔出血发生率较低,停经后则明显增高,如补充雌激素可使发生率降低。吸烟、嗜酒和滥用可卡因者的脑动脉瘤破裂出血为正常人的3~10倍。Solomon(1998)认为吸烟诱发α抗胰蛋白酶的蛋氨酸活化部氧化,使其数量减少,弹性硬蛋白酶却明显增高。血清中蛋白酶与抗蛋白酶失衡可使各种结缔组织包括动脉壁降解,促使脑动脉瘤形成。另外吸烟可加重出血后脑血管痉挛。

(13)脑血管发育异常和血流动力学异常:颈动脉－基底动脉吻合支持续存在者易发生脑动脉瘤,如在232例有三叉动脉残留者14%发生脑动脉瘤,而且大多数动脉瘤位于三叉动脉及其附近。脑底动脉环先天(如一侧颈动脉或大脑前动脉)或后天(如结扎一侧颈动脉)异常者,其健侧动脉易发生动脉瘤。另外供血丰富的AVM常合并动脉瘤,其中59%动脉瘤位于AVM主要供血动脉上,不治者病死率高达60%。相反如切除AVM,有时动脉瘤可自行消失。

(14)免疫因素:Ostergard(1987)在18例破裂脑动脉瘤患者血中,发现13例有较高的环状免疫复合物,21例对照组中仅见3例。而且发现这些复合物与脑血管痉挛关系密切。Ryba等(1992)发现简单的免疫试验可预测脑动脉瘤患者的预后,即术前抗体滴定度高者,术后易发生严重神经并发症。而且在59例死亡患者中发现较高发生率的无型DR点伴有DR7显型。由于这方面的研究例数较少,免疫因素对脑动脉瘤自然病程的作用还有待深入研究。

(五)脑动脉瘤的分布

90%以上脑动脉瘤分布在脑底动脉环附近,其中大多数位于颈动脉系统。表3-21总结7组共12 349例脑动脉瘤患者,经血管造影和手术证实脑动脉瘤的分布情况。多为单发,复发者约见1/4患者。

表3-21 脑动脉瘤的分布(12349例)

颈内动脉	37.3%
大脑前动脉	35.7%
大脑中动脉	19.1%
基底动脉/椎动脉	7.9%

(六)脑动脉瘤的诊断

1.临床表现

(1)前驱症状和体征:发生率为15%~60%,包括头痛、单侧眼眶或球后痛伴动眼神经麻痹、恶心呕吐、头晕等。按病理生理可分为3类:①微量出血或渗漏;②动脉瘤扩大;③脑缺血。半数前驱症状和体征在大出血发生1周内发生,90%在6周内发生。Jakahsson(1996)等回顾性分析422例破裂脑动脉瘤患者,以具有下列特征性头痛为前驱症状:①头痛发生在大出血前,并缓解;②突发、剧烈、前所未有的头痛。发现84例患者(19.9%)有此头痛,其中34例(40.5%)被医生忽略。75%患者发生在大出血前2周内。经外科治疗预后良好者,有前驱头痛组为53.6%,无前驱头痛组为63.3%。如前驱头痛发生在大出血前3d内,预后良好率仅为36.4%。因此,如能正确发现前驱症状和体征,及时诊治,可获得较高疗效和较好的预后。

(2)典型表现:为动脉瘤破裂出血引起蛛网膜下腔出血的症状和体征。

①头痛:见于大多数患者,骤发劈裂般剧痛,可向颈、肩、腰背和下肢延伸。

②恶心呕吐、面色苍白、出冷汗。

③意识障碍:见于半数以上患者,可短暂意识模糊至深度昏迷。少数患者无意识改变,但畏光、淡漠、怕响声和震动等。

④精神症状:表现谵妄、木僵、定向障碍、虚构和痴呆等。

⑤癫痫:见于20%患者,多为大发作。

⑥体征:a.脑膜刺激征:在发病数小时至6d出现,但以1~2d最为多见。Kernig征较颈项强直多见。b.单侧或双侧锥体束征。c.眼底出血,可为视网膜、玻璃体膜下或玻璃体内出血(Terson综合征)。多见于前交通动脉瘤破裂,因颅内压增高和血块压迫视神经鞘,引起视网膜中央静脉出血。此征有特殊意义,因为在脑脊液恢复正常后它仍存在,是诊断蛛网膜下腔出血的重要依据之一,也是患者致盲的重要原因。Frizzell等(1997)在99例脑动脉瘤蛛网

膜下腔出血中发现 17％有眼内出血,其中 8％有 Terson 征,在有意识障碍史患者中 Terson 征发生率几乎 100％。可是迄今此征未得到神经内外科医生重视,未及时找眼科医生会诊,故它的发生率较低。床旁直接眼底镜检查发现率较低,宜用间接眼底镜检查。视乳头水肿少见,一旦出现多提示颅内压增高。由于眼内出血,患者视力常下降。d. 局灶体征:通常缺少。可有一侧动眼神经麻痹、单瘫或偏瘫、失语、感觉障碍、视野缺损等。它们或提示原发病变和部位或由于血肿、脑血管痉挛所致。

(3)非典型表现:①老年患者、儿童和少数成人无头痛,仅表现全身不适或疼痛、发热或胸背痛、腿痛、视力和听力突然丧失等。意识障碍在老年人多见且重。②部分未破裂动脉瘤(包括巨大型动脉瘤)引起颅内占位病变表现。

2. 破裂动脉瘤患者的临床分级 Botterell 最早对自发性蛛网膜下腔出血患者进行分级,旨在了解不同级别的手术风险差别。其实临床分级的作用不仅于此,还可对各种治疗的效果进行评价和对比,并对预后评估等。临床曾有多种分级方法,大多根据头痛、脑膜刺激症状、意识状态和神经功能障碍等来分级,其中应用最广泛的是 Hunt 和 Hess 分级。它按意识障碍程度、头痛轻重、颈项强直程度和局灶神经缺失等分级,但上述分级标准缺乏统一标准,可靠性和价值欠缺,以哥拉斯格昏迷评分(Glasgow coma scale,GCS)为基础的世界神经外科联盟分级曾以简便、易统一和操作受到重视。

但是,Gotoh(1996)等前瞻性研究 765 例脑动脉瘤患者应用世界神外联合会分级表与预后的关系,发现患者术后预后与术前 GCS 有关($P<0.001$),即术前 GCS 高分者,预后较好,特别是 GCS 15 分与 14 分之间有显著差别($P<0.001$)。但是 GCS 13 分与 12 分、7 分与 6 分之间的差别不明显,影响Ⅲ级与Ⅳ级、Ⅳ级与Ⅴ级患者预后评估的准确性。Oshiro EM(1997)等提出以 GCS 为基础的另一分级表 PAASH(与预后有关分级),经临床检验证实比世界神经外科联盟的可靠,与预后关系更密切。随着级别增高,患者预后差由 14.8％增达 93.9％,危险指数由 3.9 增至 84。欧洲指南推荐用它。上述 4 种分级见表 3-22。近来,Chiang(2000)报道如果各种分级和评分对预后评估有价值,必须以治疗前的分级和评分为准。

表 3-22 自发性蛛网膜下腔出血临床分级表

级别	Botterell 分级(1956)	Hunt 和 Hess 分级(1968,1974)	世界神经外科联盟(1988)		PAASH
			GCS	运动功能障碍	GCS
1	清醒,有或无 SAH 症状	无症状或轻度头痛、颈项硬	15	无	15
2	清醒,无明显神经功能缺失	脑神经麻痹(如Ⅲ、Ⅳ)中~重度头痛,颈项硬	13~14	无	11~14
3	嗜睡,神经功能丧失,可能存在血肿	轻度局灶神经功能缺失,嗜睡或错乱	13~14	有	8~10
4	严重功能缺失、老年患者合并其他脑血管病	昏迷,中~重度偏瘫,去大脑强直	7~12	有或无	4~7
5	濒死,去大脑强直	深昏迷,濒死	3~6	有或无	3

3. 辅助诊断

(1) 头颅 CT:头颅平扫 CT 是目前诊断脑动脉瘤破裂引起蛛网膜下腔出血的首选方法。它有下列作用:①明确有否蛛网膜下腔出血(SAH)及程度,提供出血部位的线索;②结合增强 CT 检查,有时能判断出血病因,如显示增强的 AVM 或动脉瘤的占位效应;③能了解伴发的脑内、脑室内出血或阻塞性脑积水;④随访治疗效果和并发症的发生。CT 检查的敏感性取决于出血后的时间和临床分级。发病后 1h,90% 以上病例能发现 SAH,5d 后 85% 的患者仍能从 CT 片上检出 SAH,1 周后减为 50%,2 周后 30%。CT 片上 SAH 的量和部位与血管痉挛的发生有很好相关性。临床分级越差,CT 上出血程度越严重,预后越差。表 3-23 为 Fisher 和改良 Fisher CT SAH 分级(图 3-28)。

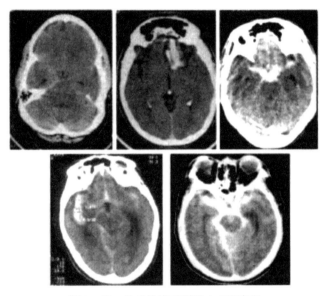

图 3-28　脑动脉瘤破裂出血 CT 表现

表 3-23　SAH CT 分级表比较

级别	Fisher 分级	改良 Fisher 分级	血管痉挛(%)
0		未见出血或仅脑室内出血或脑实质内出血	3
1	CT 上未见出血	仅基底池出血	14
2	CT 上发现弥漫出血,尚未形成血块	仅周边脑池或侧裂池出血	38
3	较厚积血,垂直面上厚度>1mm(大脑纵裂,岛池,环池)或者水平面上(侧裂池,脚间池)长×宽>5mm×3mm	广泛蛛网膜下腔出血伴脑实质内血肿	57
4	脑内血肿或脑室内积血,但基底池内无或少量弥散出血	基底池和周边脑池、侧裂池较厚积血	57

123

值得注意的是 CT 发现与 SAH 的关系也受时间的影响。如果在发病后≥4d 做 CT,CT 所见与可能发生 SAH 无关系,也即 CT 无预测 SAH 的价值。因此,SAH 后应尽早做 CT。Fisher 分级所报道的病例均在发病后 24h 内做 CT。由于 Fisher 分级仅把患者分成发生 SAH 机会高或低,为了更准确识别和分类 SAH 后脑血管痉挛,Zervas 等(1997)提出改良 Fisher 分级,经临床验证准确、可靠。近来,Frontera JA(2006)发现,不论局灶或弥漫性蛛网膜下腔出血是薄还是厚,伴脑室出血比不伴者的脑血管痉挛发生率均显著增多。

(2)脑脊液检查:也是诊断本病方法之一,特别是头颅 CT 检查阴性者(Ⅱ级 B 证据)。与头颅 CT 配合应用可以发现本病前驱头痛症状,但应掌握腰穿时机。SAH 后 1～2h 腰穿所得脑脊液仍可能清亮,所以应在 SAH 后 2h 后行腰穿检查。操作损伤与 SAIL 区别主要在于:①连续放液,各试管内红细胞计数逐渐减少;②如红细胞>25×10⁸/L,将出现凝血;③无脑脊液黄变;④RBC/WBC 比值正常,并且符合每增加 1 000 个红细胞,蛋白含量增加 1.5mg/100mL;⑤不出现吞噬红细胞或含铁血黄素的巨噬细胞。此外,SAH 后颅压常增高。脑脊液黄变是 CSF 中蛋白含量高或含有红细胞降解产物,通常在 SAH 12h 后出现,检查最好采用分光光度计,避免肉眼检查遗漏。一般在出血后 12h～2 周,脑脊液黄变检出率 100%,3 周后 70%,4 周后,40%。由于腰穿属创伤性检查,而且可能诱发再出血和加重神经障碍危险,因此,检查前应衡量利弊和征得家属同意。

(3)头颅 MRI:过去认为头部 MRI 很难区分急性 SAH 和脑组织信号,近来发现 MRI 的 FLAIR 对 SAH 检出率与 CT 检查一样,在亚急性或慢性期则优于 CT(Ⅱ级证据)。对颅后窝、脑室系统少量出血,以及动脉瘤内血栓形成、判断多发动脉瘤中破裂瘤体等,MRI 优于 CT,但价贵、操作不便是其缺点。特别是动脉瘤夹闭后,头 MRI 检查是否会引起金属动脉夹移位,目前说法不一。

(4)MRA,CTA:MRA 对脑动脉瘤的检出率可达到 81%,但其分辨率和清晰度还有待提高。目前它只作为脑血管造影前一种无创性筛选方法(图 3-29)。CTA 是近年来出现另一种无创性脑血管显影方法。患者静脉注射非离子型造影剂后在螺旋 CT 或电子束 CT 上快速扫描和成像。目前 CTA 应用于:①CT 检查怀疑脑动脉瘤者;②未经手术的脑动脉瘤的随访;③SAH 后血管造影阴性者或急诊患者病情不允许做血管造影者;④有动脉瘤家族史或既往有动脉瘤病史者。CTA 的灵敏度为 77%～97%,特异性为 87%～100%,可发现直径≤3mm 动脉瘤,但其敏感性下降,为 40%～90%。近来 Hashimoto 等(2000)认为 CTA 可作为常规脑血管造影阴性的 SAH 者进一步检查手段,特别适用于常规血管造影难发现的小动脉瘤。但是,CTA 有假阳性和假阴性,又受扫描与摄片参数和条件的影响,因此 CTA 还有待进一步提高。

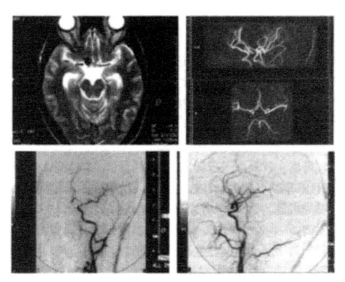

图 3－29　前交通动脉瘤在 MRT$_2$W(A)、MRA(B)和 DSA(C)的表现

（5）脑血管造影：脑血管造影仍是本病的经典诊断方法。一般应做四血管造影，以免遗漏多发动脉瘤或伴发的动静脉畸形。血管数字减影技术（DSA）已能查出大多数出血原因，如血管造影仍不能显示病变者，选择性颈外动脉造影可能发现硬脑膜动静脉瘘。如颈痛、背痛明显，并以下肢神经功能障碍为主，应行脊髓血管造影以期发现脊髓动静脉畸形、动脉瘤或新生物。首次 DSA 阴性者，应在 2 周（血管痉挛消退后）或 6～8 周（血栓吸收后）重复做 DSA（Ⅲ级证据）。血管造影能否加重神经功能损害，如脑缺血、动脉瘤再次破裂，目前尚无定论。造影时机：由于脑血管痉挛易发生在 SAH 后 2～3d，7～10d 达高峰，再出血好发时间也在此期间，因此目前多主张脑血管造影宜早或宜迟，避开脑血管痉挛及再出血高峰期，即出血 3d 内或 3 周后。但是，对危重患者，不应受此限制，在征得家属配合下，可做脑血管造影。大组病例显示脑血管造影病残率为 0.5%，死亡率<0.1%。

（6）经颅多普勒超声（TCD）：由于血流速度与血管腔横切面成反比，即与血管腔半径平方成反比。采用 TCD 可以无创伤地测得脑底大血管的血流速度，特别精确。稳定测定大脑中，动脉近端的流速，对临床诊断 SAH 后血管痉挛有重大价值（Ⅱ级证据）。Seiler 发现，SAH 后 4～10d 大多数患者大脑中动脉流速>80cm/s（正常为 60cm/s），最大流速>200cm/s 者有发生脑缺血可能。同时也发现 TCD 流速增高的时限与脑血管造影血管痉挛的时限相似。大脑中动脉流速高于 120cm/s，对于判断血管造影上的血管痉挛特异度为 100%，但敏感度为 59%。另外，TCD 检查和 TCD 阻断试验可预测颈内动脉阻断后脑血流动力学的变化，为安全阻断颈内动脉和术后扩容提供一个较可靠的指标。

（七）无症状脑动脉瘤的筛选检查

由于脑动脉瘤破裂出血致死致残率高，无症状脑动脉瘤手术死亡率<2%，致残率<5%，因此及时发现和处理无症状脑动脉瘤很有必要。目前认为对下列人群应做筛选检查：

1. 有一级亲属中至少≥2 人动脉瘤者，应筛查，如仅 1 人患脑动脉瘤者，则不必（Ⅲ级 C

证据)。

2.染色体显性遗传多囊肾者。

Ronhainen 等(1990)在 396 例脑动脉瘤患者中,37 例(9%)有家族史。在染色体显性遗传多囊肾中 5%～10% 发生脑动脉瘤,如又合并脑动脉瘤家族史则发生率达 20%～25%。

(八)迟发性缺血性障碍

迟发性缺血性障碍(delayed ischemic deficit,DID),又称症状性脑血管痉挛。由于脑血管造影或 TCD 显示脑血管痉挛者,不一定有临床症状。只有伴脑血管侧支循环不良时,rCBF 每分钟＜18～20mL/100g 时,才引起 DID。因此,脑血管造影和 TCD 诊断 SAH 后脑血管痉挛的发生率可达 67%,但 DID 发生率为 35%,致死率为 10%～15%。由于血管造影显示的血管痉挛常发生在 SAH 后 2～3d,DID 则多见于出血后 3～6d,7～10d 为高峰。

1.DID 临床表现　①前驱症状:SAH 的症状经治疗或休息而好转后,又出现或进行性加重,外周血白细胞持续增高、持续发热;②意识由清醒至嗜睡或昏迷;③局灶体征,取决于脑缺血部位,如颈内动脉和大脑中动脉分布区,可出现偏瘫伴或不伴感觉减退和偏盲。大脑前动脉受累可出现识别和判断能力降低、下肢瘫、不同程度意识障碍、不动性缄默等。椎基动脉者则引起锥体束征、脑(颅)神经征、小脑征、自主神经功能障碍、偏盲或皮质盲等。上述症状多发展缓慢,经数小时或数日才达高峰,持续 1～2 周后逐渐缓解。少数发展迅速者,预后差。

2.DID 的诊断　一旦出现上述临床表现,即应做头颅 CT 和 CT 灌注(pCT),排除再出血、血肿、脑积水等,了解脑缺血,并做 TCD 和脑血管造影。CT 见脑梗死则有助诊断。另外,也应排除水、电解质紊乱,以及肝、肾功能障碍、肺炎和糖尿病,并做相应的检查,有利于权衡应用钙拮抗剂。

3.引发 DID 的原因

(1)脑血管痉挛

①平滑肌收缩:脑血管痉挛是继发于血管平滑肌长期、持续性收缩。由于蛛网膜下腔内血块释放出血红蛋白,激活钙/钙调蛋白所依赖肌球蛋白轻链激酶,后者促使肌球蛋白轻链的磷酸化,诱发肌动蛋白和肌球蛋白交联,导致平滑肌收缩。平滑肌收缩需有足够的三磷酸腺苷和钙,特别是胞外钙的储存比胞内钙更重要。虽然肌丝激活依赖钙和高能磷酸物,但是持续数天或数周的慢性血管痉挛更需要有收缩蛋白,蛋白激酶 C 卢(Rho)激酶、蛋白氨酪酸激酶,以及它们的信号通路参与。由于这种持续、慢性平滑肌收缩不仅管壁有非功能性损伤,而且有超结构损伤如内皮细胞空泡化、紧密连接消失、内弹力层断裂、肌层斑点状坏死等。过去对血管造影所见血管痉挛引起管腔狭窄的原因有争议,现在已清楚在急性期(出血 3～5d 发生,持续 2～3 周),痉挛动脉内膜因平滑肌持续收缩而受损,发生水肿和形成附壁血栓,以及管壁坏死。急性期管壁少有炎症反应。蛛网膜下腔出血 2～3 周后,受损血管内皮下有炎症细胞浸润和积聚,内膜下增生而导致管壁增厚、管腔狭窄,这说明血管扩张剂无效的原因。血浆外补体 C_{3a} 和可溶性细胞黏连分子(ICAMs)升高与易发脑血管痉挛和预后不良有关。

②内膜损伤:包绕脑动脉的血块内的氧化血红蛋白的氧化作用,产生去氧血红蛋白、超氧化阴离子自由基和类脂氧化物,有害的羟自由基和脂质过氧化物渗入管壁,损伤内膜和平滑肌细胞,通过耗竭内源性 NO 血管扩张和血管张力调节的重要因子或激活内皮素(血管收缩

因子),使其过度表达,两者失衡而引发血管痉挛。

(2)非脑血管痉挛的原因:由于脑血管痉挛与脑缺血的部位和程度有时不一致。预防和缓解脑血管痉挛后脑缺血却不见减少(Macdonald RL,2011)。影像学和病理检查发现多发脑梗死灶或 1/4～1/3 DID 患者根本无相应脑血管痉挛(Diringer MN,2013)。因此近来质疑脑血管痉挛是 DID 唯一病因的呼声增多。现归纳如下:①微循环障碍:脑缺血时,脑血管自动调节功能会使缺血区血管扩张,缓解脑缺血。可是由于此功能丧失,引起脑的微循环障碍,导致微血栓形成(Yundt RD,1998,Hirashima Y,2005)。②皮质扩散性抑制:SAH 可引起大脑跨皮质和严重的去极化,使脑电静息、局部脑代谢和血供紊乱,构成脑继发性损伤(Weidauer S,2008)。③炎症:SAH 除引起周围血中白细胞增多外,可引起蛛网膜下腔和脑组织内炎症细胞因子(IL-6,TNF-α 等)和髓过氧化酶高表达,且出现在 DID 前面,提示预后不佳。

上述血管痉挛、微血栓形成、脑栓塞、皮质扩散性抑制和炎症等都可促发 DID 和脑梗死。如患者出血后很快死亡,脑梗死来不及形成;如患者经抢救成活,临床可出现 DID,CT 和 MRI 可发现脑梗死。大组脑动脉瘤破裂死亡尸检资料显示,脑梗死发生率 20%～30%,而且与时间有关,即 3d 内死亡脑梗死率为 19%,4～14d 为 48%,>14d 为 70%。另外,症状性脑血管痉挛 CT 显示脑局灶性低密度,并不一定伴不可逆脑梗死,经积极治疗,低密度灶可消失。

(九)破裂脑动脉瘤的非手术治疗

患者应在重症监护室(ICU),由训练有素的医生和护士监护。

1.一般治疗　包括绝对卧床 14～21d,头抬高 30 度,限制额外刺激,注意环境安静,适当给予镇静止痛剂,并保持水、电解质平衡等。

2.监测　意识、瞳孔、体温、呼吸、血压、EKG、血氧饱和度、中心静脉压、血生化和血常规等检测。

3.止血　目前对止血剂在 SAH 治疗的作用仍有争论。一般认为,抗纤溶药物能减少50%以上再出血,可是由于抗纤溶促进脑血栓形成,延缓蛛网膜下腔中血块的吸收,从而易诱发缺血性神经并发症、脑积水等,抵消其治疗作用,且对总预后无助益。但是,也可能由于止血剂减少再出血,使患者能生存更长时间而易发生 DIC 等并发症。目前欧美指南主张对患脑血管痉挛低风险者,近期手术或介入治疗者用止血剂,术后即停用(Ⅱ级证据);对延期手术或不能手术者,应使用抗纤溶剂以防止再出血。但是有妊娠、深静脉血栓形成、肺动脉栓塞等时为禁忌证。使用方法如下:

(1)6-氨基己酸(EACA):16～24g/d 静脉点滴,给药 3～7d,病情平稳后改 6～8g/d(口服),直至造影或手术。

(2)止血环酸(凝血酶):比 EACA 作用强 8～10 倍,且有消毒作用。应用剂量 2～12g/d,与抑肽酶(30 万～40 万 u)联合应用,疗效优于单独应用。

4.控制颅内压　颅内压波动可诱发再出血。Wardlaw(1998)用彩色 TCD 监测,发现当颅内压降低时,脑动脉瘤可变大,搏动减弱;当颅内压增高时,动脉瘤可变小,搏动增强。提示颅内压变化可诱发动脉瘤破裂。临床也常见腰穿或脑室引流不当可引起出血。颅内压低可诱发再出血;颅内压接近舒张血压时,出血可停止,但脑灌注压也明显降低,易发生脑梗死。因此,SAH 急性期,如颅内压不超过 2.66～3.99kPa(20～30mmHg),此时患者多属Ⅰ～Ⅱ

级,一般不需降低颅内压;当颅内压升高或Ⅲ级以上者,则应适当地降低颅内压。表3—24示平均颅内压(MICP)变化与患者临床分级的关系,有利于指导降颅压药物的应用。一般应用20%甘露醇1g/kg静脉点滴。

表3—24　平均颅内压与动脉瘤病例的临床分级关系

级别	平均颅内压幅度
Ⅰ～Ⅱ级	MICP<1.59kPa(12mmHg)
Ⅲ级	MICP=1.99～5.32kPa(15～40mmHg)
Ⅳ级	MICP=3.99～9.97kPa(30～75mmHg)
Ⅴ级	M1CP>9.97kPa(75mmHg)

5.控制血压　由于缺乏随机对照研究,对血压控制有争论。观察性报告提示控制血压可减少再出血危险,但增加继发性脑缺血。因此,一般认为动脉瘤未夹闭者收缩压>186mmHg,应适度降低,维持平均动脉压在90mmHg以上。

6.控制血糖　高血糖见于1/3患者,且与患者不良预后有关。纠正高血糖能否改善预后尚不清楚,小样本研究提示可降低入院14d的感染率(Ⅲ级),故血糖>10mmol/L者应处理。

7.体温　发热见于半数患者,特别是伴脑室出血和重症者,与不良预后有关。引起体温增高原因,1/5为非感染,与出血引发炎症反应有关。Todd MM等(2005)报告动脉瘤术中亚低温(33℃)与对照组比,未见好处。因此目前仅对发热者处理(Ⅱ级)。

8.下肢深静脉血栓形成的预防　穿弹力袜和间隙性气压按摩(Ⅱ级),动脉瘤夹闭后12h或介入闭塞后可用低分子右旋糖苷肝素(Ⅱ级)。

9.癫痫　已有癫痫者应该用抗癫痫药,预防术后早期癫痫,美国指南建议用(Ⅱ级),欧洲不建议用。长期预防用药均不建议,但脑内血肿、顽固高颅压、脑梗死和大脑中动脉瘤者则可长期用药(美国Ⅱ级)。

10.症状性脑血管痉挛(DID)的防治　目前症状性血管痉挛治疗效果不佳,应重在预防。防治过程分为5步:①防止血管痉挛;②纠正血管狭窄;③防止由血管狭窄引起的脑缺血损害;④纠正脑缺血;⑤防止脑梗死。

主要措施有如下:

(1)扩容、升压、血液稀释治疗(hypervolemia,hypertension,hemodilution,简称3H疗法):此法虽然可用于预防,也可治疗血管痉挛。但是缺乏高级别循证医学证据支持,加之肺水肿等并发症,目前多主张3N(normal),避免低血容量、维持正常血压和适度血稀析(Ⅰ级证据)。不对患者限水,维持中心静脉压在0.49～1.17kPa(5～12cmH_2O)或肺动脉楔状压在1.6～1.86kPa(5～15mmHg),并维持血细胞比容在30%～35%左右,有效减少血管痉挛发生。一旦发生DID,在心肺功能允许下可升高血压(Ⅱ级)。晶体(如葡萄糖液、林格液)与胶体(如白蛋白、鲜血)比为3:1,注意滴速。

(2)钙离子拮抗剂:尼莫地平(nimodipine),这种二氢吡啶类药物是目前临床应用较多的钙离子拮抗剂,可改善患者预后,但非脑血管痉挛(Ⅰ级)。一般应在SAH后3d内愈早用愈好,按 0.5～1mg/h 静脉缓慢注射,2～3h 血压无降低者,可增至 1～2mg/h。静脉注射应维持 24h,因此宜用微泵控制输液速度,通常本药 50mL(10mg)经三通阀与 5%～10% 葡萄糖溶液 250～500mL 同时输注。静脉用药 7～14d,病情稳定,改口服(剂量 60mg,3 次/d)7d。

(3)其他药物:已证实 21-氨基类固醇、内皮素受体拮抗剂(clazosantan)、硫酸镁无效(Ⅰ级)。Statin 正在临床试验。依达拉嗪、依尼尔(法舒地尔)的疗效仍需大样本随机对照研究验证。针对非血管性痉挛 DID 的治疗目前仅限于实验(动物)或临床病例报告。

(4)颅内蛛网膜下腔血块清除或置入血管扩张剂:在夹闭动脉瘤后,蛛网膜腔置管引流,并经导管注入重组组织纤维蛋白酶原激活剂(rtPA)或尿激酶等纤溶药物,以加速溶血块,减少脑缺血损害的发生。经导管用 rtPA 2.5 万～60 万 u,q8h(或尿激酶 3 万～6 万 u/d)基底池缓滴和引流,或在蛛网膜下腔置入含尼卡地平或罂粟碱的缓释丸。上述均为小样本、回顾性研究,虽有效,但待进一步证实。

(5)腔内血管成形术(transluminal angioplasty):最初用来治疗血管痉挛,但目前研究发现其预防效果更佳,即在症状性血管痉挛出现以前,血管造影证实血管痉挛后。由于机械性血管成形术使用中少数病例出现动脉瘤或动脉破裂,目前趋向于采用药物性成形术取代。用 0.5mg 尼莫地平、600～1 200u 尿激酶灌注,然后用 0.2% 罂粟碱 1mL,以 0.1mL/s 的速度,重复多次灌注,或用依尼尔、CDH(毛喉素衍生物)经生理盐水稀释后局部灌注。整个过程在 DSA 监控下进行,并全身肝素化。

(6)其他并发症的治疗:心电图异常者应给予 α 或 β 肾上腺能受体阻滞剂,如普萘洛尔。水、电解质紊乱常见低血钠,引起原因有脑性盐耗综合征和促利尿激素(ADH)分泌异常综合征(SIADH)。前者是尿钠排出过多导致低血容量和低血钠,治疗应包括输入生理盐水和胶体溶液,不限制水分。SIADH 则因 ADH 异常分泌增多,引起稀释性低钠血症和水负荷增加,治疗除补钠外,还包括限水和应用抑制 ADH 分泌药物,如苯妥英钠针剂等(Ⅱ级)。

(十)脑动脉瘤的手术治疗

1.治疗时机 脑动脉瘤治疗的目的是防止再出血和因出血引发一系列的并发症,如延迟性脑缺血。因此,选择最佳的手术治疗时机一直是争论的问题。神经外科医生曾尝试早期开颅手术夹闭动脉瘤,可是由于在出血早期,脑肿胀和神经系统功能不稳常增加手术的困难,导致围手术期的病死率和病残率较高;相反,手术延期即出血 2 周后进行,上述困难较少,疗效也较好。可是,等待手术期间可伴有 12% 再出血、30% 的局灶性脑缺血并发症,特别是 15% 患者在出血第 1d 内再出血(Ohkuma H,2001),导致相当部分患者死亡和病残。

20 世纪 70 年代以来,由于显微外科技术进步,90 年代由于血管内介入技术的出现和发展,脑动脉瘤治疗效果不断提高,脑动脉瘤早期手术数量不断增多。较高质量的循证医学研究出现,支持早期手术。例如,Haley Jr EC(1992)用前瞻流行病学、非随机方法,比较北美 27 个医学中心共 722 例患者,发现术后良好预后率早期手术(<3d)为 70.9%,晚期手术(≥14d)为 62.9%。De Gans K 等(2002)荟萃分析 268 篇研究,选出符合要求的 11 篇共 1 814 例患者,比较早期(<3d)和晚期手术的疗效。结果:术前患者状况良好者(WFNS 1～3)早期手术的预后显著比晚期手术好,WFNS 4～5 级者也有此趋势,但统计学未达到显著差异。甚至 WFNS 4～5 级者早期手术(<12h)并无增加术后生活不能自理者的数量(Laidlaw JD,2003)。

虽然老年人常伴不良预后,但不应排除早期手术,因为这些患者常有脑内血肿、脑血管代偿力差,同年青危重患者一样易发生延迟脑缺血(Bohman LE,2011)。目前唯一循证医学Ⅰ级证据的报告—国际蛛网膜下腔出血脑动脉瘤研究(ISAT)中,开颅手术和血管内介入均分别在出血1.8d和1.1d进行。因此,美国动脉瘤蛛网膜下腔出血指南(2012)和欧洲脑动脉瘤和蛛网膜下腔出血指南(2013)均推荐出血的脑动脉瘤应尽早手术治疗(<3d)。此推荐不受患者临床分级、多发动脉瘤、患者年龄的限制。

对出血3～14d患者的处理,目前无统一意见。虽然这期间脑动脉瘤再出血不如早期多,但易发生延迟性脑缺血。因此,如患者情况稳定,可密切观察,等待14d后手术;如患者再出血风险高,则可酌情手术治疗。

对下列情况应延迟手术:①复杂动脉瘤、巨型动脉瘤;②术时需较长时间暂时阻断载瘤动脉者。

2.治疗方法的选择　可供选的治疗方法有显微外科动脉瘤夹闭(简称夹闭)和血管内介入(简称介入)术。过去对夹闭或介入谁更好一度争论不休,2002年发表ISAT证实:术后一年不良预后为30.9%(夹闭)和23.5%(介入),显然介入比夹闭好。2005年和2009年ISAT分别报告长期随访结果:因复发需再处理早期2.9%(夹闭)和8.8(介入),后期0.9%(夹闭)和8.6%(介入),介入比夹闭高8倍。再出血为0.3%(夹闭)和0.6%(介入),介入比夹闭高2倍。上述情况多见40岁以下(图3-30)。根据欧美有关指南介绍如下。

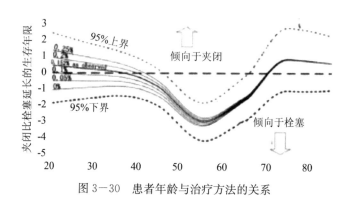

图3-30　患者年龄与治疗方法的关系

(1)美国指南(2012)

①在条件许可时应尽早进行夹闭或介入,可减少大多数患者再出血(Ⅰ级证据)。

②应尽可能完全闭塞动脉瘤(Ⅰ级证据)。

③应多学科(包括夹闭和介入)讨论,根据患者和动脉瘤的特点做出治疗决定(Ⅰ级证据)。

④可夹闭可介入的动脉瘤应先选择介入(Ⅰ级证据)。

⑤夹闭或介入后,如无禁忌证,患者应影像学随访,时间和方法可因人而定,如见具临床意义的残瘤动脉瘤或复发,应再夹闭或介入(Ⅰ级证据)。

⑥夹闭更适用于下列患者:a.伴大的脑内血肿(<50mL);b.大脑中动脉瘤(Ⅱ级证据)。

⑦介入更适用下列患者：a.年龄（＞70岁）；b.重症（WFNS 4～5级）；c.基底动脉瘤顶端动脉瘤（Ⅱ级证据）。

（2）欧洲指南（2013）

①应在神经外科和神经放射科之间讨论，做出最佳治疗决定。

②患者应尽可能参与或告知讨论和决定事宜。

③可夹闭或介入的动脉瘤应首选介入（Ⅰ级证据）。

④夹闭或介入的选择与下列因素有关：a.患者：年龄、合并病、有否脑内血肿、SAH分级、动脉瘤大小、位置和形状，以及侧支循环（Ⅲ级证据）；b.医生：经验、能力、技巧（Ⅲ级证据）。c.医院：设备设施和整体水平（Ⅲ级证据）。

⑤利于夹闭的因素：a.患者年轻；b.伴脑内血肿（Ⅱ级证据）；c.动脉瘤、位大脑中动脉、胼同动脉或宽颈动脉瘤或动脉瘤伴有动脉分支（Ⅲ级证据）；d.有不利于介入的血管因素或动脉瘤因素（Ⅰ级证据）。

⑥利于介入的因素：a.＞70岁（Ⅱ级证据）；b.不伴脑内血肿（Ⅱ级证据）；c.动脉瘤位后循环或瘤颈或单叶形状（Ⅲ级证据）。

⑦不应仅根据年龄排除老年患者治疗，应根据患者临床和身体状况做决定。

3.血管内介入　颅内动脉瘤手术夹闭的治疗方式，由于其历史悠久，发展较为成熟，其安全性和有效性已经得到公认。而随着血管内介入材料的进步和发展，血管内治疗的安全性和有效性也在不断提高。

（1）麻醉：颅内动脉瘤介入栓塞，原则上尽可能采用气管插管全身麻醉，便于术中呼吸、血压等生命体征的管理，也能保证术中使患者静止不动，避免出现身体移动而产生伪影，使路径图像模糊，利于术者完成精细操作。

（2）治疗程序：术前核对患者姓名、性别、年龄、住院号等基本信息，核对患者各项术前检查、排除手术禁忌。与患者及家属充分沟通，告知可能的治疗结果和预后情况，取得患者及家属理解与配合。

麻醉完成后留置导尿，严格依无菌原则消毒铺巾、穿刺置鞘，将适当规格的导引导管在超滑导丝引导下超选至将要治疗的动脉瘤所在的颈内动脉或椎动脉。根据造影结果选择可充分显露瘤体、瘤颈及载瘤动脉的角度作为工作角度，做好路径图后，选择合适的微导管（必要时可行蒸汽塑形），在微导丝支撑引导下超选至动脉瘤腔内，若微导管稳定且瘤颈小，即可根据动脉瘤大小选择适当规格的微弹簧圈逐步填塞瘤腔，直至致密填塞。在此过程中可反复造影，了解填塞情况。填塞满意后，撤出微导管，复查造影。如果动脉瘤形态复杂（宽颈、梭形、夹层等），可能需要借助支架辅助技术、球囊辅助技术、双导管技术等。如果动脉瘤位于小血管远端，微导管难以到位，而动脉瘤以远处无重要血管结构时，也可选用更细的漂浮微导管超选至动脉瘤处行液体胶栓塞。

（3）介入材料学：由于GDC的柔软性好，可控性强，手术操作方便、安全，成功率高，已被广大神经外科和神经介入医师接受。为了更好地提高动脉瘤的栓塞程度，尤其是GCC难以栓塞的宽颈动脉瘤，各种改良的弹簧圈被不断开发。

①Matrix弹簧圈（Boston公司）-Matrix是共聚物涂层的铂金弹簧圈，被覆共聚物涂层

聚乙二醇－聚乳酸,其体积占弹簧圈总体积的 70%,在 90d 内可在体内完全吸收。与传统 GDC 相比,其致血栓能力更强,能促进动脉瘤腔内纤维结缔组织增生,故有望降低动脉瘤再通率,同时栓塞后动脉瘤的体积可随共聚物的吸收而缩小。但这一材料在脑动脉瘤中的应用尚不成熟,Smith 等报道的最新临床试验结果显示,Matrix 弹簧圈较之在即时填塞率、随访稳定性及再次治疗率等几方面均未见明显优势,因此其临床价值有待进一步验证(图 3－31)。

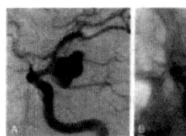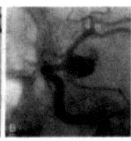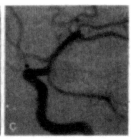

图 3－31　使用 Matrix 弹簧圈治疗后交通动脉瘤

②HES(Hydrocoil Embolic System)弹簧圈(Microvention 公司)－即 Hydrpcoil,在铂圈表面被覆水凝胶涂层 Hydrogel 是一种遇水膨胀的丙烯酸共聚物(图 3－32)。HES 弹簧圈被置于血液中后,弹簧圈即开始自膨,待膨胀完全,直径达原来的 3～9 倍。值得一提的是这种水凝胶物质并不像血栓那样容易降解,因此能够在瘤腔内提供更加稳定的填塞结构。因此这种能在体内自发膨胀的生物弹簧圈有望提高动脉瘤的完全栓塞率和降低远期再通率。Cloft 等报道了 Hydrocoil 将裸圈 32%的瘤腔填塞率提高至 73%。Gaba 等同样认为,使用 Hydrocoil 能够使用较少的弹簧圈并提高动脉瘤腔的填塞密度,使得复发率和再次治疗率均明显下降。一项使用 Hydrocoil 栓塞动脉瘤的临床前瞻性试验(Hydrocoil Endovascular Occlusion and Packing Study,HELPS)初步证实了 Hydrocoil 的手术安全性,进一步长期随访结果有待报道。

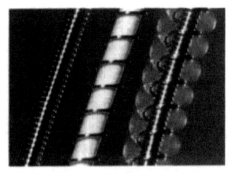

图 3－32　HES 示意图

③32P－coil 放射性弹簧圈－将 32P 离子植入普通弹簧圈表面制成放射性弹簧圈,32P 的原位放射作用能促进动脉瘤瘤腔纤维化和瘤颈新生内皮生长,从而有望降低动脉瘤远期再

通率(图 3－33)。32P 释放的 β 射线穿透力极弱,不接触弹簧圈的组织免受放射影响。Raymond 等在犬类动物中采用此类弹簧圈进行试验,并证实了其减低了栓塞后动脉瘤再通的作用,但其对周围正常组织的损害目前并不能被排除。

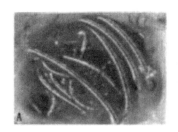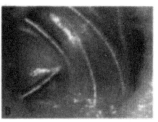

图 3－33　A. 普通弹簧圈瘤颈处新生内膜较薄;B. 32P－coil 放射性弹簧圈瘤颈处新生内膜较厚

④纤毛弹簧圈－通过将涤纶纤毛覆于弹簧圈表面,增强弹簧圈的致血栓性,可用于载瘤动脉的闭塞。对于巨大动脉瘤、宽颈动脉瘤、破裂动脉瘤的子囊(破裂处)也有一定的疗效(图 3－34)。

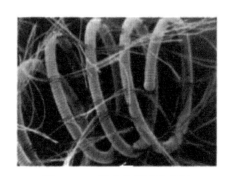

图 3－34　纤毛弹簧圈示意图

⑤Cerecyte 弹簧圈及 Nexus 弹簧圈－均为表面修饰弹簧圈,前者是在弹簧圈系统内部置入 PGLA 涂层,其作用原理是在栓塞过程中保持弹簧圈的顺应性;后者则是通过表面聚合物与血液的共同作用诱发血栓形成,降低动脉瘤再通率。

此外,一些辅助的设备同样开始用于动脉瘤栓塞手术:

①球囊－Jacques Moret 在 1992 年首次将其用于动脉瘤栓塞手术。其作用主要是重塑载瘤动脉形态。而如今,根据不同的形态、顺应性及示踪性,球囊已被开发成不同的种类。这给一些既往认为更适于开颅手术的动脉瘤,例如大脑中动脉动脉瘤的介入治疗提供了有力的辅助(图 3－35)。

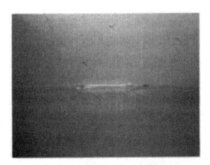

图 3-35　常用球囊示意图

②球扩支架－球扩支架作为球囊的补充辅助装置对宽径动脉瘤或者大型动脉瘤有着良好的治疗效果。早期颅内支架主要使用的是冠脉球扩支架,但是其柔软度和推进能力一直广受争议。此后虽然这些缺点都有所改善,但是 Kessler 等依然认为这一装置带来了很高的出血或缺血并发症率,主要的原因来自于支架操作过程中对载瘤动脉或穿支的损伤。因此球扩支架对于手术者的技术要求很高(图 3-36)。

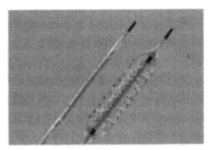

图 3-36　常用球扩支架示意图

③自膨式支架－自膨式支架较之于球扩支架对所操作血管造成夹层或破裂的可能性减小,支架的放置过程中也没有球扩支架繁复的导丝交换过程。目前临床上最为常见的用于治疗动脉瘤的支架包括 Neuroform 支架、Enterprise 支架及 Leo 支架。它们之间由于网格形态、材质和柔顺性的不同,有着各自的优势和缺点,被适用于各种不同的动脉瘤的栓塞治疗。而现在,EV3 公司的 Solitaire AB 支架凭借着独特的形态设计和顽强的支撑力正被临床医师逐渐接受(图 3-37)。

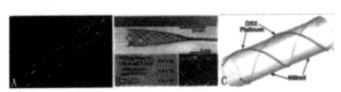

图 3-37　常见的自膨式支架
A. Neuroform 支架;B. Enterprise 支架;C. Leo 支架

（4）技术选择

①单纯弹簧圈栓塞：对窄颈（瘤颈≤4mm）小动脉瘤（直径 4～10mm）可行单纯弹簧圈栓塞，先选择直径约等于动脉瘤直径的三维弹簧圈作为成篮弹簧圈，为继续填塞二维弹簧圈提供稳定的框架结构，有利于致密填塞瘤腔和防止弹簧圈突入至载瘤动脉。篮筐编好后，依次选择直径递减的弹簧圈填塞瘤内空隙，直至致密填塞（图 3－38）。

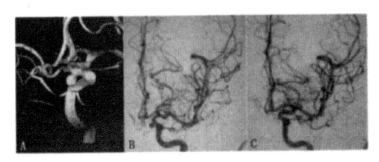

图 3－38　单纯弹簧圈栓塞右侧颈内动脉眼段动脉瘤

②双微导管技术：对瘤颈较宽、预计弹簧圈成篮不易稳定、栓塞过程中弹簧圈较易突入载瘤动脉内的动脉瘤，或大型窄颈动脉瘤，单根微导管在栓塞过程中弹簧圈较难均匀分布而不能致密填塞者可采用双微导管技术。将 2 根微导管分别超选至动脉瘤腔内，微导管头端位置可不同，交替送入弹簧圈，使其互为支撑，观察弹簧圈稳定后，再依次解脱，交互编织的弹簧圈在动脉瘤腔内的稳定性强，不易突入载瘤动脉。大动脉瘤的栓塞，尽可能将 2 根微导管置于动脉瘤内的不同区域，先用一根微导管进行填塞，再用另一个微导管填塞残余腔隙，以充分提高填塞程度，减少复发概率（图 3－39）。

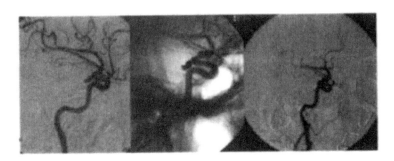

图 3－39　尽微导管技术栓塞后交通动脉瘤

③球囊辅助技术：对相对宽颈的动脉瘤，预计单纯弹簧圈填塞易致弹簧圈突入载瘤动脉者，也可考虑采用球囊辅助栓塞技术（remodeling）（图 3－40），先将微导管超选至动脉瘤腔内，再将 HyperGlide 球囊或 HyperForm 球囊跨动脉瘤颈放置，同时行全身系统肝素化，以防球囊充盈时载瘤动脉内血栓形成。弹簧圈填塞过程同单纯弹簧圈填塞方法。若弹簧圈无突

入载瘤动脉趋势,可暂不充盈球囊;若发现弹簧圈有突出倾向,则充盈球囊封堵瘤颈后再继续填塞弹簧圈,弹簧圈填塞完成后先泄去球囊解除封堵作用,观察弹簧圈稳定后再行解脱;若弹簧圈不稳定则暂缓解脱,重新充盈球囊,重新填塞弹簧圈以调节其位置,直至弹簧圈稳定后方可解脱。致密填塞后,在球囊充盈状态下撤出微导管,再泄去球囊然后撤出。

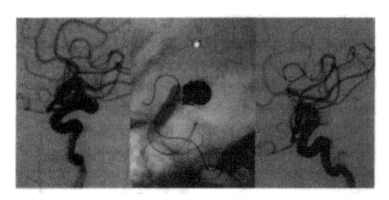

图3-40 球囊辅助下致密栓塞后交通动脉瘤

④支架辅助技术:对于宽颈动脉瘤、梭形动脉瘤、夹层动脉瘤、大型或巨大动脉瘤,以及微小囊泡样动脉瘤均可采用支架辅助技术,使动脉瘤栓塞更致密,以期降低其再通复发,支架辅助技术较为复杂,可分如下几种:

a. 支架先释放技术:先将选定的支架跨瘤颈释放,再将微导管经支架网眼空隙超选入动脉瘤腔内,或先将微导管超选入动脉瘤内,再将支架跨瘤颈释放并覆盖微导管。再经微导管进行弹簧圈填塞。

b. 支架后释放技术:支架导管先置于动脉瘤颈处的载瘤动脉内,但并不释放支架,而是先行填塞弹簧圈,弹簧圈填塞完成后再释放支架覆盖瘤颈。

c. 支架半释放技术:先将支架跨瘤颈部分释放,覆盖部分瘤颈,弹簧圈填塞完成后再释放另一半支架。

d. 冰激凌支架技术:可应用于动脉分叉处的宽颈动脉瘤,如基底动脉尖部动脉瘤、大脑中动脉分叉部动脉瘤、前交通动脉瘤等。将开环支架(如 Neuroform)一端释放于动脉瘤腔内,再在瘤腔内填塞弹簧圈,使支架形如冰激凌杯托住后填塞的弹簧圈,避免弹簧圈突入分叉部载瘤动脉,故形象的称其为冰激凌技术(图3-41)。

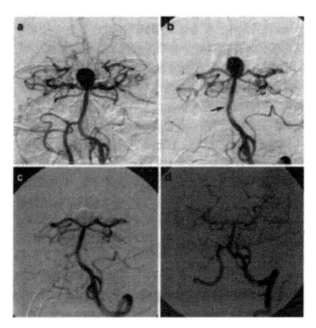

图 3-41　冰激凌技术治疗基底动脉顶端动脉瘤

　　但凡采用支架辅助技术,均需术中全身系统肝素化,术前术后双联抗血小板聚集(阿司匹林、氯吡格雷)治疗。对动脉瘤破裂急性期者,若术中确需支架辅助者,因术前无法抗血小板药物准备,术中可经鼻胃管或经肛肠给予负荷剂量的抗血小板药物。若患者家属不能接受急性期抗凝、抗血小板治疗可能造成的风险,也可待急性期过后经正规药物准备后再治疗。

　　⑤血流导向装置技术:目前的血流导向装置主要有带膜支架和密网眼支架2类。带膜支架可应用于没有重要穿支血管的颈内动脉动脉瘤或椎动脉动脉瘤,国内多家医院临床试验证实疗效确切,再通复发率低,但目前尚未正式上市。密网眼支架目前国外主要应用 Pipeline,文献报道效果较好,但并发症率较高,远期效果有待观察,目前也尚未进入国内市场。血流导向装置必须经充分抗血小板聚集治疗准备,因此不能应用于动脉瘤破裂急性期患者。

　　⑥液态胶栓塞技术:如果动脉瘤位于小血管远端,普通微导管难以到位,而动脉瘤以远处无重要血管结构时,也可选用更细的漂浮微导管超选至动脉瘤处行液体胶栓塞。如小脑前下动脉动脉瘤、小脑后下动脉动脉瘤、小脑上动脉动脉瘤及大脑后动脉远端的动脉瘤等。对大型或巨大型动脉瘤,因弹簧圈栓塞耗费巨大,也可考虑采用 Onyx-500 进行栓塞,但必须采用严格的球囊辅助保护技术,确保 Onyx 不会外溢方可实施,否则可致脑梗死发生。

　　⑦血管闭塞技术:对于一些难治性巨大动脉瘤或梭形动脉瘤,可行载瘤动脉闭塞术。事先必须行暂时性球囊阻断试验(BOT),证实患者有良好的侧支循环及临床耐受后,才能用球囊、弹簧圈或液态栓塞剂行永久阻断。如果侧支循环代偿不好,必须先行血管搭桥手术,再行载瘤动脉闭塞。但是对于能耐受 BOT 的患者仍然可能发生缺血的结果,即使已行颅内外血管搭桥术也不能完全避免。BOT 及血管闭塞需要术中进行全身肝素化,这对刚发生 SAH 的患者来说是个问题,因此仅用在不能直接手术夹闭或直接弹簧圈栓塞,且如果不治疗而风险

极高的病例。

（5）新兴技术与进展：血流转向（flow diversion）装置（图3—42）。

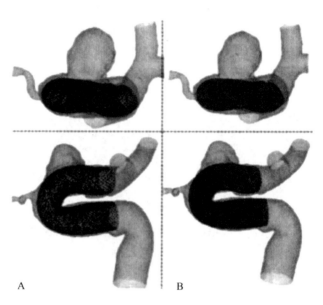

图3—42 血流转向装置
A. Silk 支架；B. Pipeline 支架

在20世纪90年代中期，随着球囊塑性辅助动脉瘤栓塞技术在临床上的应用，将一些介入治疗不可治的动脉瘤变为可治。而进入21世纪之后，由于支架辅助技术的不断成熟，血管内治疗在动脉瘤治疗中的应用范围得到进一步的拓展。这类颅内支架通过10％的金属覆盖面积覆盖于载瘤动脉管壁及动脉瘤瘤颈之上，起到了类似脚手架的作用－通过支架的网格，将弹簧圈安全的置入动脉瘤腔内，金属物的遮挡有效地防止弹簧圈脱出于动脉瘤颈，保留了载瘤血管的通畅性。同时支架减少了动脉瘤颈的面积，减少了弹簧圈的用量，进而降低了栓子脱落事件的概率。如今，随着支架辅助技术的不断发展和创新，更多数量的动脉瘤倾向于微创的血管内治疗。但即便如此，一些大型的宽径动脉瘤或难治性非囊性复杂动脉瘤，血管内治疗仍然存在较高的手术风险和复发率，而这一现实促成了血管内治疗技术的一场新的变革。2001年，Benndorf等首先报道了通过2个支架重叠的技术治疗了1个已破裂的椎动脉夹层动脉瘤的病例。此后 Doerfler 及 Fiorella 也相继报道了他们使用支架重叠技术治疗难治性动脉瘤的经验，提示通过支架金属覆盖面积的提高，可以有效地减少动脉瘤腔内的血流量及血流速度，通过血流瘀滞进而形成血栓及内膜重构，同时也保存了载瘤血管侧支的通畅。这些促成了更多神经介入医师及支架开发工程师针对动脉瘤的血流动力学变化进行更深一步的研究，同时使得血流转向成为了一种新的治疗动脉瘤的理念。Radaelli 等通过血流动力学的研究后发现，动脉瘤治疗的最终目的是重建血管壁并纠正动脉瘤造成的血流动力学紊乱。而支架重叠技术在临床运用中具有良好效果。

通过计算机血流动力学分析,提示 30%～50% 的金属覆盖率可以显著地减少动脉瘤腔内血流。而在动物模型提示支架网孔密度 18 孔/mm^3 可以达到最理想的动脉瘤远期闭塞率。这些结果均提示,紧密的网孔结构对于血流转向是十分有必要的,网孔密度的提高伴随的是动脉瘤的闭塞倾向的提高。

Pipeline 栓塞装置是一种由 75% 的镍铬合金及 25% 的铂丝线构成的带网孔的管型装置,可以对载瘤血管提供 30%～35% 的金属覆盖率。网孔面积为 0.02～0.05mm^2。其瘤颈覆盖面积是 Neuroform 支架的 3 倍。至 2010 年 8 月,已有 1 178 个动脉瘤接受了 Pipeline 的治疗。Silk 装置则是一种柔韧的密网自膨式支架,可以提供充分的血流转向及载瘤血管腔内重建。它是由 48 条镍钛合金丝线和铂制微金属条(d=35μm)共同编制成的末端膨大的管型装置。对目标血管提供 35%～55% 的金属覆盖率,网孔直径为 110～250μm。至 2010 年 3 月,约有 1 500 个动脉瘤已接受了 Silk 装置的治疗。

针对血流转向装置的临床试验目前已完成 3 项－Pipeline 装置治疗颅内动脉试验(PI-TA)、布达佩斯单中心研究及 Silk 临床注册研究。另有 2 个关于 Pipeline 的大型临床试验分别在土耳其的安卡拉及阿根廷的布宜诺斯艾利斯进行。而最近国外杂志又报道了 1 项关于 Silk 支架的回顾性研究。其中 PITA 试验是由欧洲神经外科协会所认证的多中心研究。该试验入选了 31 例传统介入治疗方法失败的未破裂宽径动脉瘤患者,平均的瘤颈宽度为 5.8mm,动脉瘤直径为 11.5mm。其中 48% 的病例使用单纯 Pipeline 治疗,52% 则是使用 Pipeline＋弹簧圈治疗,6 个月的随访结果提示 93.3% 的患者动脉瘤完全不显影,而致死率及永久致残率分别为 0% 及 6.5%。而此后,作为 PITA 延续的布达佩斯研究同样印证了 PITA 的结果:对 19 个大型或巨大动脉瘤进行治疗后,6 个月随访提示 17 个动脉瘤取得完全闭塞,而所有 18 例患者中出现 4 例并发症,其中 1 例患者死亡,1 例残留永久神经功能障碍。在 17 例被 Pipeline 覆盖的眼动脉中,有 1 例发生急性闭塞,2 例发生慢性闭塞,但幸运的是均未出现临床症状。阿根廷的同行们同样报道了良好的临床结果,63 例经 Pipeline 治疗的动脉瘤在 3 个月、6 个月、及 12 个月的闭塞率分别为 56%、93%、95%。而来自安卡拉的数据显示 12 个月的动脉瘤闭塞率同样达到 95%,仅有 0.8% 的患者发生载瘤动脉狭窄。此外国外还有一些针对 Pipeline 治疗大型或巨大型梭形动脉瘤的报道,同样取得了令人鼓舞的结果。而关于 Silk 支架,同样也有一些重要的大规模的临床实验结果。其中 Silk 临床注册研究是具有最重要影响力的研究,其数据涵盖了 18 个中心的 70 例动脉瘤患者。其中 37% 为梭形动脉瘤,而大型或巨大型动脉瘤占 74%。在实际操作中,在 21% 的手术过程中发生了支架置入困难的情况,且更有 10% 出现了术中血栓形成。手术相关并发症导致 1% 的患者出现永久性神经功能障碍,而 3% 的患者死亡。4 个月的随访时间段中,48% 的动脉瘤完全闭塞,26% 瘤颈残留。14% 的患者发生载瘤动脉拥塞,另有 6% 出现动脉狭窄。而远期致残率及致死率分别为 4% 及 8%。土耳其安卡拉的一组临床试验数据报道了 20 例前循环动脉瘤远期的动脉瘤闭塞率为 75%,载瘤血管闭塞率为 5%。根据目前的临床试验数据显示 Pipeline 发生功能严重出血并发症的概率为为 75%,其致残率及致死率为 0.75% 和 1%,而 Silk 发生出血并发症等概率为 0.8%。相交于其他类型的支架,血流转向装置发生中期缺血性并发症的概率相对低,远期有待进一步随访数据。

但血流转向装置依然有一定的局限性。譬如血流转向装置仍然有一定的致栓性,在动脉瘤破裂的急性期使用双联抗血小板治疗显然增加了动脉瘤二次破裂致死的风险。因此有学者提出,在急性期可使用弹簧圈辅助血流转向装置的治疗方式降低因抗血小板治疗导致的出血风险。但目前,支持这种治疗手段的证据并不充分。其次血流转向装置由于其密网设计,给进一步的支架内弹簧圈填塞增加了极大的难度,尤其是当长期随访动脉瘤残留需要进一步处理的患者,增加了进一步血管内治疗的难度。另外,目前针对血流转向装置致栓性的评估依然不充分,这有待各项临床试验取得长期的随访结果。而相应的针对血流转向装置的抗血小板用药方案仍旧悬而未决。

尽管如此,作为一种新兴的血管内治疗手段代表了动脉瘤治疗的全新理念。通过血流动力学重建正常血管的结构成为了目前神经介入医师最感兴趣的话题。目前在至少有 6 个关于血流转向装置的多中心研究及 2 个单中心的研究正在进行或计划进行。但是在国内,血流转向装置的应用仍然受制于技术产权引进等多方面的问题。在目前仅有首都医科大学附属宣武医院等少数中心参与了 Silk 支架的国际多中心临床研究,而个别中心正积极自制密网支架治疗脑动脉瘤。但血流转向装置的应用在国内目前仍处于起步阶段,有必要建立关于血流转向装置治疗脑动脉瘤全国多中心的临床及影像学数据库,并通过数据分析来分享我们的经验,这对血流转向装置在国内的规范化应用有着重要的指导意义。

血流转向装置可以通过 2 种方法实现:①使用专用的密网丝低孔率支架,Pipeline 或 Silk 支架;②使用其他支架组成重叠支架、X 形或 Y 形支架。Pipeline 和 Silk 支架的特性:Pipeline,推荐血管直径 2.5～5.0mm,支架较硬,径向支撑力大,可以扩张夹层动脉瘤的狭窄处;Silk 支架,推荐血管直径 2.0～5.5mm,释放较为容易。此外带膜支架一支架被覆共聚物薄膜以彻底与病变动脉瘤隔绝也可能作为血流转向的工具,也是理论上最为理想的动脉瘤治疗方式。带膜支架能够在血循环中屏蔽动脉瘤并重建载瘤动脉,是治疗颅内巨大、宽颈或梭形动脉瘤的理想选择,但只能用于无重要侧支或穿支发出的动脉节段。与裸支架相比,带膜支架有更强的诱导内皮增殖和致血栓的作用,也更难于被送入颅内靶点。柔软、易于输送和具有良好生物相容性的颅内专用带膜支架有待发展。

(6)并发症及处理

①动脉瘤破裂:是栓塞治疗最险恶的并发症,一旦发生,死亡率极高,应立即抢救。若此时微导管已进入动脉瘤腔,可迅速继续放置微弹簧圈,直至致密填塞,多数可自行止血;若此时微导管尚未到位或估计有一定难度时,应立即停止栓塞,中和肝素,采取保守治疗或急诊手术治疗。也有可能用球囊暂时封堵载瘤动脉及动脉瘤颈以控制出血。

②弹簧圈异位栓塞:可导致血栓形成或直接堵塞动脉末端而脑缺血,应尽量避免。一旦发生,应进行抗凝治疗,多数患者可用介入或手术方法将弹簧圈取出。

③严重血管痉挛:可经导管在痉挛血管局部灌注尼膜同或罂粟碱,多可缓解,严重者可行球囊扩张成形处理。同时全身静脉扩容治疗,静脉持续维持尼膜同或法舒地尔等血管解痉药物。

(7)疗效

①未破裂动脉瘤:文献报告,颅内未破裂动脉瘤血管内治疗的死亡率达到 1.8%,预后不

良率(包含死亡)达到4.7%左右。随着手术者对血管内治疗技术的经验不断积累,患者总体预后良好率呈逐年上升趋势,2004年后治疗的患者预后不良率为3.1%,显著低于2001—2003年间治疗的患者(4.7%)。而2000年前的患者预后不良率更高达5.6%。值得注意的是,采用如果液体材料进行栓塞,其风险显著高于单纯弹簧圈栓塞(8.1% vs 4.9%)。血流转向装置目前的总体预后不良率为11.5%左右。从现有文献数据分析发现,近年来血管内治疗的疗效较过往显著提高。这不仅和血管内治疗的技术发展和普及相关,同样与动脉瘤疾病谱的变化有一定的相关性。近两三年来,关于大型的后循环动脉瘤血管内治疗的报道较之以往明显减少;与此同时,血管内治疗的适应证也在逐渐放宽,部分脑动脉瘤治疗中心的患者选择血管内治疗的比例达到80%以上,这些原因直接促成了血管内治疗的疗效至少在表面上似乎大有提高。

一些新技术和新材料的应用虽然扩大了血管内治疗的适应证,但同时也增加了手术的风险。早期宽颈动脉瘤似乎是介入手术的巨大挑战,但如今配合新的材料,采用新技术可以对这类动脉瘤进行致密栓塞。但尽管技术上看似不难做到,但介入操作的空间本身较小,复杂的技术直接导致风险的提升。Moret提出的球囊辅助瘤颈重塑技术使得大量宽颈动脉瘤患者获益,但部分学者提出这一技术使得并发症率较之单纯弹簧圈栓塞提高了11.1%。总结近几年文献来看,这一技术的安全性较高,使用球囊辅助患者的预后与单纯弹簧圈栓塞相仿。支架的使用又是一个里程碑式的节点,在它的帮助下,几乎所有的动脉瘤都可以通过介入治疗,而近些年的文献也认为,使用支架的预后良好率与单纯弹簧圈栓塞无差异。大型及巨大动脉瘤患者正越来越多地接收血流转向装置的治疗,致死率和病残率分别为8%和4%。

动脉瘤栓塞术后复发并不少见,即使在完全致密栓塞后也可能出现,为了防止动脉瘤进一步生长和潜在的SAH,可能需要再次栓塞治疗或手术治疗。因此,影像学随访十分必要。目前尚无资料可以确定影像学随访的最佳时机,在完全致密栓塞术后,很多医生建议术后6个月造影随访,额外的影像学随访取决于初次随访时动脉瘤的表现。在最近的501个动脉瘤栓塞术后,动脉瘤1年以上的随访中,平均12.3个月时发现的复发率为33.6%,大约50%的复发动脉瘤在术后6个月时复查造影并未发现复发。因此,血管内栓塞治疗的动脉瘤有必要进行长期影像学随访监测,动脉瘤未达到完全栓塞时,影像学随访应更加频繁。

铂金弹簧圈的伪影对MRA和CTA的影像学质量有一定影响。最近,钆增强的MRA技术有所进步,可以作为弹簧圈栓塞治疗后的动脉瘤随访的有效非侵袭性影像学检查手段,颅骨平片检查能够发现弹簧圈压缩变形,可以筛选出部分动脉瘤复发再通的患者。对支架辅助栓塞的患者,MRA和CTA都有明显伪影,严重影响对结果的判断。因此,超选择性插管全脑血管造影是影像学随访的首选方式。

②破裂动脉瘤:受制于抗血小板药物对破裂动脉瘤造成的风险,破裂动脉瘤的治疗方式相对比较单一,使用弹簧圈栓塞辅以必要的球囊辅助技术可能是更为稳妥的办法。ISAT研究纳入9 559例SAH患者中的2 143例随机分组接受手术或血管内治疗,纳入标准是术前评价认为可被2种治疗方法中的任意一种成功治疗。1年后不良预后:血管内治疗组和手术夹闭分别为23.5%和30.9%,提示前者优于后者。8年后随访,动脉瘤复发需再处理,血管内介入和手术夹闭分别为8.6%,手术组仅为0.9%;再出血率,血管内介入和手术夹闭分别为

0.6％和0.3％,说明长期疗效手术夹闭优于血管内介入。另一项Barrow研究在今年发布了3年随访结果,显示在破裂动脉瘤患者中使用介入治疗使得预后良好率较外科手术提升了5.8％。但遗憾的是,尽管介入技术发展很快,但在动脉瘤闭塞率、远期复发率及再治率等多个方面仍处于劣势。

然而不可否认的是,血管内治疗从此作为一项重要的破裂脑动脉瘤微创治疗手段,越来越得到临床医生的重视。目前公认,血管内治疗转归的主要决定因素是患者术前的神经功能状况,即取决于首次出血的严重程度而非治疗手段的选择。由于形态学的原因,大脑中动脉瘤难于用弹簧圈栓塞治疗,而其手术夹闭的效果通常好于其他部位的动脉瘤。后循环动脉瘤采用手术夹闭的方式通常比较困难,采用血管内栓塞治疗效果更好。同时SAH的合并症和并发症也会影响手术夹闭或血管内治疗的选择,例如如果存在脑实质性大血肿可能倾向,于开颅手术,目的在于夹闭动脉瘤的同时能够清除血肿,降低颅内压;相反,神经功能缺损评分较差或有明显脑水肿或无占位效应时,开颅手术风险较高,但对血管内治疗难度影响不大,采用急性期栓塞联合减压术的综合治疗策略也可能获得成功。

4.显微外科治疗

(1)脑动脉瘤的手术治疗包括:

①直接夹闭(切除)手术:用特制的动脉瘤夹夹闭动脉瘤颈使其与脑循环隔离,可以阻止动脉瘤的再出血和增大。对有占位效应的动脉瘤夹闭成功后尽可能切除瘤体或用针穿刺瘤体,放出其内残血,既可减少占位效应,又可判断瘤颈有否完全夹闭。

②包裹或加固动脉瘤:对于无法手术夹闭的动脉瘤(基底动脉主干的梭形动脉瘤、有明显分支起于瘤顶或瘤颈部分在海绵窦内),可以使用某些材料包裹动脉瘤壁,以加固瘤壁和减少再出血。包裹材料有自体肌肉、海绵、止血纱、可塑性树脂、Teflon和纤维蛋白胶、医用生物蛋白胶等。

③孤立术:通过手术有效阻断动脉瘤近端及远端的载瘤动脉使其孤立于脑循环。此法用于不能或不适宜夹闭瘤颈的动脉瘤、术时动脉瘤颈部破裂无法夹闭、梭形或层间动脉瘤等。手术方法有2种:a.颅内外孤立术,即动脉结扎部位一个在颅外(如颈部颈动脉或椎动脉),一个在颅内动脉瘤的远端;b.颅内孤立术,分别在颅内结扎动脉瘤近、远端的载瘤动脉。本法处理动脉瘤时也阻断脑组织一些血液循环通路,因此仅适用于有良好侧支循环的患者。但是应注意,即使有良好侧支循环,术后因动脉痉挛、血管管腔内血栓形成等因素干扰,患者仍可能发生脑缺血。

④近端结扎＋旁路血管重建术:即结扎动脉瘤的载瘤动脉近端,以降低动脉瘤内的血流速度和张力,促使动脉瘤内血栓形成,从而达到减少动脉瘤体积和破裂出血,甚至闭塞动脉瘤。根据Willis环代偿情况可使用急性阻断法和慢性阻断法。如患者载瘤动脉结扎后其远端供血区侧支循环不充分,需先行颅内外血管架桥术,确保载瘤动脉供血区的血供,然后处理动脉瘤。根据动脉瘤部位不同可选用颞浅动脉—大脑中动脉架桥术、枕动脉—小脑后下动脉架桥术、颈外动脉—大脑中动脉架桥术和颈外动脉—大脑后动脉架桥术等。

⑤动脉瘤切除、血管重建术:切除动脉瘤后,把载瘤动脉两断端重新吻合。此术用于巨大型动脉瘤、梭形动脉瘤等。由于需较长时间阻断载瘤动脉,因此要求有良好的侧支循环。

⑥动脉瘤旷置、血管重建术：不直接处理动脉瘤，而是通过桥血管将颅外或临近动脉的血流引向载瘤动脉的远端，使得载瘤动脉段废用后逐渐血栓形成，也可永久阻断载瘤动脉的近端，使其成为盲端后逐步诱发血栓形成。适用于瘤颈暴露困难、构型复杂无法满意塑形或瘤颈钙化无法夹闭、瘤体有重要穿支血管发出等情况。

⑦"抽吸减压"后瘤颈塑形夹闭：可用头皮针穿刺动脉瘤体部或用针穿刺颈部颈内动脉，用抽吸血液，使动脉瘤张力降低、瘤体缩小，并清晰地显示瘤颈、载瘤动脉及各穿支血管的关系，通过合理选择各种类型的瘤夹并进行组合，在重塑载瘤动脉或穿支的前提下最大程度地夹闭动脉瘤。

（2）颅内动脉瘤的直接手术夹闭治疗：动脉瘤夹闭术的基础是根据术前影像学检查选择合适的手术入路，在手术显微镜下充分显露载瘤动脉及动脉瘤颈，准确辩认瘤周组织结构，再将瘤颈两侧分离到可安放动脉瘤夹的程度，最终选择合适动脉瘤夹稳妥地夹闭瘤颈。

①麻醉：全身麻醉。复杂或难治动脉瘤如巨大型动脉瘤，术时需较长时间阻断脑动脉者可加用亚低温麻醉（32～34℃）。麻醉插管时咳嗽或屏气可诱发动脉瘤破裂，因此插管前20min肌注可待因1mg/kg，可减少插管咳嗽反应。一切可能引起疼痛的操作，如腰穿、插导尿管、深静脉或动脉穿刺、放置头架等，都应在麻醉完成后进行，以免刺激机体引起血压增高，导致动脉瘤破裂。

②控制颅内压

a.调整体位：应注意避免颈部过屈或伸位，头部应高于心脏水平10～15°。

b.静脉注射甘露醇。

c.腰椎穿刺放脑脊液，有利于降低颅内压，既减轻脑组织牵拉，利于动脉瘤暴露，又有利于术后引流血性脑脊液。可在麻醉后置管，硬脑膜切开后，方开始引流脑脊液。硬脑膜切开前，过早引流脑脊液，有诱发动脉瘤破裂和脑疝的可能。

d.人工过度通气。

e.术中脑室穿刺。

③手术入路

a.翼点入路：Yasargil翼点入路是颅内动脉瘤手术的经典入路途径，除了远端大脑前动脉动脉瘤和远端大脑中动脉瘤，几乎所有的前循环动脉瘤及部分后循环动脉瘤均可采用此入路。该入路不仅能够暴露颈内动脉及其主要分支的全程，而且可通过侧裂经颈内动脉起始段开始分离暴露，便于术中临时阻断载瘤动脉的近端，以控制出血。

b.经纵裂入路：远端大脑前动脉瘤通过旁正中经纵裂入路手术，而远端大脑中动脉瘤则采用仰卧或侧卧位、额颞部开颅的手术方法。在这2种病例中，神经导航有助于设计手术入路。

c.其他入路

海绵窦入路：主要用于海绵窦内动脉瘤和颈眼动脉瘤。患者腰穿留针后仰卧于腰部开洞的手术床上，头向对侧旋转30°，并略后仰。做经眶－颧弓的改良翼点开颅（颈眼动脉瘤者不必锯断颧弓），如不暴露岩骨段颈内动脉（ICA），应暴露颈部ICA，以便术时阻断ICA。也可用2号French Fogarty气囊导管置于岩骨段ICA（经股动脉），利于术时控制ICA之用。经硬膜外磨除前床突和视神经管。但是对于巨大型动脉瘤或放射学显示动脉瘤的颈或顶易被损伤时,在硬膜外只磨空前床突中央部,其骨壳留待硬膜下直视摘除。在硬膜外磨前床突时,不应开放腰穿针放液,因为脑脊液存在有一定保护作用。切除前床突和视神经管骨质,暴露 ICA 第二段(C2)。剪开硬膜后,按常规打开外侧裂蛛网膜,暴露床突上 ICA 根据需要打开 ICA 近和远环,夹闭颈眼动脉瘤。根据硬膜、骨性结构、神经血管结构,海绵窦可分为 11 个三角,它们包括前内侧三角(Dolence 三角)、内侧三角(Hakuba 三角)、上三角(Fukushima 三角)、外侧三角(Parkinson 三角)、后外侧三角(Glasscock 三角)、后内侧三角(Kawase 三角)、后下三角、内听道前三角、内听道后三角、前外侧三角(Mullan 三角)和远外侧三角。处理海绵窦动脉瘤,主要用上三角和外侧三角。

上三角的进入:沿视神经长轴剪开视神经硬膜鞘,利于牵拉视神经,充分暴露眼动脉。打开 ICA 远端环,达到眼神经后方,利于向两侧牵开 ICA。暴露介于 ICA 远端和近端环之间的C3。进一步打开 ICA 近端环,即进入海绵窦,可暴露 C4(ICA 海绵窦水平段)的内侧面。进入海绵窦,遇静脉出血,可沿 ICA 两旁填塞明胶海绵,床头抬高 15°～30°,出血多可止住。

外侧三角的进入:首先确认小脑幕游离缘、动眼神经进入海绵窦点(滑车神经位于动眼神经后下方,常难找到)和三叉神经第 1～2 支(V1～2)。沿动眼神经走行下方作与其平行的硬膜切口,约 8mm 长,从眶上裂处把海绵窦外侧三角的外层从 V1～2 上剥下向后翻开,由于外侧三角内层壁存在,不会引起静脉出血。暴露 C4 外侧面和位于 C4 表面的展神经(常分为 2支)。如把外层壁再向后、向下剥,暴露 V3 和半月节,打开麦氏囊;如切断 V3,把半月节牵开,可暴露 C5(ICA 从岩骨孔进入海绵窦)。

上三角入路可与外侧三角入路结合起来,充分暴露海绵窦 ICA。

对小型和有瘤颈的动脉瘤,可按一般动脉瘤常规游离和夹闭。对大型和有动脉粥样硬化的动脉瘤,应在暂时阻断载瘤动脉后,用数个动脉瘤夹夹闭瘤颈,安放第 1 枚夹应远离硬化斑且稍远离瘤颈,其他夹则平行首枚放,并靠近瘤颈安置。如瘤体巨大,可用逆行抽血法(Dallas法),即在颈动脉和床突上 ICA 阻断下,经颈 ICA 抽血,使瘤体塌陷而形成瘤颈,用特制带环的夹夹闭动脉瘤。对巨大梭形动脉瘤,直接夹闭是不可能的,可做动脉瘤孤立＋用移植桡动脉或大隐静脉分别与颈部或岩骨 ICA 与床突 ICA 吻合。由于不需切开海绵窦,可避免支配眼球运动神经的损伤,但是必需阻断 ICA 血流 1～2h。

硬膜外颞极入路:适用于基底动脉瘤,特别是位于鞍背上方的高位基底动脉瘤,这些动脉瘤不宜用颞下入路或翼点开颅经外侧裂入路。本入路的优点:保留颞极桥静脉、减少脑牵拉损伤、提供几乎 90 度范围的宽大术野和视野。颞下入路是从基底动脉的外侧方显露动脉瘤。翼点入路从前外侧暴露基底动脉和动脉瘤,硬膜外颞极入路则既可从前外侧,又可从外侧同时暴露基底动脉和动脉瘤。如结合硬膜下切除后床突和鞍背(上斜坡),可暴露基底动脉中段动脉瘤。

体位、皮肤切口同常规翼点开颅,但需切除眶外侧壁和颧弓。先从前外侧把硬膜从中颅窝分离,暴露圆孔、眶上裂,继颅前窝,达筛前上动脉。咬或磨除蝶骨嵴,达眶上裂。咬或磨除眶上裂、圆孔、视神经管的骨质。磨除前床突。

颞极固有硬膜和海绵窦外侧壁外层分离:在手术显微镜下,可清晰见到眶上裂附近颞极固有硬膜与眶筋膜的分界。用镊子夹起颞极硬膜,用刀或剪作锐性切割或钝性分离,把颞极固有硬膜从眶筋膜上分离,遇脑膜眶血管可双极电凝后切断。形成解剖层面向后扩大,外界达圆孔、卵圆孔(近骨孔处切开硬膜,用丝线牵拉,使硬膜向内侧剥离,可透过纤维膜见 V2、V3 神经),内界和后界达小脑幕游离缘,暴露海绵窦,通过菲薄的结缔组织和脑神经鞘膜构成的膜(即海绵窦外侧壁的内层)可见海绵窦内结构。我们认为先从圆孔处切开硬膜外层,见 V2 后,在 V2 表面潜行分离硬膜,分别向 V3 和眶上裂方向扩大硬膜外层分离,这样不仅容易分离硬膜,而且不易损伤眶上裂神经,后者的神经共同鞘与硬膜外层分界不清。近中线的小脑幕切迹的束带,需用刀小心切开,并向后解剖,使其与海绵窦外侧壁的内层和动眼神经鞘膜分离。安放自动牵开器,用脑压板可把颞叶连同硬膜向后牵开。

硬膜切开:沿外侧裂剪开硬膜,并向视神经方向延伸,打开视神经鞘的硬膜,再沿额叶底部向内侧切开硬膜 2~3cm,呈 L 型。打开 ICA 远环,使 ICA 可活动。改颞叶牵拉方向,向后外侧。将额叶向后内侧牵开。

脚间池的进入:打开外侧裂前下端 2cm,暴露床突上 ICA、A1 和 M1。打开海绵窦上三角(沿Ⅲ、Ⅳ脑神经之间)和Ⅲ脑神经进眶上裂硬膜点,使Ⅲ、Ⅳ脑神经可以活动。根据需要可向外或内牵开 ICA。此时拓宽进入蝶鞍、后床突和脚间池的入路。打开脚间池的蛛网膜,暴露基底动脉和动脉瘤。为利于暴露脚间池和减少对Ⅲ脑神经损伤,用脑压板把颞叶和Ⅲ脑神经一起向外上方牵开,比把Ⅲ脑神经从颞叶和脑干上游离后,再牵拉颞叶所造成的损伤和术后Ⅲ脑神经麻痹要小。说明Ⅲ脑神经耐受牵拉的能力比想象的大。根据需要可磨除后床突,利于控制近端基底动脉。按常规分离并处理动脉瘤。

后床突、鞍背(上斜坡)磨除:应在直视下磨除。由于上斜坡无神经血管结构,仅在后床突下外侧有Ⅲ脑神经和海绵窦内侧壁(其内有神经血管),在磨除骨质时应注意。切除上斜坡可暴露基底动脉中段动脉瘤。应注意上斜坡切除后有时开放蝶窦,可用骨蜡封闭,防止术后脑脊液漏。

关颅:严密缝合硬膜,可取颅骨膜片修补硬膜缺口。复位骨瓣、眼眶、颧弓,分层缝合颞肌、头皮切口。

扩大硬膜外颅中窝入路(岩骨前入路):适用于基底动脉主干(指介于小脑上动脉起始点至椎基动脉连接处的基底动脉)动脉瘤,它们大多位于小脑前下动脉发源点附近,沿中下斜坡分布,过去常用颞下入路和小脑幕上下联合入路(乙状窦后),对脑组织牵拉、损伤重,术野狭小深在,暴露不好是它们的缺点。扩大硬膜外颅中窝入路是硬膜外颞尖入路的发展,可克服上述入路的缺点。

患者仰卧:腰穿留针,头 90°转向对侧,头架固定。作额颞皮瓣,向前翻开。锯断颧弓。作 4cm×4cm 直角骨窗,使其 2/3 位外耳道前方,1/3 位后方。咬除颅中窝底骨质,接近棘孔和卵圆孔。

硬膜外操作:沿岩骨嵴抬起硬膜,找到弓状隆突,然后向前内侧剥离硬膜,找到岩浅大神经和鼓室盖(手术显微镜下,间断冲水,有利岩浅大神经寻找)。对颅中窝底骨性隆起如影响暴露可磨平。在棘孔处电凝、切断硬膜中动脉,向后外侧剥离和抬起硬膜达 V3 和岩嵴。进一步剥离硬膜与 V3 的黏连,硬膜向内侧进一步抬起。此时确定下列定位标志:①岩浅大神经与三叉神经的交点;②三叉神经穿越小脑幕孔;③弓状隆突与岩嵴交点;④岩浅大神经延线与弓状隆突的交点。

岩尖磨除:用金钢钻沿岩浅大神经走行方向磨除骨质,暴露膝状神经节及其内方的内听道。磨除内听道表面骨质,暴露其内硬膜。磨除内听道硬膜与弓状隆突(其内部结构为上半规管)之间的骨质,即内听道后三角,暴露内听道上、后方颅后窝硬膜。磨去内听道前方骨质达岩下窦,暴露颅后窝硬膜。耳蜗位于内听道前三角的外 1/2 处,即膝状神经节和内听道与岩浅大神经管裂孔所成角内,该处骨质致密,易与无结构的松质骨区别。切断岩浅大神经,与其平行磨除 V3 后外侧骨质(即 Glasscock 三角),暴露岩骨段 ICA。磨除麦氏窝下面的骨质,达破裂孔,此时整个岩尖已被磨除,可见展神经穿越岩嵴和小脑幕的 Dorello 管。

硬膜切开:在三叉神经孔内侧方切断岩上窦,剪开颞叶后方表面的硬膜,抬起颞叶,剪开小脑幕直达幕切迹缘。沿硬膜切口向下剪开颅后窝硬膜,充分暴露基底动脉主干、小脑前下动脉和展神经。

关颅:完成硬膜内操作后,硬膜只能部分缝合,其缺损可用带蒂骨膜或筋膜修补。外加自体脂肪和生物胶加固,以防术后脑脊液漏。按常规关颅。

岩骨后入路:适用于基底动脉主干动脉瘤。根据岩骨切除的多少,岩骨后入路可分为迷路后入路(保留听力)、经迷路入路和经耳蜗入路(最大限度切除岩骨)。

患者侧卧,头架固定。沿耳朵做一个 L 型皮肤切口,切口前端沿对耳屏前下下降达颧弓根,切口后肢沿乳突后下降达乳突后 1cm,乳突尖下方 1cm。皮瓣翻开后,小芯游离和保留骨膜和颞筋膜,供术毕修补硬膜之用。做 L 型游离骨瓣,暴露颞叶和后颅窝硬膜。切除乳突和根据暴露需要磨除迷路、耳蜗,暴露横窦、乙状窦全长、岩上窦、中颅窝和乙状窦前硬膜。

在下颞叶处切开硬膜,沿乙状窦前扩大硬膜切口,结扎岩上窦,再向上达颈静脉孔附近。切口小脑幕。此时幕上下均显露。用脑压板把乙状窦向后牵开,颞叶向上牵开,充分从侧方暴露基底动脉干上部、小脑前下动脉、(V、Ⅶ、Ⅷ)脑神经。必要时可沿乙状窦后切开硬膜,可把乙状窦向前牵开,增加对后组脑神经和椎动脉的显露。

关颅:夹闭动脉瘤后,缝合硬膜,取骨膜和颞筋膜(带蒂)加强硬膜切口关闭。外加自体脂肪加固,复位骨瓣,缝合头皮切口。

枕下外侧入路:适用于椎动脉瘤,特别是巨大型者。患者侧卧位,肩膀向前和向下牵开。

皮肤切口:从颈$_{4\sim5}$沿正中线切开皮肤,过枕大孔达枕外粗隆下方 2cm,再与上项线平行达乳突后方,转向下至乳突尖下方。横断枕后肌肉,使其部分肌肉和筋膜留在枕骨上,便于手术结束时缝合肌肉和筋膜。用骨膜撬把肌肉从枕骨鳞部剥下,连同皮瓣一起向外下方翻开。暴露枕鳞、枕大孔和颈$_{1\sim2}$后弓或椎板。在解剖颈$_{1\sim2}$时,要注意保护椎动脉和颈$_2$背根。

骨质切除:做枕下开颅。咬除外侧颅骨,暴露乙状窦达颈静脉孔。磨除部分枕骨髁、颈静脉结节。

硬膜内操作:沿骨窗外缘剪开硬膜,切口下缘位于椎动脉穿入硬膜内侧。略微用脑压板牵开小脑,即可满意暴露下脑干和椎动脉等结构。

关颅:严密缝合硬膜切口,分层缝合肌肉和皮肤切口。

锁孔入路：该术式优点在于缩小手术范围，选择精确的径路，根据"门镜"效应，以最小的创伤抵达动脉瘤进行夹闭。常用眉弓锁孔入路、翼点锁孔入路、颞下锁孔入路等，主要用于前循环动脉瘤，大脑后动脉和基底动脉末端的动脉瘤。

患者取仰卧位，头高 15～20°，后屈 10°，并向对侧偏 20～40°。在眉部中、外侧作隐蔽的皮肤切口，长约 4～5cm。于眶上额骨作直径 2.5cm 左右的骨窗开颅。

磨出眶缘内层骨质及突出于骨窗缘的蝶骨嵴后，弧形剪开硬膜。抬起额叶底部，打开蛛网膜下腔。根据术中需要，选择性开放侧裂池、视交叉池、颈动脉池、脚间池及终板池，以完成载瘤动脉及动脉瘤的充分暴露。

④释放脑脊液和清除颅内血肿：释放脑脊液是松弛脑组织和获得足够解剖空间的重要一步。整个入路的策略需要巧妙设计，使脑脊液能够通过入路中不同的步骤得以逐步释放。

a. 对于翼点入路而言，除了处理朝向下的前交通动脉瘤，首先可以打开侧裂池、视交叉池和颈动脉池，如果需要，接下来可以通过终板造瘘的方式来进一步释放脑脊液来松弛脑组织。如果终板无法到达，那么可以打开位于脚间池和视交叉之间的 Lilequist 膜，深入脚间池来释放更多的脑脊液。

b. 在经纵裂入路中，脑脊液首先从纵裂池和胼胝体周围池释放。该脑池相对来说位置比较表浅，只有较少的脑脊液能够放出。如果脑组织仍然张力较高，那么可以有 2 种处理方案：在术野的外侧缘用脑室引流管进行侧脑室穿刺，或者游离同侧的胼周动脉，向外侧移动 5～10mm，然后用双极穿破胼胝体进入侧脑室。

c. 在颞下入路中，首选的方法是腰椎穿刺引流释放 50～100mL 脑脊液。术中，还可通过中颅底，通常是在天幕边缘，从脚间池进一步释放脑脊液。

d. 在乙状窦后入路中也需放置腰椎穿刺引流，接下来可以通过向下倾斜显微镜来从枕大池或小脑脑桥角池来进一步释放脑脊液。

e. 乙状窦前入路或枕大孔外侧入路均需行腰椎穿刺引流，然后可以从小脑脑桥角池来进一步释放脑脊液，脑桥前池以及小脑延髓池也可以到达。

f. 在存在巨大颅内血肿、缺乏手术空间的情况下，可根据血肿的位置（注意避开功能区，如 Broca 区）做一个皮层的小切口，清除部分血肿，从而获得更多的手术空间，但要注意小心避免动脉瘤意外破裂，否则难以在血肿腔控制出血。当清除血凝块时，无论是夹闭动脉瘤前还是夹闭以后，都必须尽可能精细操作，以免损伤穿支动脉。利用生理盐水冲洗法有助于将血凝块从附着的周围结构上分离出来。剩余的大块血肿只有当破裂动脉瘤夹闭后才能进行清除。

⑤动脉瘤的暴露：当脑组织张力下降后，就可以进行解剖分离动脉瘤。在几乎所有的动脉瘤中，都应当遵循从近端方向向远端载瘤动脉分离的方法，直到解剖暴露动脉瘤。尤其对于破裂动脉瘤，更强调定位和尽快的控制近端载瘤动脉。动脉瘤的邻近区域暴露后，接下来的解剖步骤都应以获得对动脉瘤近端血管控制为目的。只有当完成对近端血管的控制后，再游离载瘤动脉远端，然后暴露瘤颈，最后才暴露瘤体。这样操作易于控制动脉瘤突然破裂出血。常见动脉瘤术中动脉暴露的顺序为：

a. 颈内动脉海绵窦段、眼动脉段动脉瘤需先在颈部暴露颈总、颈内动脉。

b. 后交通动脉瘤或颈内动脉分叉部动脉瘤需先暴露床突上颈内动脉颅内段。

c. 散前交通动脉瘤,先暴露颈内动脉颅内段,然后是同侧和对侧 A1 段。

d. 大脑中动脉动脉瘤,先暴露颈内动脉颅内段,然后是大脑中动脉。

⑥暂时阻断动脉与控制性降压:降压麻醉(血压维持在 6.67~8kPa)虽能减少动脉瘤破裂,利于动脉瘤游离,但是全身血压降低不仅影响全脑供血,加重蛛网膜下腔出血所致的脑自动调节障碍,而且因其他重要脏器供血也减少,给原有潜在器质病变者带来不利。另外一旦需暂时阻断脑动脉,全身降压将加重脑缺血。常压下暂时阻断脑动脉或暂时脑动脉阻断伴轻度升压,仅使脑动脉局部压力降低,比全身降压更有效地减少动脉瘤内的压力,因此更有利动脉瘤游离和夹闭。由于脑其他部位和全身血压不受影响或轻度升高,不仅保证它们的供血,而且通过侧支循环使手术部位的脑血循环在某种程度下得到维持,从而提高脑对缺血的耐受力。

暂时阻断夹应用指征:

a. 防止游离动脉瘤时引起动脉瘤破裂。

b. 对体积大、瘤内压力高的动脉瘤,可起到缩小瘤体积和减低瘤内张力的作用,利于安放动脉瘤夹。

c. 需切开动脉瘤取出其内血栓机化物或近瘤颈的钙化斑者。

d. 需重建载瘤动脉的广基瘤。

e. 术时动脉瘤破裂。

f. 采用"Dallas"法(逆行抽血减压)时。

暂时阻断动脉的注意事项:A. 动脉夹宜选用夹力<40~80g 者,如 Scoville 夹等;B. 脑动脉耐受阻断的最大时限变化较大,应根据患者年龄、临床分级、侧支循环功能、动脉瘤部位、阻断动脉部位和方式等精心决定阻断时间;C. 需长时阻断者,应行 SEP、MEP 电生理监测,并间断恢复血循环 5~10min;D. 应配合应用脑保护剂;E. 阻断结束后用含 3% 罂粟碱溶液的棉片湿敷动脉数分钟,以松弛血管平滑肌。

⑦脑保护方法:通过 PET 研究,发现早期依据脑灌注压(CPP)下降脑缺血损伤可分为 3 个阶段:a. 脑血容量(CBV)代偿阶段:当 CPP 开始下降时,由于脑自动调节功能使毛细血管前阻力血管扩张,导致 CBV 增加,从而维持脑血流(CBF)和脑氧代谢(CMRO2)不变。b. 氧摄取率(OEF)代偿阶段:当 CPP 进一步下降,超过脑自动调节功能,代偿性血管扩张已达极限,CBF 开始降低,OEF 增加以维持 CMRO2。如果 CBF 降低不多,从血中摄取的氧和葡萄糖还能维持脑正常的代谢和功能。c. 失代偿阶段:当 OEF 达 90%,失代偿即发生,CBF 进一步下降,CMRO2 也下降,脑功能受损。为了保证暂时阻断血管顺利进行,防止可能发生的脑缺血性损伤,可按上述 3 个阶段设计脑保护措施,即增加残余 CBF 和提高缺血耐受性 2 个方面。

增加残余 CBF:

升血压:正常情况下,当用药物改变血压时,脑自动调节功能可限制 CBF 变化,即维持较恒定的 CBF。但是,暂时阻断脑动脉时,阻断远端的穿通血管处于极度扩张状态,它们可被动地随全身血压改变而变化。因此,轻度升高平均动脉压(较术前提高 10%~30%),通过侧支循环可安全地增加阻断血管区域的 CBF。

血液稀释:虽然在正常情况下,血黏度变化对脑灌注几乎无影响,但是在缺血时轻微血黏度降低即可显著地改善脑血供。当血细胞比容减低达 $3.0\%\sim32\%$,虽然红细胞携带氧减少,但由于 CBF 增加,对氧输送的能力反而增加,但血细胞比容过低,红细胞携氧能力降低带来的不利将超过血黏度降低而增加 CBF 所带来的好处。在应用本法时应避免脱水剂。

增加缺血耐受性:通过生理或药物方法以降低脑代谢、预防自由基等损伤,从而达到增加神经组织对缺血的耐受能力。

生理方法:高温可增加缺血神经细胞损伤,降温则有保护作用。降温的脑保护机制:降低脑代谢率、减少神经介质的释放、减少钙和钙离子异常内流、减少白三烯的产生等。在脑血流恢复早期,降温还可以减轻再灌流损伤。由于深低温和超深低温并发症多,现已少用,目前多用亚低温($32\sim34℃$),在麻醉后降温,脑血流恢复,1h 后逐渐复温。

药物方法:①甘露醇:甘露醇除了能减轻脑水肿,还有降低血粘度、增加血容量、改善局灶脑血供和自由基清除作用。铃木(1984)首先应用"仙台鸡尾酒"(20%甘露醇 500mL+地塞米松 50mg+VitE300mg)静滴于暂时脑动脉阻断。近来 Ogilvy 等发现亚低温+升血压+甘露醇联合应用的作用较各单独应用的作用强。一般在阻断动脉前 1h 静脉点滴甘露醇(2g/kg)。②巴比妥类和依托咪酯(etomidate,宜妥利):巴比妥类可引起可逆性、与剂量有关的抑制脑代谢率和 CBF。当它引起 EEG 显示等电位时,提示达到巴比妥类药物最大作用浓度,在此时 CMRO2 和 CBF 大约减低 50%。此外,巴比妥类还有自由基清除、减少游离脂肪酸形成和改善局灶脑血供、减轻脑水肿的作用。后 2 种作用在于巴比妥类可引起正常脑血管收缩,由于缺血区脑血管麻痹,出现血流多流向缺血区(所谓"反盗血")。由于全脑 CBF 降低 CBV 也降低,引起颅内压降低,从而更改善脑血供和缓解脑水肿。依托咪酯是一种短效麻醉剂,其作用似巴比妥类,但无巴比妥类对心血管抑制的副作用。上述 2 药物应在脑动脉阻断前使用,最迟不能晚于阻断后 30min。因为缺血发生后 4h 用药反而加重病情。使用时应注意:EEG、心血管、肺功能等监测。③苯妥英钠:有增加糖原贮存、减少 ATP 消耗和减少缺血对神经元损伤。可与"仙台鸡尾酒"联合应用。剂量 6~8mg/kg。

⑧动脉瘤的处理

a.动脉瘤游离:不必游离和处理瘤体。但是有时瘤体将瘤颈或载瘤动脉覆盖,不得不先游离瘤体。此时要特别小心,因瘤体顶部壁较薄,易破裂出血。有时其表面有血凝块或黏连,解剖时将它们分离可引起出血,应特别注意。可暂时阻断载瘤动脉下进行上述操作。对伴脑内血肿者,应先清除血肿,再处理动脉瘤。

b.动脉瘤颈的分离及夹闭:动脉瘤颈夹闭是动脉瘤手术中最理想的方法,即将动脉瘤排除血循环之外,又保留载瘤动脉血流的通畅。围绕瘤颈用刀、剪等锐性器械切割蛛网膜,避免钝器撕扯蛛网膜。然后用钝头探针轻轻插入瘤颈两旁,探出一个通道,利于动脉夹通过。瘤颈夹闭后,应检查动脉夹的位置是否满意,有否把神经或穿通小血管误夹,载瘤动脉有否因瘤颈钳夹而发生扭曲或狭窄。如动脉夹的位置不满意,应取下重放,直至满意。动脉瘤颈处理时可在暂时阻断载瘤动脉下进行,特别是动脉瘤黏连较严重、瘤壁较薄、瘤颈较宽者。

c.动脉瘤颈电凝后夹闭:当瘤颈较宽不能直接夹闭时,可用双极电凝镊轻轻夹住瘤颈,在低电流下将瘤颈电烙变细,然后再行夹闭。电凝瘤颈时,要确认双极电凝镊把瘤颈全部夹住,电凝时作挤压和松开动作,并滴注生理盐水,防止镊尖与瘤壁黏着。经上述 2 法夹闭的动脉瘤,均应用针穿刺瘤体,排除瘤内残血,并验证瘤颈是否完成夹闭。如瘤体经穿刺排血后又重新充盈,且穿刺针眼不停冒血,说明瘤颈未完成夹闭或瘤体还有其他供血动脉,应给予相应处理。

d. 动脉瘤切开清除血栓机化物后夹闭瘤颈:当动脉瘤体积较大(如大型或巨型动脉瘤)、瘤颈有硬化斑时,可暂时阻断载瘤动脉,切开瘤体,用吸引器或超声吸引器等清除其内血栓机化物或硬化斑,再将瘤颈夹闭。

e. 动脉瘤切除:一般只夹闭瘤颈,未必切除瘤体。对于大或巨型动脉瘤,为解除动脉瘤对神经血管的压迫,可在瘤颈夹闭后,游离和切除动脉瘤。但是当瘤壁与重要神经血管结构黏连较紧时,不要勉强切除,可遗留小片瘤壁。

f. 动脉瘤电凝:对于小(1~2mm)而无瘤颈的动脉瘤或动脉壁异常隆起(瘤壁薄者除外),可在低电流下用双极电凝镊电凝,使动脉瘤凝固皱缩。

g. 管型夹夹闭动脉瘤:采用特制的管状动脉夹(Sundt 夹),套在动脉上,并将瘤颈夹闭。适用于瘤颈因手术入路或其他原因不能直视下游离,特别是载瘤动脉上有破口。本法缺点是可能将瘤颈邻近的神经和血管组织误夹。Sundt 管形夹有多种规格,直径 2.5~4.0mm,长度 5~7mm,可根据需要选用。

⑨术中动脉瘤破裂的处置:动脉瘤在分离和夹闭的任何步骤中都可能破裂。对于那些黏连在周围脑组织,尤其是硬膜上的动脉瘤,破裂的风险是最高的,较大幅度手术操作和对周围结构的牵拉都可能牵拉动脉瘤体导致动脉瘤术中破裂。一旦发生破裂,首先可通过吸引和用脑棉压迫出血部位的方式进行控制。术者不得匆忙尝试直接夹闭动脉瘤,因为这样很容易导致撕裂动脉瘤基底,甚至载瘤动脉。

术时各个时期动脉瘤破裂出血及处理:

在动脉瘤游离前:如发生在全麻气管插管时,开颅、硬脑膜剪开或牵拉脑组织等时。

预防:①避免插管时剧烈咳嗽和血压波动。可插管前半小时肌注可待因 1mg/kg。②麻醉要达到适当深度,不可过浅。头皮切口可加局部麻醉药,减少因切皮疼痛引起血压突然升高。③避免颅内压突然波动或降低。术时经腰蛛网膜下腔或侧脑室放脑脊液,应在硬脑膜剪开后,放液应缓慢。④牵拉脑组织要轻柔,不可粗暴或过分牵拉。

处理:①迅速药物降压(如用硝普钠),使平均血压在 6.67~8kPa(50~60mmHg);②阻断夹闭颈动脉:用于动脉瘤位颈内动脉者;③中止手术:用于硬脑膜或头皮尚未切开的患者。④迅速暴露和处理动脉瘤。

在动脉瘤游离时:较常见。

预防:①应在直视下轻柔地游离动脉瘤,对纤维束带应锐性切割;②应遵循动脉瘤处理的原则,即先游离载瘤动脉近、远端,再游离动脉瘤。对复杂动脉瘤,可在暂时阻断载瘤动脉下游离动脉瘤。

处理:①迅速暂时阻断载瘤动脉,制止出血,并处理动脉瘤;②用 2 把吸引器迅速清除术野血液,找到动脉瘤破口,用 1 把吸引器对准出血点,防止血液继续流入术野,并迅速游离和处理动脉瘤。

在动脉瘤夹闭时:最常见。

预防:除与游离动脉瘤时防止动脉瘤破裂的措施一样外,还应在充分游离瘤颈后,施行夹闭操作。夹闭时,动脉瘤夹两头端应超过瘤颈,缓慢夹闭瘤颈,松夹时也应缓慢和轻柔,不全夹闭瘤颈或粗暴急速松夹,均可能导致出血。

处理:①当动脉夹尚未完全合拢即发生动脉瘤出血,而且随着夹子逐渐合拢,出血有增多趋势,这种情况多提示瘤壁上有破口,即应迅速取下夹子,出血可自停或用③～⑥法处理。②当动脉夹把瘤颈夹住后发生动脉瘤出血,多提示瘤颈未完全夹闭,应按③～⑥法处理。③吸引游离法(Poppen法):用一把大号吸引器把动脉瘤吸住,迅速夹闭瘤颈。应注意本法只适用于瘤颈已完全游离好者,如应用不当,反引起动脉瘤破口扩大。④压迫止血法:取比破口略大的明胶海绵片,将其头端修剪并插入动脉瘤破口,外盖小棉片,吸引器轻压片刻,常可止血,并迅速游离和处理动脉瘤。注意切忌盲目乱压迫,后者不仅达不到止血目的,反加剧脑肿胀。⑤暂时阻断载瘤动脉或破口近端瘤体,血止后迅速酌情处理动脉瘤。⑥双极电凝法:仅适用于破口小且边缘整齐者。在上述各法控制出血下,用低强度、短脉冲电流,在滴注盐水防止摄尖与瘤壁黏连下进行破口封闭。当控制出血以后,游离动脉瘤的基底部并上先导夹。小型的薄壁动脉瘤可能因瘤颈撕脱而破裂出血。在临时阻断动脉以后,应该尝试通过融合部分载瘤动脉壁进行夹闭的方式进行瘤颈重建。如果因部位深在,还可以采用8/0或9/0缝线连续缝合的方式来缝扎破裂部位,或者用无损伤夹修复出血部位,再采用永久夹夹闭,辅以胶水加固。动脉瘤夹闭后需用血流监测装置如超声多普勒检查载瘤动脉和瘤内血流,以确认瘤内无血流。或术中脑血管造影,证实瘤颈夹闭完全,载瘤动脉通畅。

⑩术中监护技术

a. 微血管多普勒超声(microvascular Doppler):动脉瘤夹闭术中,运用微小探头探测并记录动脉瘤、载瘤动脉及其分支的血流速度和频谱,根据所得结果可了解动脉瘤是否夹闭完全、血管有无痉挛,以及调整动脉瘤夹等,具有简单易行、无创、安全等特点,尤其对瘤颈粗、甚至无明显瘤颈的巨大动脉瘤手术具有指导意义。

b. 内镜辅助技术:在夹闭动脉瘤的过程中应用内镜不仅可以放大视野,而且还可以从不同位置、角度观察动脉瘤及其周围的解剖结构,降低了夹闭时的盲目性和术中动脉瘤破裂的风险,显著提高了动脉瘤夹闭的准确率。

c. 荧光血管造影术:在动脉瘤夹闭过程中采用特殊造影剂(如吲哚菁绿)作为血管示踪剂对脑血管进行造影,能清楚地显示直径<1mm的微小血管,可以反复多次观察术中颅内动脉瘤夹闭是否完全,有助于术中及时纠正动脉瘤夹的误夹,减少动脉瘤颈的残留,从而提高了颅内动脉瘤夹闭术的治疗质量。这一技术的优点在于其实时性,能在术中发现动脉瘤颈残留或载瘤动脉及穿支损伤,减少术后再出血或脑梗死的发生率,同时分辨率较高,较之DSA更容易观察到术野中细小的穿通血管。同时可在术中多次重复造影,操作简便,对手术操作影响较小。但其不足之处在于穿透力弱,无法显示被脑组织、血凝块或动脉瘤夹覆盖的血管。因此实际使用过程中需要清除术野,甚至牵拉动脉瘤夹或血管进行暴露。Washington(2013)报道,术中荧光血管造影与术中DSA的吻合率达75.5%,而4.1%的患者通过单纯术中荧光造影获益。可以预见,随着该技术的不断普及和成熟,将会有广阔的应用前景。

⑪术后处理:除按一般开颅术处理外,还应注意脑血管痉挛的防治:a. 手术中除补足失血量外,应多输200mL血。b. 尼莫地平应该在保证正常血压状态的情况下应用,每小时0.25～0.5mg/kg静脉点滴(溶于葡萄糖溶液中,避光点滴),术后5～7d后,减量改口服,应用14d。c. 保持良好的脑灌注。可输血或静脉注射白蛋白、血浆,使中心静脉压维持在1.06～1.33kPa

(8～10cmH₂O)或肺动脉楔状压 1.60～1.86kPa(12～14mmHg)。血压不宜过高或过低,一般收缩压维持在 16～20kPa(120～150mmHg)。使血钠维持于 140mmol/L,减轻脑水肿。动脉瘤经妥善处理后,可根据颅内积血情况,进行脑脊液外引流。可选用脑室穿刺或腰穿引流的方法放出血性脑积液,有利于防治血管痉挛。注意外引流管口的位置需高于侧脑室水平 10～15cm 左右。

⑫脑积水的处理:约 30%的急性蛛网膜下腔出血的患者可在不同阶段出现不同程度的脑积水,并导致颅压升高、灌注压减低。对脑积水患者可采用脑室外引流术,术中可同时放置颅压监测装置,进行颅内压监测,使脑灌注压>70mmHg。脑室外引流口需高于侧脑室水平 10～15cm。术中放脑脊液速度要慢,不要使脑压下降过快。

⑬疗效:显微外科手术完全夹闭动脉瘤后极少复发。M. Akyuz(2000)等在平均 44.6 个月内,对 136 例患者开颅手术夹闭的 166 个动脉瘤进行远期 DSA 随访,其中 7 例已知残留的动脉瘤中,5 例保持稳定,1 例自发性血栓形成,另有 1 例动脉瘤扩大。完全夹闭的动脉瘤中,未见复发,但另见 2 例新发动脉瘤。Thornton(2000)等统计了 1 397 例 1569 个动脉瘤,手术夹闭后有瘤颈残留的占 5.2%,其中 7 例发生再出血,年再出血率为 1.9%。这些良好的影像学结果在大型随机对照研究中也得以验证。在最为著名的国际多中心研究 ISAT 中,开颅动脉瘤夹闭术在 1 年随访时动脉瘤闭塞率为 81%,远高于血管内治疗的 58%,1 年内的再出血率仅为 0.9%。而在最近由美国 Barrow 中心组织的 BRAT 研究中,开颅手术后出院时动脉瘤闭塞率为 85.1%,3 年随访时这一数据达到 87.1%,远高于介入组的出界时的 57.9%及随访时的 52.2%。而在 2000 年在芬兰进行的世界上首次关于动脉瘤开颅手术与介入疗效比较的临床研究中也报道,开颅夹闭术的远期动脉瘤闭塞率为 86%,高于介入组的 76.9%。随着各类术中监护水平的提高,动脉瘤的总体疗效还在不断进步。

显微外科的影像学疗效虽然具有优势,但因开颅造成的创伤使患者的临床预后并未体现出与影像学预后相一致的优势。尤其是追求微创化治疗的 21 世纪,显微外科手术的应用受到了极大挑战。对于破裂动脉瘤,几项随机对照研究均显示,开颅手术的残死率高于神经介入。以 ISAT 为例,术后 1 年随访者残死率高达 31%,远高于介入组的 24%。这一对比在 6 年随访时得到扭转,原因在于介入治疗的部分患者再出血后导致预后不良。而 BRAT 研究中,出院时 mRS>2 分者在开颅组中占 30%,高于介入组的 24.8%。但研究总体趋势仍可发现,这一数据远期在 2 种治疗方法中似乎并无差异。对于未破裂动脉瘤,手术残死率总体低于破裂动脉瘤。Theodora(1998)总结了 1996—1999 年手术治疗的 2 460 例患者,总体死亡率 2.6%,并发症率为 10.9%。Johnson(2001)报道的手术预后不良率为 24.8%,死亡率 3.1%,分别高于介入组的 9.6%及 0.6%。Kim(2010)报道的并发症率及死亡率分别为 8.4%及 0.4%,高于介入组的 6.3%及 0.2%。而大规模的临床研究 ISUIA 报道术后 30d 内死亡率为 2.8%,1 年死亡率为 3.4%。破裂动脉瘤根据入院时临床分级 Hunt-Hess 分级进行分组统计,低级别(Hunt-Hess Ⅰ～Ⅲ级)术后 1 年病残率为 15.6%,死亡率为 8.5%。而高级别(Hunt-Hess Ⅳ～Ⅴ级)患者中病残率 11.1%,死亡率达到 37%,总体预后不良。

(2)颅内动脉瘤的间接手术

①动脉瘤孤立术:结扎动脉瘤的载瘤动脉,包括动脉瘤的供血和引流动脉,使其孤立于动脉系统之外。此法用于不能或不适宜夹闭瘤颈的动脉瘤、术时动脉瘤颈部破裂无法夹闭、梭

形或层间动脉瘤等。手术方法有 2 种：a. 颅内外孤立术，即动脉结扎部位一个在颅外（如颈部颈动脉或椎动脉），一个在颅内动脉瘤的远端；b. 颅内孤立术，分别在颅内结扎动脉瘤近、远端的载瘤动脉。本法处理动脉瘤时也阻断脑组织一些血液循环通路，因此仅适用于有良好侧支循环的患者。但是应注意，即使有良好侧支循环，术后因动脉瘤痉挛等因素干扰，患者仍可能发生脑缺血。

②动脉瘤包裹加固：适用于：a. 不能夹闭、切除或孤立的动脉瘤，如梭状动脉瘤等；b. 行内凝的动脉瘤。加固材料有特制的纱布片、棉花片、肌肉片和明胶海绵等，可与生物胶一起应用，以提高疗效。

③颅内-外动脉搭桥术结合载瘤动脉阻断或动脉瘤孤立术：采用颅内-外动脉搭桥术重建脑侧支循环确保载瘤动脉供血区血供，然后再行载瘤动脉阻断或孤立。常用的方法有颞浅动脉-大脑中动脉搭桥术、颈外动脉-大脑中动脉搭桥术等。该方法适用于手术夹闭或血管内介入治疗困难的复杂动脉瘤，或因侧支循环代偿不良，无法耐受闭塞载瘤动脉的动脉瘤。

在国内率先进行关于这一技术的研究，通过颅内外血管搭桥手术，重建脑血流途径，再封闭载瘤动脉，在保证正常脑供血的前提下达到治愈动脉瘤目的（图 3-43）。同时在国内率先提出腕部桡动脉是一种理想的用于重建脑内血流量的移植血管。经过长时间的技术推广和交流，国内多数神经外科中心已经能够开展常规脑血流重建手术。

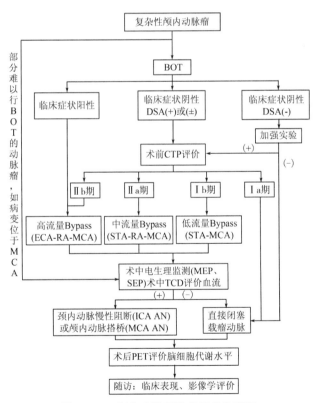

图 3-43 复杂动脉瘤诊疗规范化疗程

④缺血耐受性评估手段(图3-44)

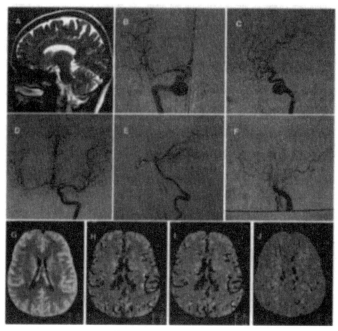

图3-44 常用评估手段

A~C.右侧颈内动脉眼段巨大动脉瘤;D~F.BOT提示前后交通动脉代偿较差,血流速度缓慢;G~J.即时CTP提示临时阻断侧低灌注

a.术前球囊闭塞试验(BOT):球囊闭塞试验是一种广泛用于术前评估动脉闭塞后脑组织耐受性的方法和技术,但仍有部分患者BOT试验能够耐受,且动脉阻断后出现脑缺血症状。其主要并发症包括:动脉夹层分离、假性动脉瘤、血栓形成、血管痉挛和穿刺部位的血肿等,有些并无症状,有些会引起一过性或永久性神经功能缺损。匹兹堡大学的Mathis等于1995年报道了500例BOT病例,并发症占3.2%,而无症状者占1.6%,一过性的神经功能缺损占1.2%,永久性神经功能缺损占0.4%。如加上各种辅助方法和技术,从以往的报道来看,并发症的发生率不超过15%(包括有症状和无症状并发症)。可见,相对于诊断性脑血管造影来说,BOT的并发症发生率并不高。

BOT临床阳性及阴性的定义:将不可脱球囊充盈置于载瘤动脉近端,观察时间30min。在颈动脉闭塞期间,观察患者的神经功能变化,同时DSA检查Willis环的代偿程度。若出现神经功能缺损,则为BOT临床阳性。反之则为阴性。

BOT加强实验:指在BOT实验基础上,通过降低血压20~30mmHg,观察时间20~30min,观察患者的神经功能变化,同时DSA检查Willis环的代偿程度。若出现神经功能缺损,则为BOT加强实验临床阳性。反之则为阴性。

DSA影像阳性(+)的定义:动脉闭塞侧的毛细血管期较正常对侧显影晚1.5s以上。

DSA 影像弱阳性(±)的定义:动脉闭塞侧的毛细血管期较正常对侧显影晚 1.0～1.5s。

DSA 影像阴性(一)的定义:动脉闭塞侧的毛细血管期较正常对侧显影晚<1.0s。

b. CT 灌注(CTP):CTP 是一种较新的血流动力学评价技术,具有快速准确的优点,其基本原理是造影剂通过脑组织时将引起 CT 密度的变化,利用动态扫描的方式获得造影剂首次通过脑组织时的时间—密度曲线,根据一定的数学模型计算即可获得包括 CBF、CBV、TTP 和 MTT 在内的多种血流动力学参数。其中,TTP 被认为是反映脑血流动力学损害的最敏感指标。以往研究结果显示 CTP 可以在常规 CT 或 MRI 阴性时发现异常。

采用 CTP 对其血流动力学进行分期(如表 3－25)。Ⅰ期为 CVR 代偿期,CBF 尚可维持正常,伴随 TTP 的延长及 CBV 的正常或上升;Ⅱ期 CVR 失代偿出现 CBF 下降,伴随 TTP 延长及 CBV 的正常或者下降。研究表明这种分期可以较准确地反映低灌注所致的脑局部微循环的病理生理学状态,具有较大的临床应用价值。

表 3－25 不同分期的脑血流动力学参数特征

	TTP	MTT	CBF	CBV
Ⅰ～a 期	延长	正常	正常	正常
Ⅰ～b 期	延长	延长	正常	正常或上升
Ⅱ～a 期	延长	延长	轻度下降	正常
Ⅱ～b 期	延长	延长	明显下降	下降

在 CTP 的分析中,我们将阻断侧的 CBF、CBV 及 TTP 除以对侧镜像区域的相应值,得到 rCBF、rCBV 及 rTTP 等相对值。通过采用这种半定量的方法可以有效地解决 CTP 绝对值可靠性较差的问题,这也是目前 CTP 的应用中被普遍接受的分析方法。通过这种方法可对 BOT 状态下的脑血流动力学进行准确的测量和有效的分期。

c. 电生理监测脑运动诱发电位(MEP)和体感诱发电位(SEP):在术中还可以通过电生理监测脑运动诱发电位(MEP)和体感诱发电位(SEP),及时发现脑缺血对脑功能的影响。随着用于引出 MEP 的全静脉麻醉和多脉冲刺激技术的成熟,术中应用 MEP 监测来连续评价运动皮质和运动通路功能完整性已经可行,其变化规律还可能有助于对术后脑功能的影响做出预测和评价。在术中临时阻断载瘤动脉后每间隔 2min 重复 MEP 监测,并持续行 SEP 监测,以波幅下降 50% 为警示。初步研究结果表明其监测结果可能作为判断复杂动脉瘤是否必须搭桥的一项指征。脑电活动是脑功能变化的客观反映,目前主要应用于脑功能区、脊髓、颅底、颈动脉狭窄、主动脉动脉瘤等疾病手术,它们能在术中及时发现手术操作引起的神经系统机械性或缺血性损伤,提醒术者立即采取干预措施,去除损伤因素,避免或减少不可逆的神经损伤。MEP 问世之前,有学者采用脑电图连续监测或用 SEP 检测感觉系统并推测运动通路的功能,但是感觉和运动通路在解剖位置和血液供应上不尽相同,临床上常有患者运动功能受损而 SEPs 正常的报告。单纯用 SEP 监测运动通路的假阳性率和假阴性率均高。经颅电刺激肌源性运动诱发电位(TES－mMEPs)是利用经颅电刺激大脑皮层或脊髓,使锥体细胞轴突产生一个去极化的动作电位,这个动作电位始于皮质运动区,沿着皮质脊髓束下降到 α 运动神经元和肌肉,并可以在沿着运动传导通路的多个位点或骨骼肌上被记录到。随着用来引出 TES－MEP 的全静脉麻醉和多脉冲刺激技术的成熟,术中应用 TES－MEP 监测来连续评价运动皮质和运动通路功能完整性已经可行。然而因为肌源性 MEP 的不稳定性、多相性和高度敏感性,以及脑缺血损伤比直接机械性损伤更为复杂,监测指标的异常程度与临床神经功能后果之间的关联性尚未完全得到证实,所以报警标准较难确定。目前临床上尚无统一标准。而对于引起 MEP 异常或消失的手术操作,运动系统究竟能耐受多久而不影响其运动功能也不清楚。国内有学者通过脑缺血动物模型证实,在 MEP 波幅完全消失后 5min 内是相对安全时间,超过 5min 后去除缺血因素,可能出现脑梗死,超过 10min 则几乎不可避免脑梗死。但该结论是否适用于临床,能否提供一个相对安全的时间治疗窗,仍有待研究。另外,MEP 监测中可能直接刺激皮质下白质而引起皮质脊髓束兴奋,因而在监测皮质血流灌注方面不及 SEP。所以 SEP 与 MEP 可对运动区血流的监测提供相互补充的信息。

d. 正电子发射型断层(positron emission computed tomography,PET):PET 代表了当代最先进的无创伤性高品质影像诊断的新技术,虽然对于脑缺血的检查具有很高的敏感性,但是由于 PET 检查价格昂贵,尚不能全面开展。目前主张将 PET 用作部分患者术后脑血流改善后细胞代谢水平的评价。结合这些新兴的可用于定量研究的脑血流动力学和脑功能学评估方法,可以制定出量化的指标用于筛选出适合于脑血流重建术患者。

e. 手术流程(图 3－45):术前常规行双侧桡动脉 Allen 试验,并作改良 Allen 试验,即在阻断桡动脉后,分别监测各指尖血氧饱和度,5min 内无下降视为通过加强试验。根据术前血流动力学检查结果采用 3 种不同重建方式:颞浅动脉－大脑中动脉搭桥术(STA－MCA)系低流量搭桥;颞浅动脉－桡动脉－大脑中动脉搭桥术(STA－RA－MCA),系中等流量搭桥;颈外动脉－桡动脉－大脑中动脉搭桥术(ECA－RA－MCA),系高流量搭桥。吻合侧翼点或改良翼点开颅,于颧弓根处保护颞浅动脉主干;STA－MCA 搭桥者须分离保护颞浅动脉前后分支。ECA－RA－MCA 不必分离颞浅动脉,但须在同侧颈部另作切口,暴露并分离该侧颈总动脉、颈内动脉和颈外动脉;额颞小骨窗,直径约 3cm,分开侧裂,找到大脑中动脉 M2 分叉部,近分叉部选择合适 M3 分支作搭桥受血段。同时在吻合侧对侧前臂,自腕部起行 S 形皮肤切口,沿桡动脉走行分离结扎桡动脉分支,根据供受体血管间距离选取合适桡动脉长度作移植段血管。采用 9～0 或 10～0 单股尼龙线,分别将移植血管两端吻合于供受体血管的侧壁上,吻合完成后用多普勒探头及吲哚菁绿造影检验吻合口通畅。

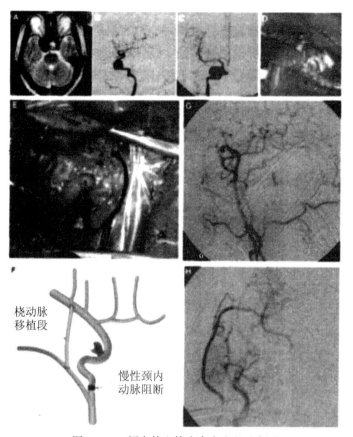

图 3-45　颅内外血管吻合术流程示意图

A~C.右侧颈内动脉眼段巨大动脉瘤;D.取移植血管一段吻合于手术侧大脑中动脉 M2 段;E.一端吻合于颈外动脉;F.颈内动脉慢性阻断;G~H.桥血管通畅,右侧颈内动脉及动脉瘤不显影

f. 小结:复杂动脉瘤的颅内外血管重建术在近几年成为热点,同时也标志着未来动脉瘤治疗的趋势。

二、巨大型脑动脉瘤

巨大型脑动脉瘤(giant intracranial aneurysms)指直径≥2.5cm 的脑动脉瘤,它们在分布、临床表现和诊断治疗等方面不同一般中小型动脉瘤。

(一)发生率和分布

巨大型脑动脉瘤约占脑动脉瘤的 2%~5%,其分布异于一般中、小型脑动脉瘤,总结文献1 488 例巨型脑动脉瘤,49%分布于颈动脉,13%大脑中动脉,11%大脑前动脉,26%分布在椎基动脉(图 3-46)。女性好发,多在 3.0~60 岁起病。

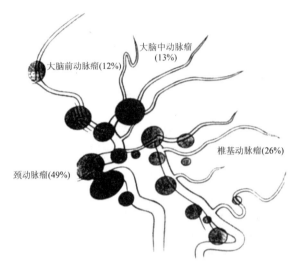

图 3—46　巨大型脑动脉瘤的分布

(二)临床表现

1.颅内占位表现　为巨型脑动脉瘤的主要表观,依所在部位不同可表现眶后痛、复视或眼睑下垂,以及大量鼻出血等(海绵窦内动脉瘤)、不对称性视野缺损、单侧视力减退(颈眼动脉瘤),癫痫、智力减退伴视野缺损(颈内动脉分叉动脉瘤),精神症状伴视野缺损(前交通动脉瘤),癫痫、轻偏瘫(大脑中动脉瘤),共济失调、痴呆、眼肌麻痹和 Weber 征(基底动脉分叉动脉瘤),展神经麻痹、脑积水、痴呆和锥体束征(基底动脉主干动脉瘤),桥小脑角征如听力减退、半侧面部感觉异常、面瘫等(椎基动脉汇合处动脉瘤),后组脑神经麻痹、四肢轻瘫、呼吸困难等(椎动脉瘤)。

2.蛛网膜下腔出血　发生率 14％～35％。虽然巨型脑动脉瘤内常有血栓形成,约见40％病例,但仍容易出血。由于巨型动脉瘤的瘤壁张力高,较小型动脉瘤更易引起大出血。按 Laplace 定律:T(动脉瘤壁张力)＝PR/2e,P 为瘤内压力,R 是瘤直径,e 为瘤壁厚度,可见瘤越大,瘤内压越大,瘤壁承受张力亦更大。年出血率 6％,比一般脑动脉 3％出血率高。

(三)病理

形态上可呈囊性或梭形,前者多发生在载瘤动脉的分叉部,但在瘤体很大时,难区分囊性或梭形。

巨型脑动脉瘤很可能由于小型动脉瘤发展而来,因此其发生发展似小型者,在先天和后天动脉壁缺损基础上,受血流冲击下,经反复出血和修复过程,逐渐增大。巨型动脉瘤常无肌层,仅有少量弹力和肌纤维。瘤内常有层叠的血栓提示瘤内血流旋涡,瘤壁受长期的动脉搏动和血流冲击,发生血栓沉积。Sutherland 等(1982)用[111]铟标记的血小板和[99m]锝标记的红细胞的双重核素技术,发现半数巨型脑动脉瘤内有血小板沉积,且易发生远处脑动脉栓塞,引起脑缺血。瘤内血栓并不能减少动脉瘤破裂出血。不治的巨型脑动脉瘤 2 年和 5 年因出血死亡率可达 68％和 85％～100％,幸存者多病残。

(四)诊断

1.血管造影　为本病主要诊断方法。由于巨型脑动脉瘤内常有血栓,因此血管造影只显示动脉瘤的内腔,要了解巨型动脉瘤体积,还需做 CT 或 MRI。

2.头颅CT 可显示巨型动脉瘤的圆形瘤体,增强时的"靶征"(图3-47)(瘤壁环形增强,中央瘤腔也增强,它们之间的血栓不增强)。薄分层(0.5~1.0mm)扫描,可看清除血管造影不能清楚显示的动脉瘤和载瘤动脉的关系,了解前床突、视神经管、筛窦气房、枕骨髁和颈静脉结节等,以便经颅底入路切除骨质时作参考。

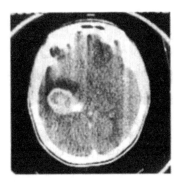

图 3-47 巨型大脑后动脉瘤的 CT"靶征"

3.头颅 MRI 可显示动脉瘤与邻近神经血管结构的关系,区分新、老血栓(图3-48)。

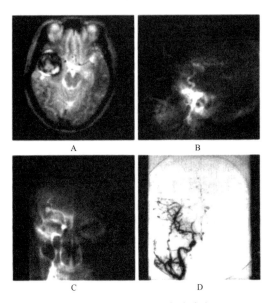

图 3-48 巨大大脑中动脉瘤

A.MRI 显示瘤体内新、老血栓;B、C 脑血管造影显示动脉瘤腔和大脑中动脉被向上和内侧推移;D. 术后动脉瘤颈夹闭和瘤体切除

(五)手术治疗

术前应根据患者的具体情况、神经影像学表现、脑侧支循环功能的估测等选择手术方式,

如瘤颈夹闭、动脉瘤切除＋脑血管重建、载瘤动脉结扎伴或不伴颅内外动脉吻合术等。

1. 瘤颈夹闭(图 3—49)　应作为本病治疗的首选方法,特别适合有瘤颈、动脉瘤位于颈内动脉床突旁或床突上段、大脑中动脉、前交通动脉、基底动脉分叉处、椎动脉等。但是,由于瘤体巨大、瘤颈宽及重要穿通支和脑动脉分支与动脉瘤关系密切,使瘤颈夹闭困难或不可能。尤组病例报告直接手术成功率 30％～80％(表 3—26)。手术入路的选择、术时暂时阻断脑动脉、应用"逆行性抽血"或瘤体切开取栓、特种瘤夹应用等是提高手术成功的重要因素。对于基底动脉或大脑后动脉巨型动脉瘤,由于位置深在,载瘤动脉常被瘤体遮盖,术时难以达到控制载瘤动脉,因此更增加手术的难度,常需采用降温、体外循环下手术。

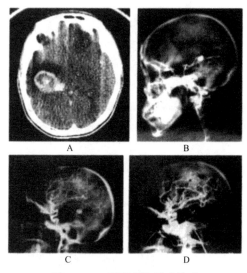

图 3—49　巨型大脑后动脉瘤

A. CT 显示典型的"靶征";B 和 C. 选择性椎动脉和颈动脉造影均显示动脉瘤;D. 开颅动脉瘤切除后 10d,脑血管造影证实动脉瘤已消失,银夹位置良好

表 3—26　巨大脑动脉瘤外科治疗的疗效

作者	(年)	例数	直接手术(%)	优良率(%)	病残(%)	死亡(%)
Hosobuchi	1979	40	18	80	15	5
Drake	1979	174	72	72	16	13
Onuma	1979	32	75	63	20	16.7
Kodama	1982	49	?	61	16	22
Yasargil	1984	30	?	67	23	10
Whittle	1984	32	32	75	20	17
Symon	1984	35	80	86	8	6
周良辅	1988	41	60	95	5	0
Ausman	1990	62	?	84	11	5
Sundt	1991	332	57	81	6	13
Shibuya	1996	73	?	79	12	8
Lawton	1995	171		87	8	5
Sanai	2010	117		84	3	13

2.动脉瘤切除＋脑血管重建 适用于不能直接夹闭的大脑中动脉、颈内动脉、大脑前动脉和椎动脉瘤。动脉瘤切除后在颅内重建（端端或端侧吻合）脑动脉。Sundt(1991)报道25例患者,术后优良率84%,差4%,死亡12%。我们对1978—1988年14例巨型脑动脉瘤直接或间接手术＋脑血管重建进行随访,无死亡,无脑缺血并发症,全部优良。

3.载瘤动脉阻断或动脉瘤孤立术或切除伴或不伴颅内外动脉吻合 载瘤动脉近端阻断可降低动脉瘤内压力,促使瘤内血栓形成,从而达到减少动脉瘤破裂出血。如载瘤动脉远端也参与供血,则需结扎载瘤动脉远、近端,称动脉瘤孤立术。

(1)颈动脉结扎:使用于动脉瘤位海绵窦段、床突旁段和少数床突上段颈内动脉。本法简便有效,术后血管造影发现83%动脉瘤消失或缩小,但脑缺血发生率为28%(颈总动脉结扎)和49%(颈内动脉结扎)。虽然通过各种术前脑侧支循环功能测定(见"暂时脑动脉阻断")、术时EEG、rCBF和颈动脉残端灌注压测定等,脑缺血并发症明显减少,但仍不能绝对避免。因此,对侧支循环欠佳者,宜用Crutchfield夹做慢性颈动脉阻断;对侧支循环差者,宜慢性阻断＋颅内外动脉吻合术。由于一侧颈动脉阻断后,将增加对侧颈动脉的血流量,有促使对侧新的动脉瘤形成,因此对年轻患者,应结扎颈动脉＋颅内外动脉吻合术。表3-27总结文献报告的疗效。

表3-27 颈动脉阻断＋颅内外动脉吻合治疗脑动脉瘤的疗效

作者	年份	例数	结果			
			优	良	差	死亡
Ferguson	1977	3	3			
Drake	1979	13	6	1	1	5
Hopkins	1979,1983	13	7	1	3	2
Gelber	1980	10	10			
Bockhom	1981	4	2	2		
Roski	1982	11	6	4		1
Heros	1983	5	2	2		1
Peerless	1983	15	15			
Spetzler	1985	23	22		1	
Morgan	1986	8	6	2		
Sundt	1991	61	41	9	4	7
周良辅	1993	15	14	1		

(2)椎动脉结扎(图3-50):适用于一侧椎动脉供血的椎动脉瘤或椎基动脉瘤,特别是层间动脉瘤,而对侧椎动脉功能好者。Drake(1995)用此方法治疗8例巨大椎基动脉瘤,7例结果优良。Shilbata(1982)总结文献31例椎动脉瘤中,椎动脉结扎死亡率为41%(1970年前)、7%(1970年后)。

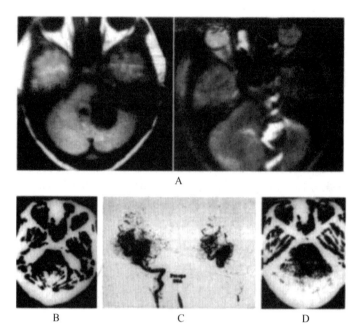

图 3-50 巨大左椎动脉瘤术前 MRI(A),CT(B)和 DSA(C)和术后 CT(D)。注意术后增强 CT,动脉瘤已不显影,受压第 4 脑室已恢复正常形态

(3)基底动脉结扎:用于不能夹闭的基底动脉瘤,而双侧后交通动脉功能良好者,造影中可见基底动脉通过颈动脉显影。结扎基底动脉位置应在小脑上动脉与大脑后动脉之间,注意不要伤及穿通支。总结 1980 年前文献报告 9 例患者,术后良好 5 例(56%)、差 2 例、死亡 2 例(22%)。steinberg(1993)随访 201 例患者,椎动脉结扎治疗椎动脉瘤较基底动脉结扎治疗基底动脉瘤优良率高,分别为 87%与 64%。

为减少载瘤动脉结扎后脑缺血并发症,曾尝试颅内外动脉吻合,但疗效欠佳。Sundt(1986)用大隐静脉在颈动脉和大脑后动脉之间架桥+椎基动脉结扎治疗 9 例患者,优良 4 例(44%)。Wakui 等(1992)用桡动脉在颈外动脉和大脑后动脉之间架桥治疗 1 例巨大椎动脉瘤,术后恢良良好,但有共济失调。

三、未破裂脑动脉瘤

未破裂脑动脉瘤有无症状和有症状两类,前者指多发脑动脉瘤,因其中脑动脉瘤破裂出血而发现其他未破裂者。

(一)流行病学

迄今缺乏基于人口的流行病学资料,下列资料来自基于医院的资料,有回顾性或前瞻性分析,随访时间长短不一,患者平均年龄分布较广,由于这些异质性影响所得结论。

1.患病率 尸检为 0.4%(回顾性研究)~3.6%(前瞻性研究)CT 和 MRI 检出率为3.7%(回顾性研究))~6.0%(前瞻性研究)。可见因研究方法和对象不同患病率也不同。

2.出血率　Britz GW 等(2011)收集 22483 例患者,平均随访 7.49 年,410 例出血(出血率1.82%),其中动脉瘤直径<10mm 为 0.43%,>10mm 为 2.16。我们收集 1966—2012 年文献报告 34046 例患者,脑动脉瘤无症状年出血率为 1.91,有症状则 6%。

3.影响出血的因素　①动脉瘤直径:大组病例支持>7mm 动脉瘤易出血,且随直径增大,出血率也增高(Ⅱ级证据);②动脉瘤部位:易出血部位为椎基动脉、后交通动脉;③年龄:与患者年龄呈负相关,即年青者较老年者更易出血,且随着年龄增长,出血风险增大;④血压:高收缩血压和长期未控制高血压者易出血;⑤抽烟:烟龄越长越易出血;⑥多发动脉瘤与单发动脉瘤一样,则多发者不增加出血风险;⑦症状:有症状脑动脉瘤较无症状者易出血。多因素分析,抽烟、高血压和脑卒中家族史均为独立危险因素,OR(危险比)分别是 3.0、2.9 和 1.6。高胆固醇和常体育活动可降低脑动脉瘤发生,分别为 0.5 和 0.6(Vlak MH,2013),其中高胆固醇降低动脉瘤形成与以往文献相佐,需进一步研究证实。

(二)处理

对有症状未破裂脑动脉瘤(表 3-28),应积极治疗因所引起的症状可能与小出血或脑动脉瘤增大有关。对无症状未破裂者的处理,一直有争论。综合欧美有关指南经验,我们认为在作出决定前不仅要评价未破裂脑动脉瘤本身(如动脉瘤大小、部位等),还应考虑患者因素,如年龄、身体状况、家族史以及诊治医院和医生因素(设备、技术力量和经验)。在此基础上作出个体化的处理决定。

表 3-28　未破裂脑动脉瘤出血率

作者(年)	病例数	出血例数	随访时间(年)	年出血率(%)
Locksley(1966)	34	9	≈4	7
Heiskanen(1981)	61	7	10	1.1
Winn(1983)	38	10	7.7	1
Juvela(1993)	142	27	14	1.4
Asari(1993)	54	11	3.6	1.9
Taylor(1995)	18179	217	—	2
Yasui(1997)	234	34	6.2	1.3
Ruikel(1998)	1725	—	—	2.3
Isuia(1998)	1692	54	—	0.8
Jurela(2000)	142	34	—	1.3
Tsutsumi(2000)	62	7	4.3	1.3
Monita(2012)	5720	—	—	0.75
Lee(2012)	5963	163	3	2.7
小结	34046			1.91

1.随访和观察　适用于<7mm 未破无症状脑动脉瘤、老年患者。应定期随访脑血管造影如 MRA 或 CTA,测量动脉瘤直径,并告诫患者戒烟、控制血压。

2.治疗

(1)适应证:①动脉瘤直接≥7mm;②小动脉瘤在随访中增大;③动脉瘤位椎基底动脉、后交通动脉。

(2)治疗方法选择:虽然血管内介入治疗较开颅治疗更微创,但长期疗效(如动脉瘤复发、再出血)不理想,欧洲指南(2013)推荐:患者年龄<60岁首选开颅手术,患者年龄≥60岁或有开颅手术禁忌者,选血管内介入。

四、新发脑动脉瘤

新发脑动脉瘤指在与原来脑动脉瘤解剖上无关的部位发生新的(de novo)动脉瘤。必须与动脉瘤复发(regrowth)鉴别,后者指原发动脉瘤经夹闭或介入后,又复发或其邻近发生新的动脉瘤。本病最早由 Graf 和 Hambg(1964)报告。过去认为新发现动脉瘤发生率低、破裂出血少,近来随着 CAT 和 MRA 的普及和对脑动脉瘤患者长期随访,新发脑动脉瘤有增多趋势,其破裂出血的后果与一般动脉瘤一样,致死致残率高。因此,新发脑动脉瘤应引起神经外科医生重视。

(一)患病率

其年患病率 0.37%～4.15%。David CA(1999)对 102 例脑动脉瘤患者平均随访 4.4±1.6 年,1.8%患者有新发脑动脉瘤。Juvela S(2001)随访 87 例患者,平均历时 18.9±9.4 年,15 例(0.17%)患者发生 19 个新发脑动脉瘤,年发生率为 0.84%(95% CI 0.47%～1.39%)。Tsutsumi K(2001)用脑血管造影随访 112 例脑动脉瘤术后患者,平均 9.3 年,年新发脑动脉瘤 0.89%。Yoneska Y(2004)对 483 例脑动脉瘤蛛网膜下腔出血随访 22 年以上,12 例(2.5%)有新发动脉瘤。Wermer MJ(2005)用 CTA 筛查 610 例患者,平均随访 8.9 年,14 例(2.3%)有新发脑动脉瘤,年发生率 0.37%(95% CI 0.23%～0.6%)～1.2%(95% CI 0.93%～1.55%)。Brunean M(2011)用脑血管造影随访破裂脑动脉瘤 10 年以上,发现 30%患者有新的动脉瘤,其中年新发脑动脉瘤为 4.15%。Kemp WJ(2013)在 611 例有长期影像学随访患者发现 37 例(0.6%)新发脑动脉瘤。

(二)年龄和性别

女性多见。好发于 30～60 岁年龄段。

(三)危险因素

1.女性。

2.抽烟,每天数量比烟龄更重要。

3.高血压。

4.家族史。

5.多发脑动脉瘤。

6.一侧颈动脉闭塞。

(四)破裂出血时间

指上次出血或发现新动脉瘤至出血时间长短不一。3 月～15.1 年。原有出血史者比无出血者要长,前者为 12±6.5 年,后者为 3～6 个月。

（五）新发动脉瘤与原发动脉瘤

偶发脑动脉瘤出血率很低。在国际多中心未破裂脑动脉研究(ISUA)中,5 年累积出血,<7mm 脑动脉瘤颈内动脉系统为 0(无出血史)和 1.5%(有出血史);椎基动脉为 2.5%(无出血史)和 3.4%(有出血史)。新发脑动脉瘤<7mm 者年出血率 2.9%,5 年为 14.5%(KempⅢ WJ,2013),则比偶然发现的脑动脉瘤要高。新发脑动脉瘤中,有出血史与无出血史两组之间,无明显差别,均以女性多见,抽烟和高血压为特征。

（六）发生机制

有下列 2 种学说:

1. 血管先天或后天因素引起管壁薄弱　由于女性在绝经后和(或)抽烟,易发生脑动脉瘤,故推测雌激素有抑制脑动脉瘤形成作用,抽烟有拮抗雌激素的作用。病理检查也发现绝经后大脑动脉壁的胶原成分减少。近来研究发现,雌激素与抗胰蛋白酶 α_1 之间失衡,使弹力酶性增高,抗胰蛋白酶 α_1 活性下降,促使脑动脉瘤形成和破裂。动物实验证实,动脉局部用弹力酶可诱发囊状脑动脉瘤形成和破裂(MiskokziL,1998)。

2. 血液动力学因素　高血压、一侧颈内动脉闭塞等原因可改变脑动脉血流动力学,加重对脑动脉脆弱局部的冲击,引起动脉壁变性、坏死而形成动脉瘤或破裂。约 4% 新发脑动脉瘤者有颈动脉闭塞史。

（七）临床表现、诊断和处理

同一般脑动脉瘤。因此,对本病重在预防与及早发现和处理。

1. 提高认识　脑动脉瘤出血不是一次事件,须终身随访,即使原发脑动脉已经夹闭或介入,可采用无创或有创性方法(CTA 或 MRA),必要时 DSA。

2. 戒烟　脑动脉瘤患者虽经治愈原发动脉瘤,也应戒烟,早戒比晚戒好。

3. 发现新发脑动脉瘤　可酌情介入或夹闭治疗。

由于本病少见,迄今文献均属回顾性,大多为病例报告,加之对脑动脉瘤患者长期影像学随访有困难,所收集的资料和结论难免有偏倚。因此,还有待前瞻性、大组病例研究验证。

五、外伤性脑动脉瘤

（一）发生率

外伤性脑动脉瘤(traumatic cerebral aneurysms)是由头部穿透性或非穿透性外伤引起。在 CT 应用以前,脑血管造影常用于头外伤诊断,尚有可能早期发现本病,现在头外伤多用 CT 诊断,因此影响本病的发现。一般报告外伤性脑动脉瘤占脑动脉瘤的 0.15%～4%,在火器伤中占 1%。

（二）临床表现

1. 前驱症状　颅脑外伤可轻可重,一般多伴颅骨骨折、脑挫裂伤和(或)血肿,半数有意识障碍。

2. 出血　见于 50% 患者。一般从头部外伤至脑动脉瘤形成历时 2～3 周(可以从几小时

～10年),因此本病典型表现为伤后延期脑出血。根据外伤脑动脉瘤的部位,可表现蛛网膜下腔出血、硬脑膜下出血、脑内出血或混合出血。

3. 鼻出血　见于海绵窦内、岩骨段外伤性颈动脉瘤破裂,可引起大量鼻出血,导致失血性休克(图3-51)。

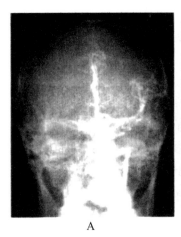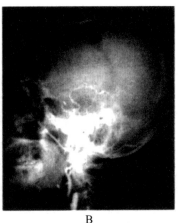

图3-51　外伤性海绵窦动脉瘤

A.外伤性海绵窦动脉瘤出血,血管造影正位片显示动脉瘤。注意患者因大量鼻出血,作鼻咽部填塞压迫。B.急诊作动脉瘤孤立术和颞浅动脉与大脑中动脉吻合。术后血管造影显示动脉瘤不显影,吻合血管通畅。注意颈内动脉在颈部和颅内(银夹)分别被阻断

4. 脑神经损伤　表现Ⅱ、Ⅲ～Ⅳ脑神经障碍,可动脉瘤或血肿压迫或颅内压增高所致。

5. 原因不明神经系统恶化　表现伤后不能以外伤解释的突发轻偏瘫或意识障碍。

Wauer(1961)提出颅底颈内动脉外伤动脉瘤三联征:单盲、颅底骨折、反复大量鼻出血。Bavinzski(1997)报告大量鼻出血和单盲分别见于71%、51%患者,相反,床突上颈内动脉、岩骨颈内动脉和大脑前动脉远端或皮质动脉瘤则表现延期蛛网膜下腔出血、头痛或昏迷、轻偏瘫等。

(三)外伤脑动脉瘤形成的机制

一般穿透伤比非穿透伤更易引起外伤动脉瘤。穿透伤可分为:①低速伤,如刀、螺丝刀、猎枪等引发的脑动脉瘤发生率为10%～12%;②高速伤,如弹片、子弹等引发的脑动脉瘤为0.1%～8%。可见致伤物的速度与动脉瘤形成呈负相关,原因不详。床突上颈内动脉、大脑前动脉远端动脉瘤一般不伴骨折,但床突处硬膜环的束缚作用,可助床突上颈内动脉受伤。皮质动脉瘤可伴穹隆部颅骨线形或凹陷骨折。岩骨和海绵窦颈动脉瘤总伴有颅底骨折。Unger(1990)报道78个蝶骨骨折中,5例(6.4%)颈内动脉受损,其中2例形成假性动脉瘤。Resnick(1997)报道55例颈动脉管骨折中,6例颈动脉受损,其中2例形成假性动脉瘤。

(四)部位

2/3在大脑中动脉和大脑前动脉远端分支,1/3在颅底颈内动脉。少见部位有脑膜中动脉、脉络膜前动脉、胼周动脉、大脑后动脉、小脑上动脉、小脑后下动脉和椎动脉。

（五）诊断

脑血管造影仍是本病主要诊断方法，CTA 和 MRA 可做为无创性筛查或随访。在脑血管造影中外伤性脑动脉瘤表现不规则、局灶脑血管扩张，多位于非血管分叉处，多无瘤颈，多在动脉后期或静脉早期显影，排空慢。

由于外伤性脑动脉瘤形成需一定时间，因此，第 1 次血管造影阴性者，应间隔数周后重复造影。Uzan(1998)提出本病诊断程序(图 3－52)。

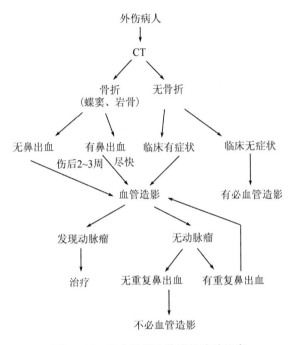

图 3－52　外伤性脑动脉瘤的诊治程序

（六）病理和自然病程

大多数为假性动脉瘤，瘤壁为血肿机化而成，少数为真性动脉瘤或混合动脉瘤，因动脉壁内弹力层和中层局灶受损演变而成。

本病少数可血栓形成而自愈，大多数破裂出血，致死率达≥50％。

（七）治疗

外科手术或血管内介入治疗或两者联合治疗是本病主要疗法(图 3－53)。由于本病多为假性动脉瘤，无瘤颈，在设计治疗方案时应考虑术时动脉瘤出血和不能颈瘤夹闭的几种处理方法，如载瘤动脉阻断，对动脉末梢的动脉瘤可不引起脑缺血，对近端者则应配合血管重建术。如上述 2 法均不行，则行动脉瘤包裹。外科手术死亡率 20％～22％，血管内介入治疗无手术死亡，缺血并发症 4.6％～10.34％。2 者的优良率＞60％。

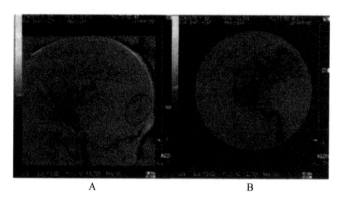

图 3—53　外伤性海绵窦颈内动脉瘤

A. 血管内介入前动脉造影；B. 介入后动脉造影

六、感染性脑动脉瘤

感染性脑动脉瘤又称细菌性或真菌性动脉瘤。本病较少见，但随着耐药菌株增加和免疫抑制剂应用，近有增加趋势。本病未及时发现和治疗，因破裂出血常会致命。

（一）发生率

约占脑动脉瘤 2.5%～6.2%，在小儿可达 10%。在亚急性心内膜炎中，4%～15% 患者特发性细菌性脑动脉瘤（表 3—29）。由于一些动脉瘤无症状，上述数据有可能低估本病真正发生率。

表 3—29　63 例细菌性脑动脉瘤的分布 *

部位	%
近端	
颈内动脉海绵窦段	11
颈内动脉床突上段	21
远端	
大脑前动脉	16
大脑中动脉	43
大脑后动脉	9

* 18% 为多发性脑动脉瘤。

（二）病理和发病机制

取决于致病源、播散机制、诊治时限和机体免疫状况。基于瓣膜的心内膜炎的细菌栓子径血管入颅，影响脑动脉远端，如大脑中动脉的分支占 60%，且多发（30%）。颅底病灶如海绵窦炎，经血管外间隙引发病变。动物实验发现，细菌栓子阻塞小动脉后，引起动脉壁的外膜和中层变化。推测虽然脑小动脉缺少滋养血管,但是细菌可经阻塞动脉菲薄的壁,侵入 Virchow—Rokin 间隙,进入外膜层。虽然细菌栓子经动脉入颅,动脉壁的炎症变化以外膜和肌层为主,弹力层和内膜最后受累。在搏动性血流冲击于受阻血管的坏死管壁或再通血管薄弱的管壁,引起局灶性扩张而形成动脉瘤。在未用抗生素治疗的动物,脑动脉瘤形成于细菌栓塞后 1～3d。如用抗生素,脑动脉瘤常在 1 周前后形成。动脉瘤多为梭形,质脆易破溃。

(三)临床表现

本病可见于 34d 新生儿至 78 岁老人,平均年龄 30 岁。大多数患者有先天性或风湿性心脏病史,又患有亚急性心内膜炎。少数可无心脏病史,但有咽喉炎史、支气管、牙齿手术或泌尿外科或产褥热史或院内感染。危险因素有免疫功能低下(如系统性红斑狼疮、Burkitt 淋巴瘤、静脉滥用药等)。

临床表现有:

1.原发病表现　上述各种感染表现。

2.神经系统表现　突然发病的脑梗死、脑栓塞或脑出血,后者可有蛛网膜下腔出血、脑内出血,见于半数患者,也可有脑膜脑炎、脑脓肿。

(四)诊断

诊断同一般脑动脉瘤的诊断程序,对有上述感染病史的蛛网膜下腔出血或脑内出血者,应考虑本病可能。正规血培养应间隔 1h 连续抽血 3 次。实验和临床研究发现,细菌性脑动脉瘤可在发病后 1～2d(未用抗生素)或 7d(用抗生素)形成,在细菌性脑栓塞治疗期间(一般 6周),随时有脑动脉瘤形成或破裂。因此,对首次 MRA 和(或)DSA 阴性者,应隔 1～2 周重复检查。

(五)致病菌

常见有链球菌、葡萄球菌、占 57%～91%,其他有凝固酶阴性葡萄球菌、嗜酸杆菌、放线杆菌、假单胞菌、奈瑟菌、肠道球菌等,真菌有麦菌、藻菌、念珠菌、囊球菌等。应用抗生素后,培养可阴性。

(六)治疗

1.原发病治疗　如颅内无急诊情况(如出血),应处理心内膜炎等。针对病原菌用药至少4～6 周或培养阴性。除非动脉瘤扩大,未破裂者应先用药,用药 1 周后重复血管造影。先用药物治疗指征:①动脉瘤起源大血管近端且不能牺牲的血管;②堵塞动脉瘤可致严重并发症;③用药后动脉瘤缩小;④真菌动脉瘤。药物治疗时,应随访血管造影。

2.外科手术指征为　①破裂的细菌性脑动脉瘤;②有占位征;③抗生素治疗后动脉瘤仍扩大或不消失。另外也需考虑到动脉瘤所在部位和手术难度。动脉瘤壁脆且与周边组织粘连,使瘤颈夹闭常不可能。对非功能区,动脉末梢的动脉瘤可切除或载瘤动脉阻断伴/不伴血管重建术,或改血管内介入治疗。海绵窦段者(多先有栓塞性海绵窦征)、多发性者,可先内科治疗,不好者再血管内介入治疗。表 3—30 为近端和多发脑动脉瘤的疗效。

表3-30　近端和多发性细菌性脑动脉瘤的疗效

治疗方法	总数	死亡
近端动脉瘤		
外科	3	1
内科	9	6
多发动脉瘤		
外科	6	0
内科	11	0

七、脑动脉瘤合并脑动静脉畸形

大约在15例脑动静脉畸形(arterovenous malformation,AVM)患者中有1例合伴脑动脉瘤;100例脑动脉瘤患者中有1例合伴AVM。如何正确处理这两种病变,特别是出血来源不明时很是困难。原则上应首先治疗有症状的病变,并尽可能在治疗方案中包括另一病变。

(一)发生率

2.7%～34%脑AVM合并脑动脉瘤,其中动脉瘤在AVM的供血动脉上占83.7%,在无关动脉上占14.2%。AVM合并的动脉瘤常是多发,AVM大小与合并动脉瘤的比例有关,如<2cm AVM,不合并动脉瘤;2～5cm AVM,13%合并动脉瘤;>5cm AVM,37%合并。而且多见椎基动脉瘤。

(二)病因

迄今未完全清楚,有下列3种理论:

1.先天性学说　AVM和动脉瘤形成均是胚胎时期血管系统发育异常的结果。多见女性。

2.后天性学说　AVM血流"短路"产生的高血流长期作用于动脉壁上,引起变性和动脉瘤形成。多见男性。

3.无关学说　AVM和动脉瘤同时发生是偶然事件,不存在病理生理的内在关系。

(三)分类

Kedekop等(1998)提出下列分类,有利诊断和治疗。

1.畸形巢内动脉瘤　常在血管造影的静脉期相前出现,动脉瘤在畸形血管团内。

2.血流有关脑动脉瘤　①近端动脉瘤:位于床突上颈内动脉、脑底动脉环、大脑中动脉主干及其主要分支、大脑前动脉主干和前交通动脉、椎基动脉主干等;②远端动脉瘤:位于前述以外的脑动脉,即脑动脉远端(或末梢)分支上。

3.无关脑动脉瘤　位于不供应AVM的脑动脉上。

按上述分类,在632例AVM中,35例(5.5%)为畸形巢内动脉瘤,71例(11.2%)为血流有关脑动脉瘤,5例(0.8%)为无关脑动脉瘤。畸形巢内动脉瘤比血流有关脑动脉瘤易破裂出血,2者分别为72%和40%(P<0.001),后者出血17%来自动脉瘤,21%为AVM,其余分不清楚。

(四)自然病程

不治者年出血率7%～10%,比不伴动脉瘤的AVM出血率高。危险因素:①与AVM或动脉瘤大小无关;②合并血流有关的近端动脉瘤(OR=2.11)或巢内动脉瘤;③出血史。

（五）诊断

1.同一般脑动脉瘤的诊断　下列提示存在出血危险：

（1）畸形巢内动脉瘤。

（2）深静脉引流。

（3）静脉瘤。

（4）AVM 回流不畅或受阻。

（5）穿通动脉供血。

（6）深部 AVM 或脑室附近 AVM。

（7）小 AVM 是否较大 AVM 易出血？有争议。Peret(1996)认为过去认为小 AVM 好发出血，仅反映小 AVM 少引起癫痫或神经系统障碍，并非易出血。

2.出血源判断　一般讲单纯脑内出血，多为 AVM 引起，单纯蛛网膜下腔出血则为动脉瘤所致，两者皆有时，则难以判断。

（六）治疗

并非所有 AVM 合并的脑动脉瘤均需治疗，它们中有一些在 AVM 闭塞后自行消失。研究显示，100％闭塞 AVM 后，血流有关的远端动脉瘤 80％消失，近端动脉瘤仅 17％缩小，4％消失，不全闭塞 AVM 后，远端动脉 67％消失，近端动脉瘤不仅不缩小，有时反增大或破裂出血。因此，对近端动脉瘤，应在栓塞 AVM 时一起栓塞或 AVM 栓塞后择期手术。

八、妊娠与脑动脉瘤

脑动脉瘤破裂出血常是灾难性的，如发生在孕妇或产妇更增加危险性和处理难度。随着医学发展，特别是妊娠围期保健的重视，孕妇和产妇死于子痫、感染和传染病等已明显降低，脑动脉瘤等引起的颅内出血渐引起注意。40 岁以下女性脑动脉瘤破裂中半数以上与妊娠有关。

（一）发生率

由于统计和研究方法不同，以及受到时代、地区等因素的影响，妊娠期发生脑动脉瘤破裂的发生率差异较大。据 Hateman BT(2012)分析美国国家住院数据库(1995—2008)中与妊娠有关蛛网膜下腔出血发生率为 5.8/10 万，死亡率 4.1％。Kim YW(2012)分析韩国住院数据库(1998—2009)妊娠期有关动脉瘤破裂危险性在怀孕期为 1.4％(95％ CI,1.35～1.57)，在生产期为 0.05％(95％ CI,0.04～0.06)，其中剖腹产高达 70.18％(95％ CI,64％～76％)，尤其在未破脑动脉瘤的孕妇。在妊娠期颅内出血中，脑动脉瘤与 AVM 比为 1.3∶1。一般人群中，脑动脉瘤好发高峰为 50～69 岁。蛛网膜下腔出血病因中脑动脉瘤与 AVM 比为 6.4∶1，其中破裂组为 8.4∶1，未破裂组为 2∶1，按年龄分析，20～29 岁组中脑动脉瘤与 AVM 比为 1∶1，30～34 岁中则为 3.5∶1。可见，妊娠期蛛网膜下腔出血中，脑动脉瘤与 AVM 的发生率接近，不同于一般人群。

（二）妊娠期血流动力学与激素

1.血容量　妊娠早期，血容量就增多，在 32 周达高峰并维持到生产。一般较妊娠前血容量增加一半，相当 1 600mL。经产妇和多胎孕妇增加更明显。其中血浆增加 1 300mL，红细胞增加 400mL，血球压积下降从 37％～48％→32％～42％，可出现稀释性贫血。产后，血容量渐恢复正常。

2.血压和心输出量　妊娠初期，血压下降，收缩压下降 10～15mmHg，舒张压下降 20～

25mmHg,妊娠中期以后血压回升正常。侧卧时心输出量增加,较妊娠前增加30%~50%,达4~6L/min,主要是心搏出量增加。妊娠后期,心搏出量渐下降,但心率增快。生产时,心输出量和血压随每次子宫收缩而增高;产后,心输出量仍增加,但心率变慢。

3.高凝状态　纤维酶元和其他凝血因子增加。

4.激素　妊娠期间雌激素、孕酮、绒毛膜促性腺激素、弛缓素均增高,已知它们中一些成分可作用于结缔组织和血管床。

(三)妊娠与脑动脉瘤

上述妊娠围期血流动力学和内分泌变化对脑动脉瘤形成和(或)破裂起到一定作用。此外对主动脉弓、脾动脉等也会引起夹层动脉瘤形成和出血。Wed 和 Drake(1990)报告 1 例 34 岁怀孕 20 周女性,手术夹闭小脑上动脉,但瘤颈有小部分残留。在以后 16 周动脉迅速增大,变成巨型动脉瘤。

妊娠期脑动脉瘤破裂出血的时间一般好发于妊娠后期、生产期。血压和心搏出量增加比血容量增加更明显,更具重要性。Weci(1996)收集文献 363 例患者,80%患者在妊娠期破裂出血,其中前 3 个月 6%,中 3 个月 21.75%,后 3 个月 52.75%。生产时破裂占 5.3%,产后占 14.7%。

(四)妊娠期脑动脉瘤的自然病程

自然病程同一般人群的脑动脉瘤。流行病学研究显示妊娠并不增加动脉瘤破裂出血。

(五)诊断与鉴别诊断

1.诊断　虽然妊娠期脑动脉破裂少见,但一旦发生,后果严重,死残率高。因此对育龄女性突发头痛应想到本病。迅速诊治。

2.鉴别诊断　应与子痫、脑炎、脑膜炎、颅内静脉血栓形成、脑瘤等鉴别。表 3-31 为本病与子痫的鉴别要点,应注意 17%子痫死亡者有蛛网膜下腔出血。

表 3-31　妊娠脑动脉瘤出血与子痫的鉴别

表现	子痫	出血
起病	隐蔽	突起
头痛	中度	剧烈
恶心呕吐	少而轻	多而重
近期体重	明显增加	多无变化
近期舒张血压	明显增高(>90mmHg)	同平常
全身水肿	明显	多无
视力障碍	明显	可有可无
癫痫	有	可有可无
昏迷	有和重	可有可无
反射亢进	明显	可有可无
脑膜征	可有可无	明显
蛋白尿	明显	见15%患者
血小板	25%患者降低	多无
肝功能	多异常	多无
腰穿	多正常	多不正常
CT 和 MRI	多正常	多不正常
DSA	多正常	脑动脉瘤、AVM

（六）治疗

原则上同一般人群脑动脉瘤的处理，但必须考虑下列问题。

1. 外科治疗　①破裂脑动脉瘤应尽早手术或血管内介入治疗。在脑动脉瘤外科手术时，应尽量避免降压麻醉。②生产时或近临产时脑动脉瘤破裂，先开颅夹闭动脉瘤，再经阴道（会阴切开）或剖腹生产。③未破裂脑动脉瘤可选择性手术或血管内介入治疗，但是一旦发现动脉瘤有增大趋势，即应尽早治疗。

2. 内科治疗　同一般蛛网膜下腔出血的治疗。但要注意：①抗癫痫药—有癫痫者，应该用抗癫痫剂。无癫痫者是否应预防服药？鉴于抗癫痫剂对胎儿有毒副作用，对无癫痫的孕或产妇，可不用抗癫痫药。②脱水剂：甘露醇等脱水剂可引起宫内低灌注、胚胎高血钠和高血渗，应引起注意。③皮质类固醇、尼莫通等的应用有争论，后者在动物胚胎有致畸和中毒发生。

（3）妊娠和生产：①脑动脉瘤夹闭后，应按正常情况继续妊娠和生产；②脑动脉瘤因某种原因未处理，应尽量缩短第二产程，结合会阴切开助产或剖腹产。

（七）预后

影响预后因素：①高龄初产；②高血压；③凝血障碍病，特别是高凝病；④抽烟；⑤合并其他病灶颅内静脉血栓形成；⑥诊治延误。

九、脑瘤伴发脑动脉瘤

（一）发生率

据文献报道为 0.2%～2.3%，在 1 065 例脑瘤中合并脑动脉瘤 3 例（0.28%）。由于 CT 和 MRI 已作为脑瘤的主要诊断方法，仅在少数情况下才做全脑血管造影，以及部分患者有多发性动脉瘤，因此实际脑瘤合并脑动脉瘤的发生率可能还要高。可见于任何年龄，但 50 岁以后好发。

（二）发生机制

1. 血流动力学　脑瘤引起局部脑血流量增加，加上脑动脉壁先天或后天发育缺损而导致脑动脉瘤形成。临床上大多数患者的动脉瘤靠近脑瘤，位于同一侧颅腔，甚至动脉瘤长在脑瘤内。可是少数脑动脉瘤远离脑瘤，与后者血供无关系。

2. 创伤、放射等损伤　脑瘤手术或脑瘤放射治疗对邻近脑动脉的损伤，以及肿瘤对血管壁直接浸润，可造就动脉瘤。

3. 遗传因素　神经纤维瘤Ⅰ型者除脑和周围神经长瘤外，2% 可伴动脉瘤。

4. 原因不明　难以上述学说解释者，例如 Licate（1986）报道在脑瘤切除后 3 年和 16 年分别发生脑动脉瘤。我们有 1 例患者在脑瘤症状出现前 16 年就出现脑动脉瘤引起的动眼神经麻痹症状。

（三）伴发脑动脉瘤的脑瘤

以脑膜瘤最多见，占 29.3%～44%，次之为胶质细胞瘤（27.5%～38%）、垂体瘤（11%～20.6%）、淋巴瘤、颅咽管瘤、脊索瘤、上皮样囊肿、皮样囊肿和脉络膜丛瘤等。

（四）临床表现

1.以脑瘤引起高颅压或局灶神经系统症状为主，脑动脉瘤不引起症状，仅在血管造影、手术或尸检时发现，占 55%～69%。

2.以脑动脉瘤破裂引发出血为主要表现，或脑瘤症状与颅内出血症状皆有，占 31%～45%。值得指出的是，以脑瘤诊断入院和手术者，可因脑动脉瘤突然破裂，有的被及时发现，有的仅在尸检证实。因此，提高对本病认识，及时诊治，具有重要的现实意义。

（五）诊断

应用 CT 和 MRI，脑瘤的诊断常无困难。脑动脉瘤治疗后出现颅内压增高或局灶神经体征者，应 CT 和 MRI 检查。但是，对脑瘤者什么情况下应做脑血管造影检查，迄今无统一看法。我们认为，高质量薄层 CT 或 MRI 可发现直径<3mm 的动脉瘤。一般直径<6mm 的动脉瘤破裂出血的机会较少。因此，如果高质量、薄层 CT 或 MRI 检查未见可疑脑动脉瘤者，可不必做脑血管造影；否则应做全脑血管造影。对以蛛网膜下腔出血起病的脑瘤，除考虑脑瘤引起外，应想到合并脑动脉瘤可能，并进行脑血管造影检查。

（六）治疗

外科治疗有症状的脑瘤或脑动脉瘤，已为公认。可是，对无症状的脑动脉瘤应如何处理？脑瘤手术与脑动脉瘤手术是一期还是分期做？迄今无统一意见。

1.无症状脑动脉瘤　每年出血率为 1%，可是 20 岁青年患者，其一生破裂出血率上升达 16%。因此，对无症状的脑动脉瘤应结合患者年龄、动脉瘤大小、部位和患者全身情况综合考虑。对年青患者，动脉瘤和脑瘤且位于可手术部位，应争取外科手术；反之，可用血管内介入治疗脑动脉瘤。

2.手术时机　由于脑瘤术后，颅内压和脑血流均可发生变化，易诱发脑动脉瘤破裂，因此，在条件允许下应争取同时处理脑动脉瘤，特别是 2 个病灶邻近或经 1 个手术入路可以达到者。如需应用不同手术入路，则可分期手术。应结合临床情况决定处理脑瘤和脑动脉瘤的先后次序，分期手术的间隔时间不宜过长，并应在间隔期密切随访患者。

近来，随着医学的发展，脑瘤或脑动脉瘤的治疗疗效显著提高。可是，2 者合伴时，治疗的疗效仍较差，死亡率 40%～70%，特别是合伴多发性脑动脉瘤时。因此，提高本病的诊治水平仍有待努力。

（七）预后

与原发脑瘤病理性质和动脉瘤自然病程有关。因恶性脑瘤进展和动脉瘤破裂是致死主要原因。动脉瘤和脑病部位也影响预后。

十、血管造影阴性的蛛网膜下腔出血

（一）原因

有 7%～30%（平均 15%）蛛网膜下腔出血者脑血管造影未见动脉瘤。综合文献报告，有下列原因。

1.未被发现脑动脉瘤　产生原因有血管痉挛、出血后动脉瘤破坏或自发血栓形成、瘤颈狭窄或造影技术不当、读片有误等。因此，这些患者再出血的危险性很大，需重复高质量、全面的脑血管造影。Friedman(1997)收集近 15 年文献报告 452 例第 1 次脑血管造影阴性蛛网膜下腔出血，再次血管造影发现脑动脉瘤率 3.6%～49.7%，平均 23%。

2. 非脑动脉瘤性蛛网膜下腔出血　包括：①血管病变－隐匿性动静脉畸形、烟雾病、海绵状血管瘤、动脉硬化、高血压、脑血栓、血管淀粉样变、系统性红斑狼疮、巨细胞性动脉炎、局灶性血管坏死、结节性多动脉炎、毛细血管扩张症、Struge－Weber 征等。②静脉血栓形成－妊娠、服用避孕药、创伤、感染，凝血系统疾病、严重消瘦或脱水等。③血液病－白血病、何杰金病、血友病、淋巴瘤、骨髓瘤、各种原因引起的贫血和凝血障碍，以及使用抗凝剂和弥散性血管内凝血等。④过敏性疾病－过敏性紫癜、出血性肾炎、许兰－享诺综合征等。⑤感染－各种脑膜炎(细菌、结核、梅毒、真菌等)、寄生虫病等。⑥中毒－可卡因、肾上腺素、单胺氧化酶抑制剂、酒精、安非他明、乙醚、CO、吗啡、尼古丁、铅、奎宁、磷、胰岛素、蛇毒等。⑦肿瘤－脑胶质瘤、脑膜瘤、血管母细胞瘤、垂体瘤、脉络膜乳头状瘤、脊索瘤、肉瘤、骨软骨瘤、室管膜瘤、神经纤维瘤、肺癌脑转移、绒癌、黑色素瘤等。⑧其他－维生素 K 缺乏、电解质失衡、中暑等。

上述这些病变大多经系统检查、有关化验检查、头颅 CT 和 MRI 检查等明确诊断。

3. 中脑周围蛛网膜下腔出血(perimesencephalic subarachoid hemorrhage，PNSH)　指一种预后良好、脑血管造影阴性而 CT 显示中脑周围出血。1980 年 vanGijn 和 van Dongen 首先提出，现已为大家公认。

(二)中脑周围蛛网膜下腔出血的发生率

PNSH 占阴性脑血管造影的 21%～68%，非脑动脉瘤和脑动静脉畸形的 8%～11%。CT 检查时间、脑血管造影方法和技术、对 PNSH 诊断指标判断等是影响其发生率的因素。

(三)定义和解剖

中脑周围诸脑池包括脚间池、脚池、环池和四叠体池。脚间池前上界为 Liliequist 膜，其向上延伸达乳头体改称间脑膜，向外侧延伸，形成覆盖在双侧颞叶钩回，并在中线相连的膜，此膜把脚间池和颈动脉池和视交叉池分隔。脚间池下界为中脑膜，此膜把脚间池和桥脑前池分开。一般间脑膜厚而无孔隙，故可阻挡静脉血从脚间池进入交叉池。颈动脉池与脚池相通，后者通脚间池。中脑池常不完整，因基底动脉穿行其间。因此，颈动脉池和桥脑前池内出血是异于脚间池内出血，后者多是静脉出血，压力低。

基于上述解剖特点和 CT 发现，目前多采用 Rinkel 等(1991)提出的 PNSH 定义：在头颅 CT 上可见出血位中脑前方，伴/不伴环池前部、侧裂池底部出血；除微量血外，前大脑纵裂和侧裂内未完全被血充盈；除侧室枕角处脑室系统无积血，MRI 检查可见出血延伸到延髓前方。在 52 例 PNSH 中，96% 脚间池积血伴 46% 延伸到一侧或双侧交叉池、37% 达侧裂池底部。88% 环池受累伴 19% 延伸到四叠体池，17% 出血可延伸到后大脑纵裂。但是有报告基底动脉瘤出血可延伸到交叉池，以及出血延伸到侧裂池底部和前大脑纵裂是不可靠的，应从 PNSH 中排除。

(四)临床表现

同一般蛛网膜下腔出血，但是本病平均年龄 50 岁(3～70 岁)，男性好发，合并高血压少见

（仅见 3%～20%患者），发病时少有意识障碍，全部患者就诊时处于 Hant 和 Hess 分级 Ⅰ～Ⅱ级，

（五）诊断

正确诊断本病应注意：①典型临床表现，即无高血压、无抽烟、出血时无昏迷史，发病时头痛，发病后处于 Hunt 和 Hess 分级 Ⅰ、Ⅱ级。如不具备上述表现，虽不排除 PNSH，但应怀疑其他病因。②早期 CT 检查。由于发病≥3d，血液被清除，将影响诊断准确性。早期 CT 诊断 PNSH 中，1 周复查 CT，92%出血消失。相反，出血数天后复查 CT 仍见中脑周围广泛积血，则多见脑动脉破裂。③血液分布。出血仅见中脑周围或桥脑池前部，诊断本病无疑。如出血延伸到交叉池、侧裂池或大脑纵裂池，应注意排除其他病因。④正确的脑血管造影，应包括 4 血管造影、各种投照角度。违背上述各点，均应重复脑血管造影。由于 DSA 有创性和 CTA、MRA 敏感性提高，对拟诊 PNSH 者可用 CTA 或 MRA 代替 DSA，并进行随访。

（六）病因

迄今不明。有认为出血来源静脉、毛细血管，有认为来源小动脉如脑干腹侧小动脉、豆纹动脉和丘脑穿通支等。从尸检和 MRI 资料支持静脉出血学说。

（七）治疗

同一般蛛网膜下腔出血，但少发生迟发性脑缺血，因此不必用尼莫通等。

（八）并发症

1.再出血　明确诊断 PNSH169 例，随访 8～51 个月，未见再出血。相反其他脑血管造影阴性出血者，2%～5%再出血。

2.脑积水　PNSH 者脑室可暂时扩大，但很少因脑积水需做分流，文献报告仅见 2 例（1%）。其他原因出血者因脑积水需分流术从 0～15%。

3.血管痉挛　虽然脑血管造影血管痉挛率在 PNSH 为 3%～20%（首次造影）或 42%（出血 2 周后），但症状性脑血管痉挛发生率 PNSH 仅 1%～5%，其他原因者从 0～31%。发生此差别的原因不明。

4.其他　如低血钠、心脏异常等，在 PNSH 与动脉瘤破裂出血无差别。

（九）预后

本病预后良好。Van Calenbergh(1993)回顾性研究 294 例蛛网膜下腔出血，平均随访 8 个月，良好率 PNSH100%，其他原因 88%，脑动脉瘤 64%。Rinkel(1991)对 77 例 PNSH 平均随访 45 个月，除 5 例不能复工（其中 3 例与 PNSH 有关），余均生活、工作正常。

（十）处理程序

本病急性期处理同一般蛛网膜下腔出血。是否需复查脑血管造影？对早期头颅 CT 诊断 PNSH 或 CT 阴性者，而首次脑血管造影满意，大多数人不主张复查脑血管造影。因为文献报道 51 例 PNSH 重复血管造影全部阴性（图 3-54）。

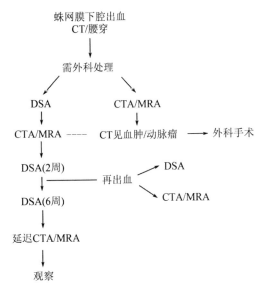

图 3-54 血管造影阴性的蛛网膜下腔出血的处理程序

第六节 脑动静脉畸形

一、概述

脑血管畸形是一种先天性脑血管发育异常,分为脑动静脉畸形(AVM)、海绵状血管瘤、静脉畸形、毛细血管扩张症及混合型,其中以脑 AVM 为最多见。混合型包括 AVM 和海绵状血管瘤、AVM 和毛细血管扩张症、AVM 和静脉畸形、静脉畸形和海绵状血管,存在于同一病灶。

脑 AVM 是脑的动脉和静脉之间保持原始交通、毛细血管的发育发生障碍的情况下所形成的异常血管团。由于其内部脑动脉与静脉之间无毛细血管而直接沟通形成数量不等的瘘道,自供血动脉流入畸形血管团的血液,通过畸形血管团的瘘道直入静脉,再汇聚成引流静脉流入静脉窦。由于缺乏毛细血管结构而产生一系列脑血流动力学的改变,出现相应的临床症状和体征。

脑 AVM 患者的男女比例为 1.3～2.1。80％在 11～40 岁发病,最多见于 20～30 岁青年。脑 AVM 可发生于脑的任何部位,病灶在左、右侧半球的分布基本相等。90％以上位于幕上,其中 65％分布于大脑皮质,以顶、额、颞叶多见,枕叶略少。小脑幕下的 AVM,占 10％以下,见于小脑半球、小脑蚓部、小脑桥脑角和脑干等部位。

二、病因和病理

脑 AVM 在形态学上由供血动脉、异常血管团及引流静脉 3 部分组成。血管团大小不等,小的在脑血管造影中不显影,但病理组织学上如同典型的 AVM;大的涉及整个大脑半球。常呈锥体形,锥体的基底部位于皮质,尖端深入白质,往往与脑室的脉络丛相连。供血动脉 1 至多支,管径明显大于该区域的正常动脉。引流静脉扭曲而扩张,可膨大成瘤样,静脉内可见鲜红的动脉血和血流旋涡。血管团周围有异常小血管增生,畸形团内血管间隙和畸形团周围通常有变性的神经组织。临床上没有颅内出血症状的 AVM,在周围的变性组织中常有陈旧出血的痕迹。位于脑表浅的 AVM,表面的蛛网膜和软脑膜增厚,或呈白色或有含铁血黄素沉着。畸形团内的血管壁厚薄不匀,动脉壁的弹力纤维减少或缺如,平滑肌菲薄或缺如,并有玻璃样变、粥样硬化和钙化,部分血管壁甚至仅由单层或增生的内皮细胞和胶原纤维组成;静脉壁更薄,局部管腔内常有血栓形成。

随着患者年龄增长,AVM 团有增生扩大趋向,常见的原因有:①由于畸形血管壁结构不正常,长期在高流量的血液冲击下,管壁损伤、管腔扩大,AVM 体积随之增大;②畸形团内局部血栓形成,导致其他部位血管腔扩大,以承受高速度的血流;③畸形血管团内动静脉瘘道的盗血致使周围脑血管长期扩张,可能会加入 AVM 团;④分子生物学研究结果表明,畸形团附近脑组织释放血管内皮生长因子,可促成血管增生而加入血管团。据统计,有 $10\%\sim58\%$ 的 AVM 伴发动脉瘤。动脉瘤常发生在血流动力学改变的血管上,如主要供血动脉的近端或远端、深部的供血动脉及畸形团内的动脉等。由于 AVM 组织解剖学的异常造成血流动力学的长期紊乱,而后者又促使组织病理学的进一步改变,这种渐变过程是多数患者到 20 岁以后才突然出现症状或症状加重的重要因素。

三、发病机制

AVM 常以颅内出血和脑盗血引起的症状起病。发病的根本原因是 AVM 病灶中动静脉之间缺乏毛细血管结构,动脉血直接流入静脉,血流阻力骤然减少,导致局部脑动脉压下降、脑静脉压增高,于是产生一系列血流动力学的紊乱和病理生理过程。

1.出血　多种因素可引起颅内出血:①大流量的血液使管壁结构异常的动脉扩张扭曲,血管壁进一步受损破坏,一旦不能承受血流压力时局部破裂出血;②AVM 伴发的动脉瘤破裂出血,出血率达 90% 以上;③大量血流冲击畸形血管团的引流静脉,管壁较薄的静脉局部扩张呈囊状或瘤状,易破裂出血;④由于大量血液通过 AVM 内的动静脉瘘道,由动脉迅速注入静脉,局部脑动脉压下降,致使病灶周围脑组织得不到正常的灌注,出现"脑盗血"现象。长期的缺血,周围区域的小动脉处于扩张状态,管壁结构随之发生改变,在全身血压急骤上升时,这种扩张血管有破裂出血可能。

AVM 大小与出血危险有一定相关性。小型 AVM(直径<2.5cm)的出血率相对较高,因为这类畸形血管的口径较小,动脉压下降幅度小,管壁亦薄,因此在较高压力的血流冲击下,血管破裂的机会较大。相反,大型 AVM(直径>5cm)的血管口径较大,动脉压下降幅度亦较大,血管壁较厚,破裂的机会则较小。

AVM 的部位与出血亦有一定的关系。深部病灶如位于脑室、脑室旁、基底节、丘脑、脑岛等处出血率高于半球 AVM,尤其是脑室或脑室旁的病灶,因其周围缺乏脑组织的支撑,出血率更高,常为脑室内出血。深部病灶一般较小,供血动脉短,口径亦小,动脉压高,AVM 易破裂。同时深部 AVM 的引流静脉常为深静脉,发生狭窄的机会多,易导致静脉高压,而引起静脉或 AVM 团破裂出血,尤其是仅有深静脉引流者。

2. 脑盗血　由盗血导致脑缺血的范围比畸形血管团大,由此产生的症状和体征亦比单纯由病灶造成的功能改变广泛。盗血的严重程度与 AVM 的大小有关。畸形血管团越大,盗血量越大,脑缺血的程度越重。小型 AVM 盗血量小,脑缺血较轻,甚至不引起缺血,可不出现临床症状。严重的缺血可引起癫痫或 TIA 或进行性神经功能缺失,如躯体感觉障碍或偏瘫等。

3. 脑过度灌注(luxury perfusion)　大量的脑盗血使邻近脑组织内的血管扩张,以获取较多的血流供应脑组织的需要。动脉壁长期扩张而变薄,血管自动调节功能下降,阈值上限降低,甚至处于瘫痪状态。一旦脑灌注压升高,超过脑血管自动调节功能阈值的上限时,动脉不仅不收缩反而急性扩张,脑血流量随灌注压呈线性递增,即产生脑过度灌注。表现为局部静脉压升高,周围脑组织静脉血流受阻而突然出现脑肿胀、脑水肿、颅内压增高和广泛的小血管破裂出血等。特别是在巨大型高流量的 AVM(直径>6cm)切除后极易发生。1978 年,Spetzler 将这一现象命名为"正常灌注突破现象(NPPB)"。文献报道,中大型 AVM 术后,脑过度灌注现象发生率为 1%～3%,巨大型 AVM 脑过度灌注发生率 12%～21%,其致残率和病死率高达 54%。这种现象在 AVM 的血管内介入治疗中亦可发生,是 AVM 治疗过程中可能发生的最严重的风险。

4. 颅内压增高　AVM 本身没有占位效应,但也有不少患者表现为颅内压增高征。AVM 中动脉血直接进入静脉,导致脑静脉压增高,阻碍周围脑组织的静脉回流而使脑组织长期淤血和水肿、颅内压增高。位于脑深部病灶的引流静脉扩大成球状的静脉瘤或脑室内出血堵塞脑脊液循环通路,或脑静脉高压影响脑脊液的吸收或出血致蛛网膜下腔的闭塞或蛛网膜颗粒的堵塞而脑脊够吸收减少,引起阻塞性或交通性脑积水,也可导致高颅压。此外,出血引起的脑内血肿及血肿周围的脑水肿也是颅内压增高的重要原因。

四、分类和临床分级

AVM 分类没有统一标准,下面介绍 3 种分类法。

1. 按 AVM 团大小分类　Drake(1979)根据畸形血管团的最大径将 AVM 分为:①小型,最大径<2.5cm;②中型,最大径在<2.5～5.0cm 之间;③大型,最大径>5cm。如最大径>6cm,划入巨大型。

2. 按血管造影显示的形态分类　Parkinson 等(1980)将 AVM 分为:①多单元型,有多根动脉供血和多根静脉引流,血管团内有多处动静脉瘘,此类最多见,占82%;②一单元型,由 1 根供血动脉和 1 根引流静脉组成 1 个瘘口的小型 AVM,占 10%左右;③直线型,1 根或几根供血动脉直接进入脑部大静脉或静脉窦,占 3%左右;④复合型,颅内外动脉均参与供血,回流亦可经颅内外静脉窦,少见。

3. 按 AVM 立体形态分类　1982 年,史玉泉对 65 例灌注塑料铸成立体模型的 AVM 按形态分类,分为:①曲张型,增粗和扩张的脑动脉和脑静脉绕成一团,团内有多处动静脉瘘口,此型最多见,占65%;②帚型,动脉如树枝状,其分支直接与静脉吻合;③动静脉瘤型,动静脉扩大呈球囊状,整团 AVM 就如生姜块茎;④混合型,上述 3 种类型共存于 1 个病灶。后 3 种类型各占 10% 左右。

AVM 的临床分级对于制订治疗方案,确定手术对象和方法,预测术中的困难程度,估计术后效果,比较各种治疗方法和手术方法的优缺点是十分必要的。1984 年,史玉泉制订了一个 AVM 四标准分级法。根据脑血管造影所示,将 AVM 的大小、部位、供血动脉和引流静脉等 4 项因素各分为 4 个等级,给予评分(表 3-32)。

表 3-32　史玉泉法分标准

项目	Ⅰ级	Ⅱ级	Ⅲ级	Ⅳ级
大小	小型,直径<2.5cm	中型,2.5～5cm	大型,5.0～7.5cm	大型,>7.5cm
部位和深度	表浅,非功能区	表浅,在功能区	深部,包括大脑半球内侧面,基底节	涉及脑深部重要结构如脑干、间脑等
供应动脉	单根大脑前或大脑中动脉的表浅支	多根大脑前或大脑中动脉的表浅支或其单根深支	大脑后动脉或大脑中和大脑前动脉深支,椎动脉分支	大脑前、中、后动脉都参与供血
引流静脉	单根,表浅,增粗不明显	多根,表浅,有静脉瘤样	深静脉或深、浅静脉都参与扩大	深静脉,增粗曲张呈静脉瘤

2 项因素评分都为某一级别则定为该级,如只有一项因素评分高于其他 3 项时,则将该项减去半级。

1986 年,Spetzler 及 Martin 制定的分级方法将 AVM 的大小(最大径)、部位和引流静脉等作为主要指标分别评为 0～3 分,再综合分为 6 个等级。其中,部位在神经功能区,如感觉或运动皮质区、语言中枢、视觉中区、丘脑、内囊、小脑深部、小脑脚等及其邻近区域记 1 分,如明显涉及脑干和下丘脑直接归入第Ⅵ级,其他部位为 0(表 3-33)。3 项指标评分的总和,即为 AVM 的级别(表 3-34)。

表 3-33　Spetzler-Martin 分级标准

项目	记分
AVM 大小(血管团最大直径)	
小(<3cm)	1
中(3～6cm)	2
大(>6cm)	3
AVM 部位	
非重要功能区	0
重要功能区	1
引流静脉	
浅静脉	0
深静脉或深浅静脉都参与	1

表 3－34　Spetzler－Martin 分级

级别	大小			部位		引流静脉		总分
	<3	3～6	>6	非功能区	功能区	浅	深	
Ⅰ	1			0		0		1
Ⅱ	1				1	0		2
	1			0			1	2
		2		0		0		2
Ⅲ	1				1		1	3
		2			1	0		3
		2		0			1	3
			3	0				3
Ⅳ		2			1		1	4
			3		1	0		4
			3	0			1	4
Ⅴ			3		1		1	5

Ⅰ级与Ⅴ级分别只有 1 种组合，Ⅱ级和Ⅳ级分别有 3 种组合，Ⅲ级则有 4 种组合，Ⅵ级是涉及脑干和下丘脑者。这类分级法在国际上应用较广泛，与史氏分级法有异工同曲之妙。Spetzler－Martin 分级法的Ⅰ级与史氏分级法的 1 与 1.5 级相当，前者的Ⅱ级与史氏分级法的 2 级，前者的Ⅲ级与史氏分级法的 2.5 级相当，前者的Ⅳ、Ⅴ级与史氏分级法的 3、3.5 级相当。Ⅰ、Ⅱ级的 AVM 手术切除难度较小，无手术死亡率甚至无致残率出现。随着级别越高，致残率越高，而且有病死率。

五、临床表现

AVM 常见的临床表现有以下几种。

1.出血　一般多发生于青年人。起病突然，常在体力活动或情绪激动时发病。剧烈头痛，伴呕吐；神志可清醒，亦有不同程度的意识障碍，甚至昏迷；出现颈项强直等脑膜刺激症状、颅内压增高征或偏瘫、偏身感觉障碍等神经功能损害表现。如果是 AVM 脑浅表面的血管破裂，引起蛛网膜下腔出血(SAH)；如破裂的是较深的血管则引起脑内血肿；邻近脑室或脑室内的 AVM 破裂常为脑内血肿伴有脑室内出血或仅脑室内出血。位于脑实质内的血管团的血管破裂，引起脑内血肿的机会多。通常没有颅内动脉瘤出血凶险，因动脉瘤多位于脑底动脉环，破裂时血液充塞颅底蛛网膜下腔，引起严重的脑动脉痉挛。AVM 第 1 次出血的患者 80%～90% 可以存活，而动脉瘤第 1 次出血时存活率只有 50%～60%。AVM 出血亦可反复发作，最多可达十余次。而且随着出血次数增多，症状和体征加重，病情恶化。综合文献资料，未破裂的 AVM 每年有 2%～4% 的出血率，而破裂出血过的 AVM 第 1 年再出血的危险性约 6%，第 2 年起每年亦为 2%～4% 再出血，与未破裂者相似。AVM 出血患者的年死亡率为 1%，总死亡率 10%～15%。永久性重残率每年 2%～3%。

2.抽搐　约有一半以上患者癫痫发作，表现为大发作或局灶性发作。以额叶、顶叶及颞叶的 AVM 抽搐发病最多,尤其是大型、大量盗血的患者。癫痫发作可为首发症状,也可发生于出血或伴有脑积水时。

3.头痛 半数以上患者有长期头痛史,类似偏头痛,局限于一侧,可自行缓解。出血时头痛较平时剧烈,多伴呕吐。

4.进行性神经功能障碍 主要为运动或感觉性功能障碍。常发生于较大的 AVM,因大量脑盗血引起脑缺血,出现轻偏瘫或肢体麻木,最初短暂性发作,随着发作次数增多,瘫痪可加重并成为永久性。此外,脑内多次出血亦可引起神经功能损害加重。脑盗血导致脑组织长期缺血,可出现脑萎缩,进展较快,神经功能障碍进行性发展亦较快较重。

巨大型 AVM 尤其是涉及双侧额叶的 AVM 可伴有智力减退,癫痫及抗痫药物亦可影响智力发育,或促使智力障碍的发展。较大的 AVM 涉及颅外或硬脑膜和伴有硬脑膜动静脉瘘时患者自觉颅内有杂音。幕下的 AVM,除 SAH 外,较少有其他症状,不易发现。

六、辅助检查

1.头颅扫描 CT 平扫时未出血的 AVM 呈现不规则的低、等或高密度混杂的病灶,呈团块状或点片状,边界不清。其内部高密度可为新鲜小出血点、含铁血黄素沉着、胶质增生、血栓形成和钙化。一般无占位效应,周围无明显的脑水肿征象。注射造影剂后,表现为明显的斑点状或团状强化,有时可见与血管团相连的供血动脉或引流静脉迂曲的血管影(图 3—55)。病灶周围可出现脑萎缩,脑室扩大或脑积水等。颅内出血时 CT 扫描有蛛网膜下腔积血或脑内血肿,亦可伴脑室内出血。脑内血肿的周围脑组织水肿,脑室受压、移位,甚至中线移向对侧。

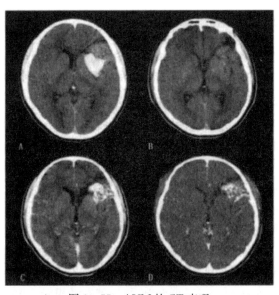

图 3—55 AVM 的 CT 表现

A.为出血期,伴脑内血肿;B.CT 平扫,脑内血肿已吸收;C.增强后,病灶不规则明显强化;D.快速 CT 增强扫描

2.头颅 MRI 检查 快速流动的血液、呈涡流形式的血流在 MRI 图像上无论是 T_1 加权或 T_2 加权均呈低信号或无信号的条管状或圆点状的"流空"血管影,AVM 则为这类"流空"血管影组成的团块状或斑块状病灶。边界不规则,常可显示粗大的供血动脉和引流静脉进出血管团。注射增强剂后,部分血管影强化。MRI 检查对于后颅窝的 AVM 诊断明显优于 CT 扫描,其不存在颅骨伪迹的影响。此外,MRI 图像中,可十分清晰地显示 AVM 与周围脑重要结构的毗邻关系,以弥补脑血管造影的不足,为设计手术入路和估计预后提供更详尽的资料。

3.DSA 数字减影血管造影(DSA)是 AVM 最重要的诊断手段。AVM 的特征性表现,在动脉期摄片上可见一根或数根异常增粗的供血动脉走向一团块形状不规则的畸形血管病灶,同时有扩张、扭曲的引流静脉早期显现。大脑皮质 AVM 的引流静脉汇入上、下矢状窦、横窦和乙状窦等居多,深部病灶可由深静脉引流入直窦,再到横窦。幕上 AVM 的供血动脉可来自同侧颈内动脉的大脑前动脉、大脑中动脉分支,或椎基动脉的大脑后动脉分支;通过脑底动脉环,对侧颈内动脉或椎基动脉分支也可参与供血。幕下 AVM 主要由椎基动脉系统的分支供应。同时,幕上、幕下的病灶都可接受颅外动脉系统的供血,因此应常规做全脑六血管造影。病灶远侧的脑动脉常因盗血而充盈不良或不充盈。如有较大的脑内血肿时,可出现无血管区,正常脑血管发生移位。较小的 AVM 血管团被血肿压迫可不显影,待血肿吸收后再作脑血管造影时才出现。因此,在出血急性期脑血管造影未见畸形血管团的患者,应在 1～2 个月后随访检查,以免漏诊。

4.三维计算机断层扫描血管造影(3D－CTA)和磁共振血管成像(MRA)检查 3D－CTA 与 MRA 是现代医学影像设备和先进的计算机三维重建技术发展的结晶。3D－CTA 与 MRA 所得到的颅内 AVM 图像均能清晰地显示 AVM 血管团、主要供血动脉和引流静脉。两者都为无创性检查,简便,费用比 DSA 低,并发症亦少。3D－CTA 对立体形态结构描述好,并能显示与颅底颅骨结构的关系;扫描时间短,可用于出血急性期检查。MRA 无须注射造影剂,亦无射线辐射,血管成像分辨力和清晰度好,但立体形态描述较差。3D－CTA 与 MRA 技术的不断发展和完善具有广阔的应用前景。

七、诊断和鉴别诊断

对于自发性 SAH 或脑内出血的年轻患者应考虑颅内 AVM,特别是伴有癫痫发作、无明显颅内压增高者更应怀疑。头颅 CT 扫描可提供重要的诊断依据,MRI 检查基本可确诊。DSA 无论对于诊断或治疗方案的拟定都是必需的。出血急性期,尤其是出现脑疝危象,来不及做 DSA 检查者,又急需手术清除血肿的患者,建议作 CTA 检查,对了解 AVM 的大小、部位与血肿的关系,指导手术有很大的帮助。

AVM 需与其他引起自发性颅内出血的常见疾病相鉴别,如海绵状血管瘤、颅内动脉瘤及高血压脑出血等。海绵状血管瘤出血常发生于年轻人,可以是 SAH 或脑内出血,一般出血量都比较少,不出现明显症状,而不少患者以癫痫发作起病。DSA 常为阴性。CT 平扫表现为边界清晰的圆形或类圆形高密度病灶,内可有钙化,周围无脑水肿;增强后病灶明显强化。当海绵状血管瘤出血时,病灶可扩大,随血肿吸收又缩小,但随着时间的推移海绵状血管瘤在 CT 复查时永远存在。海绵状血管瘤在 MRI 的 T_1 加权图像上,大多呈等信号或稍高信号,如有近期出血可表现为明显高信号。病灶周围有一环形的由含铁血黄素形成的低信号区。在 T_2 加权上病灶为不均匀高信号,可夹有低信号,病灶周围亦有低信号环。增强时可强化。颅内动脉瘤出血常发生于中老年人,发病高峰于 40~60 岁,多引起 SAH,病情较重,昏迷较深;可有动眼神经麻痹,而偏瘫等运动感觉障碍少见,以癫痫起病更少见;CT 与 MRI 检查除非是大型或巨大型动脉瘤有可能显示动脉瘤影,因此动脉瘤必须靠 DSA 检查确诊。高血压脑出血多发生于 50 岁以上的高血压患者,出血部位最常见于基底节内囊丘脑区,很快就出现三偏症,即偏瘫、偏身感觉障碍和同向偏盲,轻者伴剧烈头痛、呕吐、重者数分钟或数十分钟即可意识丧失而转入昏迷。

AVM 亦需与出血的肿瘤相鉴别,如恶性胶质瘤、脑膜瘤、实体型血管母细胞和脑转移瘤等。脑肿瘤患者常有明显的颅内压增高征,神经功能障碍呈进行性发展,DSA 所显示的异常血管不如 AVM 成熟,供血动脉往往不增粗,引流静脉可早现,但不扩张不扭曲。此外,依据各类肿瘤特有的影像放射学的表现可以鉴别。

八、治疗

脑 AVM 的治疗目的是防止和杜绝病灶破裂出血,减轻或纠正"脑盗血"现象,改善脑组织的血供,缓解神经功能障碍,减少癫痫发作,提高患者的生活质量。目前,AVM 的治疗方法主要有 AVM 病灶切除术、血管内介入栓塞术和立体定向放射外科治疗。后 2 种方法在近 20 年中迅速地发展,由于创伤小,相对比较安全,常为患者所选择,但从远期效果来看要做到彻底治愈还有困难。因此,要达到上述治疗目的,最合理的治疗是手术切除病灶。可是由于 AVM 的大小、部位、供血动脉和引流静脉等因素的影响,不是每一例 AVM 都能做到全切除,特别是范围广泛或深在的重要部位病灶,具有较高的手术死亡率和致残率,所以要从多方面来权衡手术利弊,严格地掌握手术指征。同时有机地结合血管内介入治疗和放射外科治疗,取得更好的疗效。

1. 显微手术切除术　应用显微外科技术手术切除 524 例患者的 531 个 AVM 病灶。术后脑血管造影,DSA 或 3D-CTA 等复查,全切除率达 98.8% 以上。全组仅 2 例死亡,手术死亡率为 0.38%。术后神经功能障碍好转或保持术前的无功能障碍状况占 88.8%,轻残 8%、重残 2.8%,获得良好效果。

(1)AVM 手术切除病例的选择:笔者总结多年来的临床经验,认为 AVM 手术切除适应证为:①有颅内出血史,脑血管造影显示 AVM 属史氏分级 1~3.5 级者,包括位于大脑皮质、大脑内侧面,外侧裂区、胼胝体、侧脑室、脑室旁、纹状体内囊丘脑区、小脑半球及小脑蚓部等部位均可考虑手术切除。但对位于下丘脑及其附近、小脑脚、脑干和小脑桥脑角等处的病灶,必需慎重对待,出血后能生存已不容易,手术损伤可能会带来极严重的后果。②无颅内出血史,位于大脑浅表非功能区,前额、顶、枕叶内侧面、小脑半球等部位直径<5cm 的 AVM,可选择手术切除。③无颅内出血史,但有药物控制无效的顽固性癫痫或严重的进行性神经功能缺损等,病灶切除可能有助于症状改善者。④巨大型、高流量的 AVM,经过血管内介入栓塞部分病灶后 1~2 周内作病灶切除。⑤急性颅内出血的患者,当脑内血肿致使脑疝形成,危及生命时应急诊手术。一般情况下以清除血肿减低颅内压挽救生命为主,除非术前已作脑血管造

影检查,可考虑作 AVM 切除。不应为切除病灶、不顾患者情况强行脑血管造影,这样只会加重病情发展,延误抢救时机。因为 AVM 近期再出血的发生率,不像颅内动脉瘤那样高,及时正确的保守治疗可使大多数无脑疝形成的患者渡过急性期。当全身状况和神经功能改善并稳定后,做脑血管造影检查,在有充分准备的前提下行 AVM 切除术。目前 3D-CTA 在出血急性期确定 AVM 病灶部位、大小有重要的参考价值,有助于指导清除血肿,而且检查无创伤、只需几分钟内可完成扫描,在患者做好术前准备送往手术室的途中也可进行检查。如 3D-CTA 能清楚显示 AVM 病灶及供血动脉、引流静脉,手术条件及术者技术可以安全切除 AVM 病灶时,可以在清除血肿同时切除 AVM 病灶。⑥老年患者、心肺功能难以忍受麻醉和手术者、伴有其他系统严重疾患而 AVM 切除无助于改善生存质量或生存期限者,应视为禁忌证。⑦手术可能带来的并发症和后遗症影响患者从事的职业,特别是未出过血、无任何临床表现而偶尔发现的 AVM,必须让患者及其亲属充分理解手术的目的和后果,权衡利弊后作出治疗选择。

(2)AVM 手术切除的条件:①术前须有详尽的影像放射学资料,如 CT、MRI、DSA 或 CTA、MRA 等。②在手术显微镜或手术放大镜下进行操作,由于 AVM 手术野较大,使用放大倍数 3～5 倍的手术放大镜较为合适。③使用能调节吸力的细管吸引器头进行脑组织和血管的解剖分离。采用性能良好的双极电凝器和双极电凝镊止血,备有钛合金 V 形显微血管夹和动脉临时阻断夹。一般情况下为避免颅内遗留金属异物,影响术后影像放射学检查效果,以双极电凝止血为主。动脉临时阻断夹为防止术中大出血时临时阻断大动脉而准备。④良好平稳的麻醉状况十分必要,因此需要有经验的麻醉医师配合。大型、巨大型 AVM 切除时要进行短暂的系统降压麻醉,防止术中发生脑过度灌注现象。⑤由于影响 AVM 切除效果的因素诸多,手术切除的要求较高,病灶必须完整摘除,才能减少术中出血和防止发生不可收拾的大出血,因此手术者必须具有熟练的显微神经外科操作技能及良好的临场应变心理素质和能力。

(3)麻醉、体位和开颅术的原则:AVM 切除术应采用气管内插管全身麻醉,建议在麻醉中维持轻度低血压状态。患者体位根据病灶部位不同而异。额、颞叶 AVM 取仰卧位,头偏向健侧;额后、颞后、顶、枕叶 AVM 采用侧卧位,病侧在上;顶、枕叶者亦可取坐位;后颅窝 AVM 可取坐位或侧卧位。体位要求头部位置不影响颈静脉的回流。AVM 在皮质表面的基底面最好与地面基本平行,这样对脑组织的牵拉最小。摆好体位后,头部用头架固定。皮瓣与骨瓣设计,一般都要适当地扩大,特别对中、大型 AVM,有利于畸形血管团、供血动脉、引流静脉及皮质标志的识别和定位,也有利于发生意外大出血时的处理。

(4)AVM 手术切除的步骤:AVM 切除术步骤大致可分为:

①识别和阻断供血动脉:骨瓣成形翻开后,小心地剪开硬脑膜,将硬脑膜与皮质的黏连及硬脑膜与 AVM 构通的小血管一一电凝后切断,再轻轻地把硬脑膜翻开。如果操作粗暴,把硬脑膜与 AVM 的黏连血管扯断,致使畸形血管破裂出血,不仅要花费更多的时间去止血,还会影响手术竞技状态,更重要的是一旦主要引流静脉出血,可能造成手术失败。如果硬膜静脉是 AVM 的主要引流静脉,即把硬脑膜静脉和围绕该静脉的一小块硬脑膜留在 AVM 上,不可阻断。通常在皮质表面仅看到供血动脉或引流静脉的局部,看不到畸形血管团,依据

DSA 和 MRI 提供的信息及供血动脉或引流静脉的走向来判断 AVM 的位置。首先辨别供血动脉和引流静脉。供血动脉比同一部位的正常脑动脉明显增粗，搏动有力；引流静脉亦比同一部位的正常脑静脉明显扩张，常形成静脉瘤，静脉内流动的是鲜红的动脉血，可有血流旋涡，但管壁较供血动脉薄，无搏动触及。供血动脉确定后，在显微镜或放大镜下将动脉表面的蛛网膜剪开，游离动脉并跟踪到进入 AVM 团处，电凝后切断。深部供血动脉在皮质表面无法找到，只能根据 DSA 上供血动脉的位置，在分离 AVM 团时尽早在相应部位找到供血动脉，并阻断之。切断主要血供来源，是减少出血使手术顺利地进行的重要措施之一。

②分离畸形血管团：解剖分离畸形血管团时，要尽可能少地切除脑组织，即要求紧靠病灶的边缘进行分离。通常在正常脑组织与 AVM 团之间有一薄层肉眼可鉴别的胶质组织，可沿此层分离。出过血的 AVM，其部分边缘常为出血后形成的残腔或瘢痕组织，有助于确定 AVM 的位置，也为解剖分离带来方便，但结缔组织增生的瘢痕内可混杂畸形血管，亦应切除。分离过程中常会碰到进出畸形团的血管，此血管往往管壁较薄，电凝时不易收缩，必须耐心止血。有时难免分离畸形团，此时出血可能较凶，往往电凝不能止住，反而越烧灼出血越多，只能采取棉片覆盖适度压迫，使其止住。但在脑组织创面上的较大出血点，一定要用双极电凝烧灼止住。单用棉片压迫会导致脑内或脑室内血肿，直至脑组织膨出才被发现，造成严重后果。有深部动脉供血的 AVM，在分离时应尽早地将这些主要血供阻断。AVM 团呈圆锥形，其尖端，常达脑室壁，可有脉络膜动脉和室管膜下的血管参与供血，这些血管部位深、管壁薄、血流压力高，电凝止血很困难，有时需用钛合金夹夹闭，此时手术者千万不能急躁，要暴露清楚出血部位，看准出血点，轻巧地操作，将血止住。此外，分离过程中不仅牵拉脑组织要轻，而且牵拉畸形团也要轻，用力过重会造成出血，特别是压迫主要引流静脉，阻断血液回流，在供血动脉没有完全切断的情况下，畸形血管团会骤然膨胀，多处破裂出血，后果不堪设想。因此助手也应该是具有一定临床经验的神经外科医师，不仅有较熟练的手术技巧，还能协助手术主刀处理应急状况。

③结扎和切断主要引流静脉：在分离畸形血管团时部分较小的浅表引流静脉可以烧灼切断，但主要引流静脉应在畸形病灶完整游离后再用丝线结扎切断。在引流静脉汇入静脉窦以前，可有较细小的动脉直接注入引流静脉或静脉窦，应将这些动脉电凝切断。如果深静脉引流，畸形团分离后，就在病灶附近烧灼或夹闭引流静脉，不要再向深处跟踪，以免损伤深部重要结构。

④彻底止血：AVM 病灶完整切除后，将覆盖脑组织创面上的棉片，轻轻地小心移去，检查残腔有无残留的病灶和出血点。如果发现残留 AVM，应切除之，否则会出血不止。将出血点彻底止住，然后请麻醉师将血压慢慢回升到正常水平，如有再出血，应继续止血，直到用生理盐水反复冲洗不见一缕血丝为止。

(5)术中、术后出现脑过渡灌注现象的处理：巨大型高流量的 AVM 手术切除后，脑过度灌注的发生率为 12%～21%，一旦发生，致残率和死亡率可达 54% 左右，是 AVM 手术治疗的严重危机。术中常发生在病灶切除的最后阶段，而术后则在手术后的第 1～2d 发生，表现为手术残腔壁渗血和出血，周围脑组织水肿。如果发现脑组织创面广泛渗血或出血，脑组织逐渐膨出，在排除脑内血肿发生后应意识到出现脑过度灌注现象。此时应镇静，请麻醉师将血压降到平均动脉压 70～80mmHg 及作间歇性过度换气。手术者积极止血,逐步将每个出血点都止住。术后要求麻醉师给予平稳地慢慢苏醒,避免出现血压猛然升高、屏气、咳嗽或躁动用力。同时人工控制低血压维持 48h 左右。手术后第 1～2d,应 CT 随访。特别是患者出现意识改变或神经功能损伤加重时,应立即行 CT 检查。如果手术残腔有少量渗血伴严重脑水肿,有明显的占位效应,可采用去骨瓣减压并加强脱水。是否手术清除残腔内的血肿应视出血多少来定。一般经过上述处理可以渡过危险,脱水剂应使用 2 周左右再逐渐减量到停用。

2.显微手术、血管内介入栓塞和立体定向放射外科的综合治疗　显微外科手术、血管内介入栓塞和立体定向放射外科在脑 AVM 治疗中均已广泛地应用。但对于大型、巨大型 AVM 或位于重要结构、脑深部的病灶,单一的治疗方法较难达到理想的疗效。近年来,将 2 种或 3 种治疗手段综合应用的研究显示,可以明显地提高 AVM 的治愈率,降低致残率和死亡率。

(1)血管内介入栓塞加手术切除术:此 2 种方法的联合应用开展最广泛。Demeritt 等(1995)报告两组 Spetzler－Martinw 法Ⅲ～Ⅴ级 AVM 患者的治疗研究,前组 89％的患者采用(NBCA)栓塞加手术切除,后组 68％的患者为单一手术切除。术后 1 周和长期随访的 GOS 评分表明,前组术前血管内介入栓塞可缩小 AVM 体积,术中出血亦少,有利于分离血管团和全切除。术前分次进行血管内栓塞对预防术中、术后发生脑过度灌注现象有较大的意义。一般认为,栓塞后 1～2 周手术最合适,而用 NBCA 栓塞发生血管再通,以 3 个月后为多见。因此,手术可适当延迟。目前栓塞材料 onyx 的应用,在减少并发症和提高栓塞率等方面起很大的作用。对与血流动力学相关的动脉瘤或动静脉瘘等危险因素进行靶向栓塞,称为"靶点栓塞",提高二期显微外科手术的安全性。在近 7 年内,单纯介入栓塞和将介入栓塞作为综合治疗的一部分,共计治疗 258 例 AVM 患者,畸形血管团完全栓塞的患者 48 例(18.6％),达到 90％以上的大部分栓塞患者 69 例(26.7％)(图 3－56、图 3－57)。术后神经功能障碍好转或保持术前无功能障碍状况 232 例(89.9％),轻残 19 例(7.4％),重残 7 例(2.7％)。血管内介入栓塞已是 AVM 手术切除前的重要辅助手段。

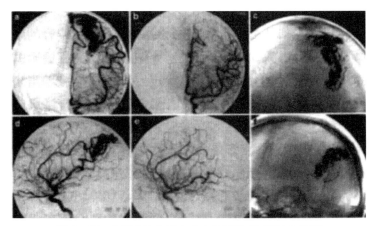

图 3－56　AVM 的血管内介入栓塞治疗,病灶全栓塞

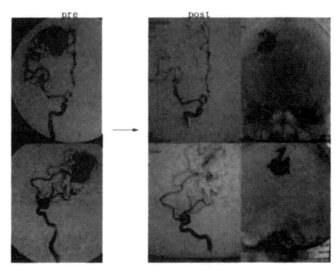

图 3—57　AVM 的血管内介入栓塞治疗,病灶大部栓塞

(2)血管内介入栓塞加立体定向放射治疗:应用立体定向放射外科,γ—刀、X—刀、射波刀等治疗脑 AVM 具有无创伤、风险小、住院时间短等优点,但单一放射治疗的疗效不如血管内介入栓塞加立体定向放射外科联合治疗。Mathis 等(1995)报道 24 例直径>3cm 的 AVM,血管内栓塞后放疗,2 年后随访 DSA,12 例(50%)病灶完全消失;而直径 2.7cm 左右仅行放疗的 AVM,完全闭塞率为 28%。放疗前血管内栓塞可使 AVM 体积缩小,减少放射剂量,减轻周围脑组织的放射反应,可提高治愈率。血管内栓塞闭塞 AVM 并发的动脉瘤和伴发的大动静脉瘘,也可降低放疗观察期间再出血的风险。

1994—1995 年伽马刀治疗的资料完整的 72 例 AVM,其中,AVM 直径<3cm 45 例,直径 3~6cm 27 例;平均周边剂量 20.6Gy。51 例行血管造影等影像学随访,AVM 完全闭塞率为 56.9%;体积<10cm³,周边剂量>20Gy 组完全闭塞率较高。头疼、癫痫的缓解率达 81.8%。6 例于 γ—刀治疗后发生自发性脑出血。分析结果表明 AVM 体积<10cm³、位于功能区或部位深在的 AVM 适合 γ—刀治疗,周边剂量以 20~25Gy 为宜。

2008—2011 年应用射波刀治疗 50 例脑 AVM,病灶体积 2.1~22cm³,平均 7.8cm³。其中,15 例为体积>10cm³ 大型 AVM。以 CT 和 MRI 定位扫描,10 例同时用 3D 脑血管造影定位。射波刀照射范围包括 AVM 畸形血管团和部分引流静脉。对已经做过栓塞治疗的大型 AVM,照射范围包括 AVM 已栓塞、未栓塞部分和部分引流静脉。对引流静脉和 AVM 已栓塞部分的剂量适度降低。根据 AVM 的体积大小采取不同的照射次数,一般 1~3 次:体积<3cm³,只照射 1 次。照射剂量 18~28Gy,平均 23Gy。放疗后患者定期复查 MRI。射波刀治疗结果,治疗后 6 个月到 1 年半中,3 例再次出血;治疗后 6 个月~1 年 20 例患者 MRI 检查显示有脑水肿,15 例临床症状加重需要脱水和激素治疗;其中 14 例恢复正常,1 例遗留瘫痪

症状。MRI和DSA复查表明40例(80%)AVM基本闭塞,10例病灶缩小但未闭塞。射波刀治疗栓塞后的大型AVM,如果只照射未栓塞部分,很难完全闭塞。基底节区AVM射波刀治疗后1年均出现脑水肿,经过高压氧治疗和对症治疗,症状改善。分次照射额叶、枕叶小体积AVM,闭塞率高,脑水肿反应轻。

(3)立体定向放射治疗加显微手术切除术:大型的脑AVM亦可以立体定向放射治疗作为手术切除前的辅助手段。放疗后AVM团内血栓形成、体积缩小、血管数目减少,将大型AVM转化为并发症低的病灶,有利于手术操作,提高手术成功率。而手术又将放疗无法闭塞的动静脉畸形切除,提高治愈率。

(4)综合治疗的指征:Deruty等(1995)建议,直径<3cm而浅表的AVM作手术切除,直径<3cm而深在的病灶行放射外科治疗。直径>3cm的AVM,先行血管内栓塞,如果AVM完全消失,不再进一步处理,但需随访;如果直径仍>3cm,手术风险大的病灶暂作保守治疗,也不主张放疗;病灶缩小,直径<3cm,浅表者可手术切除,深部者进行放射外科治疗。

第七节 隐匿性血管畸形

隐匿性血管畸形(cryptic vascular malformations)是指脑血管造影中不显影的血管畸形(angiographically occult vascular malformations),包括:海绵状血管瘤、毛细血管扩张症以及静脉血管畸形。它们在脑血管造影中不显影的原因有:病变较小,缺乏明确的供血动脉,病灶内血栓形成等。它们具有下列特点:①年轻患者发病;②多无诱发因素如外伤、高血压或血液病等;③脑出血或癫痫是常见表现;④出血部位多见于脑深部白质、脑室、脑干;⑤血管造影阴性。

一、海绵状血管瘤

海绵状血管瘤(cavernous angiomas,CA)又称海绵状血管畸形(cavernous malformation,CM),因其外表形态似海绵,故得其名。随着MRI的运用,海绵状血管瘤成为临床上神经外科最常见的血管畸形之一。在神经病理科所统计的2010—2011年手术治疗的颅内良性病变中,海绵状血管瘤(病理上呈典型表现的CA)仅次于脑膜瘤,排名第2,约200例。对该病的流行病学、病因、临床表现、自然史有着很好的了解,才能指导临床上合理的诊治。

(一)流行病学

综合1984年以来大组尸检资料(52 435例)海绵状血管瘤发现率为0.34%~0.53%,平均0.47%。在脑血管畸形中的比例为5%~15%。虽然临床上发病年龄多见于20~50岁,但其实多在儿童阶段甚至更早期就有症状发生。

海绵状血管瘤呈现两种发病形式:散发性和家族性。散发性多表现为单个病例和单个病灶。家族性多表现为多个病灶和多个病例,有遗传倾向。目前常见的遗传方式符合染色体显性遗传,

（二）病因学

遗传易感性是家族性海绵状血管瘤发病的重要学说。从 20 世纪 90 年代，位于 7 号染色体长臂的 CCM1 基因在一个西班牙裔家族中被发现，标记海绵状血管瘤的基因研究进入一个新的时代。经过对许多家族性海绵状血管瘤的探索，3 个主要的基因被标记出来，被命名为 CCM1/KRIT1，CCM2/MGC4607 和 CCM3/PDCD10。CCM2 位于 7 号染色体断臂，CCM3 位于 3 号染色体长臂。目前在被检测出来的家族性海绵状血管瘤的基因中，CCM1/CCM2/CCM3 及其变异占总数 70%～80%。通过对一个多发海绵学血管瘤家系中 21 位成员的分析以及测序，鉴定出一个新的位于 CCM1 上的突变位点（1292 delAT）。目前，海绵状血管瘤发病机制研究的热点从 CCM 基因家族转变到 EntMT。

其他诱因如常规放疗、病毒感染、外伤、手术、出血后血管性反应均被认为可能诱导海绵状血管瘤的发生，特别是儿童放疗诱发海绵状血管瘤比一般人群高 6 倍。

（三）病理学

大体上，CA 为边缘清楚的紫红色桑葚样病灶，从数毫米到数厘米不等，尸检病灶平均直径为 4.9cm（Otten，1989），外科手术标本平均直径 2.2cm（Yasagil，1988），与 AVM 不同的是 CA 无高流量或扩张的供应动脉和引流静脉。质地可软或硬，取决于其内的含血血管、血栓、钙化和骨化成分。周边脑组织常胶质增生，有含铁血黄素沉着。光学显微镜下 CA 由缺乏肌层和弹性纤维的大小不等的海绵状血管窦组成。血管间只有少量的结缔组织而无脑组织是 CA 病理学特点。血管管腔大小不等，内壁为一层扁平的内皮细胞，无基膜。病灶内可见玻璃样本、钙化、囊变、胆固醇结晶、不同阶段的出血。血管壁可有玻璃样本及增厚。病灶周围存在大量含铁血黄素沉着。提示病灶曾发生多次隐性出血。病灶周围脑组织胶质增生。

（四）临床表现

癫痫和出血是临床上发现该病最常见的临床症状。随着现代人就医意识的增强，因各种原因就诊而偶然发现的无临床症状的海绵状血管瘤的比例逐渐增高。

1. 无症状　轻微头痛可能是唯一主诉。常因此或其他原因或体检做影像学检查而发现本病。此外，家族性多发海绵状血管瘤的患者，尽管颅内存在多个病灶，但仍有 40% 的患者无明显临床症状。

2. 出血　从尸检、手术标本或影像学常可发现病灶内有不同阶段的出血（图 3-58A、B），然而在血流动力学上，海绵状血管瘤属于低压、低流量的血管畸形，因此它的出血一般很少突破囊壁，在周边脑组织形成所谓的"大出血"（图 3-58C、D、E），其导致结果为压迫或推移周边脑组织而不像恶性肿瘤侵袭脑组织。少数病例报道海绵状血管瘤出血引起的硬膜下血肿。从临床症状上，出血可不伴有明显症状，或伴有头痛、意识障碍、急性/亚急性神经功能缺损和癫痫等症状。为了更规范地研究海绵状血管瘤的自然史及预后因素，A1-Shahi，S，R（2008）建议对海绵状血管瘤患者的出血进行如下定义：急性/亚急性的临床症状（包括头痛、癫痫发作、意识障碍、新发/加重的局灶神经功能障碍）联合以下 1 种或数种出血的证据（包括病理、放射、术中所见或仅仅有脑脊液化验）证实有新发的病灶内/外的出血。该定义排除了海绵状血管瘤直径增大而无出血证据,以及含铁血管素环的出现这两种情况。

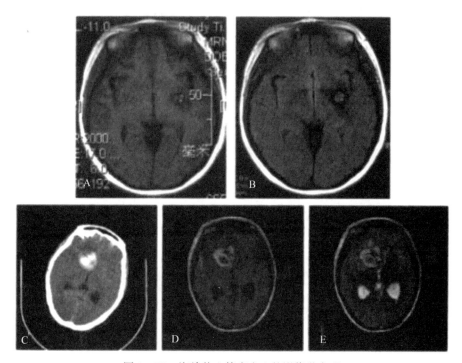

图3-58　海绵状血管瘤出血的影像学表现

　　A(T_1W)、B(FLAIR)显示左侧基底节混杂信号,为不同时期的出血 C(CT)、D(T_1W)、E(T_2W)显示右基底节血肿,伴局部轻度水肿

　　3.癫痫　可表现各种形式的癫痫。CA 较发生于相同部位的其他病灶更易发生癫痫。原因可能是 CA 对邻近脑组织的机械作用(缺血、压迫)及继发于血液漏出等营养障碍,病灶周边脑组织常因含铁血黄素沉着、胶质增生或钙化成为致痫灶。其中约 40%为难治性癫痫。癫痫的发作或加重,可能与病灶急性/亚急性的出血相关。

　　4.局灶神经功能障碍　脑实质深部(基底节、脑干、丘脑)及脑实质外(海绵窦、烦神经)的海绵状血管瘤常引起的临床症状。这是因为这些部位包含重要的神经、传导束及其核团,海绵状血管瘤的出血刺激(即使少量出血)或机械压迫都可能引起相应的急性神经功能障碍。当血肿吸收和机化后,症状逐渐缓解。值得注意的是,深部海绵状血管瘤的不同部位,引起的症状不尽相同,尤其是桥脑海绵状血管瘤。往往病灶很大,但症状很轻微或无症状。这是因为桥脑内有很多足够的空间允许上行/下行传导束受到海绵状血管瘤的压迫而不受损伤(图3-59、图3-60)。

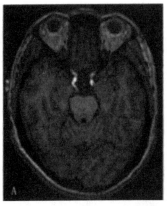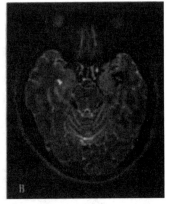

图3—59　海绵状血管瘤癫痫的影像学表现

A、B患者,女,44岁,主诉"发作性似曾相识感伴发冷6个月",患者发作次数频繁,每天至少5次,严重影响患者生活质量,临床考虑为颞叶性癫痫,在EEG病灶定位和监测下全切除肿瘤。术后患者症状发作次数显著减少

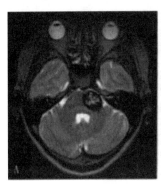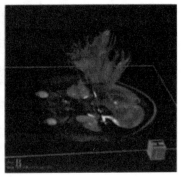

图3—60　脑干海绵状血管瘤

患者,女性,25岁。主诉为头痛10余年,近半年偶发耳鸣和复视。神经系统体检除了双侧锥体束征可疑阳性外,余无明显阳性体征。T₂加权(A),表现为桥脑背外侧1个典型的海绵状血管瘤。DTI图片(B),表现为传导束位于病灶内侧,受到压迫,无明显受损;术后患者恢复良好

（五）影像学表现

1. MRI检查　MRI是诊断海绵状血管瘤最主要的影像学手段。典型的MRI表现为:在MRI T_1、FLARI和 T_2 加权图像上,海绵状血管瘤表现为中央呈网状混杂信号的核心(不同时期出血及其产物),周围为低信号环(含铁血黄素沉着)。新近出血者,病灶周围脑组织可有水肿。然而随着MRI技术的发展,更高场强和更多MRI序列在临床上的运用,海绵状血管瘤的诊治得到惊人的发展。目前通过影像学和病理学特征联合起来,把海绵状血管瘤病灶分成4个类型。

Ⅰ类:出血急性型(<3周),T_1 加权高信号,T_2 加权高或低信号的病灶(取决于正铁血红蛋白的比例),伴局灶水肿;亚急性型(3~6周),T_1、FLARI加权病灶中心呈高信号,伴周边低信号带。

Ⅱ类:在 MRI T_1 和 T_2 加权图像上,表现为中央呈网状混杂信号的核心,周围为低信号环,为典型的海绵状血管瘤的 MRI 表现。提示病灶处于活动期,可能伴随症状反复发作。

Ⅲ类:病灶的核心在 T_1 加权呈现等/低信号,在 T_2/GRE 加权上呈现低信号,周边有低信号的晕圈。合并病灶内或周边有慢性陈旧性出血和含铁血黄素信号(图 3-61)。

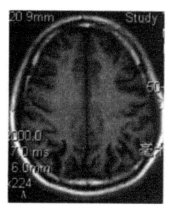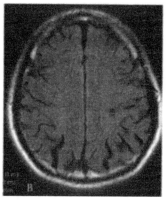

图 3-61　左顶叶海绵状血管瘤

患者,男性,28 岁,主诉"发作性右侧肢体乏力半年",患者平均 2 个月发作 1 次,每次发作时间很短,数秒后恢复。予抗癫痫治疗后,随访 1 年未发作

Ⅳ类:T_1 和 T_2 很难显示,在 T_2/GRE 序列呈现低信号的微小点状病灶。这提示是海绵状血管瘤处于早期阶段(图 3-62)。

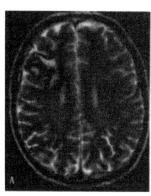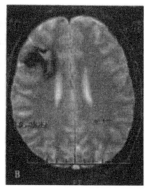

图 3-62　A(T_2)、B(T_2/GRE)右额病灶经手术切除和病理诊断为海绵状血管瘤,术前 MRI 除显示右额病灶,还见左顶深部有 1 异常信号(箭头所指)

上述分类中,Ⅰ和Ⅱ类最易再出血和引起相应症状。

既往认为增强 MRI 除了用于鉴别诊断脑肿瘤外,对海绵状血管瘤的诊疗价值不大。近来,随着高场强和高分辨率的图像系统生成,增强 MRI 能够清楚地观察到海绵状血管瘤是否伴随着静脉畸形(静脉发育性异常)。静脉发育性异常主要价值有:①提示该患者为非基因遗传非家族性海绵状血管瘤患者；②提示神经外科医生术中注意避免损伤该静脉畸形，以免造成静脉性缺血或出血发生。

T_2/GRE（梯度回波）序列：与常规的 T_2/SE（自旋回波）序列和 T_2/FSE（快速自旋回波）序列相比，由于含铁血黄素在 T_2/GRE 序列上能够表现为特征性的低信号，很长一段时间内，T_2/GRE 序列被推荐用于观察和诊断单发/多发、散发性/家族性海绵状血管瘤，具有很高的灵敏度。随着 SWI 出现后，T_2/GRE 序列更多用于显示静脉系统。

SWI（敏感加权成像）序列：对铁离子以及脱氧血红蛋白有着非常高的灵敏度，是目前唯一能够确定未出血海绵状血管瘤和毛细血管扩张病的影像学方法。通过数个临床研究分析，现在普遍认为 SWI 发现家族性海绵状血管瘤病灶数目的灵敏度高于 T_2/GRE 序列（图3—63）。

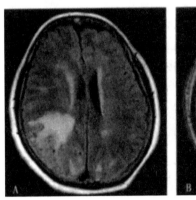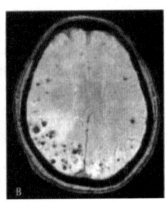

图3—63　B(SWI)比 A(T_2)显示更多的海绵状血管瘤病灶

2.CT扫描　诊断价值不如 MRI，但可作为 MRI 前的检查。表现为边界清楚的结节状病灶，略高或高密度或混杂密度，后者提示钙化、出血或囊变；很少表现为低密度。注射造影剂有轻度强化或不强化。

（六）自然史

随着影像学在临床上的普及以及长时间随访资料的积累，目前对海绵状血管瘤的自然病程有着深入的了解。

1.出血　出血是海绵状血管瘤最主要的临床表现之一。一般情况下，其所造成的危险不如 AVM 出血那么严重。既往回顾性分析的数据提示每年每一个患者的出血率为 1.3%～2.3%，或每年每一病灶的出血率为 0.1%。但回顾性数据分析有其局限性。在各类前瞻性研究的数据提示年出血率从 0～0.6%（偶然发现无出血史）或 0.4%～4.5%人/年（有出血史），或 0%（浅表病灶）～10.6%（脑干和基底节病灶）。对肿瘤包膜外出血（出血在肿瘤外围），出血率高达 25.2%。目前文献上报道的影响年出血率的因素有：既往出血史、年龄、性别、怀孕与否、病灶大小、病灶部位、病灶数目等，目前公认确定的危险因素只有既往出血史，而其他因素如年龄、性别、怀孕与否、病灶大小、病灶部位、病灶数目仍存在争议。

2.再次出血　重要部位（脑干、基底节等）的海绵状血管瘤再次出血所造成的急性神经功能缺损是目前临床上不可避免要面对的难题之一，也是直接决定手术的重要指证之一。Al—

Shahi 等对 137 个患者进行 9177 人/年的长时间随访,发现次出血的年出血率随着距离首次出血发生时间的延长逐渐递减,从首次出血后的第 1 年的 19.8% 逐渐递减到第 5 年的 5.0%。有趣的是,再次出血率与性别相关(女性＞男性),而与病灶部位不相关。

3. 癫痫　常是难治性癫痫。

（七）治疗

海绵状血管瘤的治疗主要分为保守治疗、手术治疗、放射治疗。

1. 保守治疗　基于本病的自然史,对于无症状,或仅有轻微头痛、癫痫控制良好、位于深部的未出血的病灶,建议保守治疗。保守治疗包括:

（1）定期随访头颅 MRI 平扫(包括 T_2/GRE 序列),观察病灶是否增大或出血,有否新发病灶。

（2）告知患者该病出血时可能产生的症状和征兆,并尽快就诊。

（3）对有癫痫症状的患者,积极抗癫痫治疗,遵照癫痫治疗原则。

（4）对多发或家族性海绵状血管瘤的患者,建议其亲属筛查头颅 MRI。

2. 放射治疗　常规放疗无明显效果,同时有可能诱发海绵状血管瘤的发生,目前不推荐。立体定向放射治疗(伽马刀、射波刀)对海绵状血管瘤疗效不是很确切,数个临床研究表明放射治疗对海绵状血管瘤的作用只是降低再次出血的概率,无法跟手术全切后零再出血率相比。对海绵状血管瘤引起的癫痫症状的疗效不确定,有文献报道对术后癫痫的控制率从 25%～64.3%。

治疗指征主要有:

（1）保守治疗无效,且手术难以到达的脑实质深部(基底节、丘脑、脑干等)的出血性海绵状血管瘤。

（2）术后残留。

（3）一部分脑实质外的海绵状血管瘤(如海绵窦海绵状血管瘤)。

（4）患者存在手术禁忌证或拒绝手术。

3. 手术治疗　手术治疗是预防海绵状血管瘤再出血,达到切除病灶的零再出血率的治疗方案。在癫痫的控制上,文献报道大约 80% 左右的患者在进行全切手术后,癫痫症状消失。对于部位处于脑实质深部(脑干、丘脑、基底节、松果体区等)的海绵状血管瘤,外科手术本身具有较高的致残率,需对海绵状血管瘤病灶的特点(具体部位、是否凸向软脑膜/室管膜、是否具有占位效应、病灶的影像学特点等)进行个体化分析,权衡利弊选择是否外科切除。

4. 治疗策略

（1）轻微症状或偶然发现的无出血证据的海绵状血管瘤:根据海绵状血管瘤的自然史特点,发现病灶后 5 年内发生首次出血的累计概率为 2.4%(95% CI 0.0～5.7)。这个发生率比 AVM 出血的概率低,且海绵状血管瘤的第 1 次出血很少发生危及生命的事件。如果从单纯预防海绵状血管瘤出血的角度来进行治疗,需充分考虑手术所造成的可能后果及引起海绵状血管瘤出血的高危因素及其他因素。一个重要的因素是年龄,年龄越轻,累计的年出血率在其生命期内越高。另一个因素为性别,虽然目前对育龄女性怀孕是出血的高危因素仍存在争议,但是从临床考量其仍视为值得参考的高危因素之一。

病灶部位是另一个必须考虑的因素。功能区和脑实质深部的海绵状血管瘤,其出血可能会产生急性神经功能障碍,如偏瘫、失语、面瘫、感觉障碍等症状,这些神经功能障碍可能完全恢复,可能不可逆。现代神经外科已经进入微创外科时代,神经导航能精准定位功能区的病灶,脑实质浅表部位(包括功能区)的海绵状血管瘤术后发生并发症(新发的神经功能障碍)已很少见。因此根据风险/受益的原则,对年轻、病灶部位位于脑实质浅表(包括功能区)的无症状/轻微症状患者,推荐手术治疗;对年轻、病灶部位位于脑实质深部但手术相对容易到达的无症状/轻微症状患者推荐手术治疗;对部位位于脑实质深(脑干、丘脑、基底节)并且手术推以达到的无症状/轻微症状患者,建议保守治疗、密切观察。

(2)脑实质浅表部位出血的海绵状血管瘤:由于海绵状血管瘤再次出血的年出血率随着距离首次出血发生时间的延长逐渐递减,因此对进行性神经功能障碍或急性颅内压增高的患者需进行急诊手术。手术不仅解除神经压迫和降低颅压,而且术中全切病灶能够预防再出血。对既往有明确的影像学资料且明确出血病灶是海绵状血管瘤的患者,在无明显手术禁忌证的情况下择期手术和早期手术。对最初出血灶只是怀疑有海绵状血管瘤,可酌情:

①密切观察,病理证实是海绵状血管瘤者无须进一步处理,术后定期随访头颅 MRI 探查有无其他新发病灶。

②密切观察,急诊行其他诊断性检查(如血管造影)进一步明确出血病灶性质,怀疑海绵状血管瘤可择期手术。

③密切观察,待血肿吸收后,再次行 MRI 检查明确病灶是否海绵状血管瘤,若怀疑海绵状血管瘤建议择期手术。

(3)脑实质深部出血的海绵状血管瘤:脑实质深部包括脑干、丘脑和基底节(松果体区 CM 在松果体区肿瘤章节里描述),这些部位主要包含重要的神经、传导束及其核团,这些部位的海绵状血管瘤的出血,往往引起各种症状的急性发生,并且很快推向高峰。而血肿吸收和机化后,症状可能得到缓解。但是随着病灶反复的出血,症状能够得到缓解的概率逐渐降低。因此对以下几种情况可进行手术:

①病灶部位相对容易到达(手术入路的选择尽可能减少损伤正常脑组织、脑干病灶向外生长到达软脑膜表面)。

②反复出血(至少 2 次以上)。

③神经功能障碍快速/进行性恶化。

④明显占位效应。

⑤海绵状血管瘤包膜外出血,这种情况往往很致命,笔者认为具有急诊手术的指征。

针对每个脑实质深部,特别是邻近重要功能核团或者传导束的海绵状血管瘤,术前功能 MRI 评估及计划、选择最佳手术入路、术中功能 MRI 导航和电生理监护等显著降低术中损伤和术后神经功能障碍的发生率(图 3—64)。除了比较常用手术入路外,可酌情选用一些不寻常的手术入路,如经鼻内镜切除脑干 CM、从对侧经胼胝体区入路切除基底节 CM,经胼胝体入路切除中脑 CM、从对侧经纹状体入路切除基底节 CM 等。

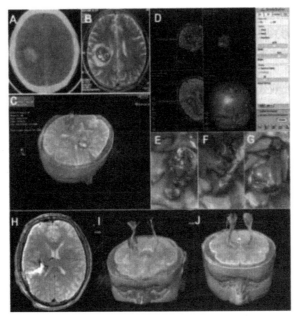

图3-64　男性,23岁。左侧肢体麻木1个月。CT、MR显示右侧基底节CA(A~B);术前T$_2$加权与DTI融合,显示CA与锥体术的位置关系,帮助选择手术入路(C);术中导航引导下寻找到CA(D);术中皮层下刺激探查CA周围锥体术的位置,避免损伤(E~G);术后T$_2$加权与DTI融合,显示病灶全切,锥体术未伤及(H~J)

4.癫痫起病的海绵状血管瘤　虽然经过外科手术全切后,大约80%以癫痫起病的海绵状血管瘤患者,癫痫症状消失或得到改善,但由于外科手术本身具有风险,因此对药物治疗后能够良好控制的癫痫者海绵状血管瘤可保守治疗。对药物控制不佳、顽固性癫痫的海绵状血管瘤的患者则推荐手术治疗。术前评估患者癫痫的状态很重要,通过EEG和其他一些检查,确定癫痫病灶部位是否和MRI上的海绵状血管瘤的病灶部位符合。术中电生理检测、尽可能切除海绵状血管瘤周边的含铁血黄素圈有助于术后癫痫的控制。文献报道,提示术后癫痫控制的有利因素有:

(1)手术病灶及其周围含铁血黄素的切除程度。

(2)癫痫病程小于1~2年。

(3)术前癫痫发作频率(只有1次或数次发作)。

(4)病灶直径<1.5cm。

其他因素如病灶部位、年龄和性别目前还没有发现与术后癫痫控制的关系。对幕上位置较深、手术不易到达的海绵状血管瘤可以尝试做放射外科治疗。术后仍要继续抗癫痫药物治疗。

5.多发病灶的海绵状血管瘤　对多发海绵状血管瘤病灶治疗的根本目的是切除有症状(出血/癫痫)的责任病灶。

在影像学上常看到其中一个特别大,多次出血或部位与患者症状/体征一致的责任病灶(图3-65)。在不增加手术风险的情况下,可把责任病灶及其周围的海绵状血管瘤一起切除。

然而对癫痫起病的多病灶海绵状血管瘤的治疗一直存在难题。其一,很难精准地确定癫痫病灶(即使通过 EEG 等技术检测癫痫灶);其二,癫痫责任病灶与该患者影像学上明显的有出血危险的无症状病灶往往不一致。

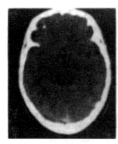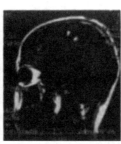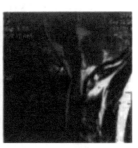

图 3-65　患者,女性,36 岁,因"突发剧烈头痛 1 次"入院,行 CT 扫描提示右额点状高密度灶,行头颅 MRI 和脊髓 MRI 检查发现多发病灶,行右额病灶切除术,术后病理证实为海绵状血管瘤

因此,应严格和谨慎制订多发海绵状血管瘤的手术指征,根据风险/受益原则慎重考虑。临床上保守治疗为主,需要严密随访头颅 MRI,注意增大的病灶、有出血倾向的病灶和新发病灶。

6.脑实质外的海绵状血管瘤

(1)海绵窦海绵状血管瘤(CSHs)和海绵状血管畸形均由单层内皮细胞围绕的血窦构成,以往认为属同一种病理疾病,但近期研究发现两者的生物学特性有所差异。海绵窦海绵状血管瘤极少出血,呈缓慢膨胀性生长,表现海绵窦压迫症状,目前更倾向于是一种良性肿瘤性病变。

①临床表现:CSHs 起源于海绵窦内脉管系统,呈膨胀性扩张,一般无出血或囊变。肿瘤生长缓慢,因而临床上起病隐袭、进展缓慢,常在中老年发现。由于早期症状缺乏特征性,就诊时病灶常为大型或巨大型,出现Ⅱ、Ⅲ、Ⅳ、Ⅴ、Ⅵ颅神经功能障碍和海绵窦压迫症状,如头痛、视力减退、复视、眼球突出、眼睑下垂、面部麻木、外展和动眼神经麻痹等,部分患者以癫痫发作为首发症状。本病女性多见,无遗传倾向。症状常在孕期加重,分娩后减轻,可能与雌、孕、促性腺激素水平有关。本中心有 1 例患者即因孕后头痛发现,分娩后症状缓解。Ohata 认为血压增高后肿瘤包膜张力增高,也可导致症状暂时加重。

②影像学表现:与其他海绵窦内肿瘤难以鉴别,早期文献报道术前误诊率 40% 左右。近来,随着对该病的认识增加,误诊率有所下降,目前在 10%~20%。而 CSHs 的影像学诊断,对选择放射外科或开颅手术、选取手术入路、设计放射等剂量曲线和边缘剂量,都是必不可少的。通过回顾性分析 2006 年 1 月—2009 年 12 月 133 例海绵窦病变的影像学特征,提出 T_2 加权的超高信号,信号均一,哑铃样外形和鞍区浸润等这个影像学特点,当四者同时作为 CSHs 的诊断标准时,敏感度为 87.5%,特异度 96.3%,精确度为 94.7%。

③分类:海绵窦海绵状血管瘤可分为海绵型和桑葚型两类。海绵型基质少、血窦多,切开后出血汹涌难以控制。可通过压迫瘤体、电凝包膜使瘤体收缩,全身降压或阻断供血动脉使包膜张力下降,利于肿瘤整块全切。桑葚型质地偏向于实质性肿瘤,压迫、降压或电凝肿瘤包

膜后皱缩不明显。应分离肿瘤边界,完整摘除肿瘤。

④治疗:手术治疗和放射外科治疗是目前最主要的治疗手段,随着对该病的深入研究,以及立体定向放射外科技术的成熟,目前该病的治疗策略从传统的外科手术治疗逐渐过渡到放射外科治疗。

a.手术治疗:海绵窦内肿瘤采用硬膜外入路能够充分暴露其内神经、血管,可早期截断脑膜垂体干来源的肿瘤血供,术野出血不会污染蛛网膜下腔,并可避免牺牲颞叶回流静脉,因而优于硬膜下入路。对 CSHs 尤为如此。回顾性分析 1996 年 1 月—2010 年 6 月中海绵窦海绵状血管瘤的患者共 75 例,其中手术者 53 例,选择硬脑膜外入路 40 例,肿瘤全切率 85.0%,术后远期 KPS 评分优于术前;而硬脑膜下入路全切率仅 15.4%,术后症状加重。

尽管如此,仍有术中出血之虞。早期曾采用术前栓塞、术中控制性降压和亚低温脑保护、颈部 ICA 暴露等方法控制出血,术中出血平均达 1 700.0mL,术后输血 1 416.6mL。现今可采用自体血回输、ICA 球囊阻断等技术,提高手术的安全性。

手术中,由于肿瘤体积大、位置深、血供丰富、包绕 ICA,因而强调要将海绵窦外侧壁外层完全翻起,充分显露三叉神经半月结,并在此基础上充分游离三叉神经分支,以便从三叉神经分支间隙或 Parkinson 三角进入海绵窦。当肿瘤巨大时,可全身降压或用双极电凝假包膜,使肿瘤皱缩,以利游离。术中应设法找到肿瘤的主要供血动脉-脑膜垂体干,它通常位于肿瘤后内侧,或前内侧间隙,用双极电凝后切断,可显著减少肿瘤的张力和出血,利于进一步分离肿瘤边界。

目前,手术局限性主要在于鞍区肿瘤残留和外展麻痹。肿瘤长入鞍区时,可沿肿瘤生长通路将其小心游离、牵拉,但因视角欠佳,肿瘤质地较软,阻力较大时易形成断端,残留鞍区肿瘤。外展神经穿经海绵窦内,若为肿瘤包绕,术后常见外展麻痹,部分外展神经仅被推挤,术后功能可保留。

b.放射外科治疗:早期由于 CSHs 全切率低,部分患者仅作活检,常有患者需行术后放疗,其治疗效果却超出预期。随着伽玛刀、射波刀的出现,放疗损伤减轻,而肿瘤控制效果进一步改善。放射外科从手术的辅助治疗措施,逐渐变为首选治疗方法,尤其是年老体弱而瘤体较小者。

1999 年,首先报道了 1 例术后残留的 CSHs,经伽玛刀治疗后瘤体缩小,且无颅神经损伤症状。Thompson、Kida 和 Peker 等也有类似报道。资料中 6 例 CSHs 接受伽马刀,平均随访 54 个月,均明显缩小在此过程中,我们采用的周边剂量逐步下降,但是同样有效。早期组有 1 例在伽玛刀治疗后 3 个月手术,病理见 CSHs 内血栓形成,血管周围大量胶原增生,这可能是解释手术中出血少的原因;同时表明伽玛刀能够闭塞 CSHs 内血窦,缩小肿瘤。

视神经属放射易损器官,较大 CSHs 采用伽玛刀治疗仍有损伤视神经之虞。据统计,10~12Gy 辐射量引起放射相关性视神经损伤发生率低于 2%。射波刀作为一种分次放疗的治疗方式,在治疗大型或巨大 CSHs 时可将周边辐射剂量减少到 10Gy 或者更小。我们采用总量 21Gy,分 3 次给予,这可以使治疗更加合理规范,剂量梯度更加平均。资料中大型 CSHs 4 例,巨大 3 例,随访 7~36 个月,未发现视神经放射性损害,肿瘤近期控制效果良好。

目前放射外科治疗策略:对于较小的海绵窦海绵状血管瘤,用放射外科治疗可以很好地控制肿瘤生长,术后的神经功能恢复亦优于手术;对较大的病灶,分次射波刀治疗近期效果良好,远期效果尚有待观察。

(2)其他部位:多为个案报告,有眼眶内、视神经和视交叉、内听道、小脑镰等。诊断和治疗同一般海绵状血管瘤,由于生长部位特殊,多以手术为主。

(3)与其他脑瘤共生或长在其他脑瘤内,后者有神经鞘瘤、神经节细胞瘤、间变星形细胞瘤、少突胶质细胞瘤等,可位于桥脑小脑角,大脑半球、鞍旁、颅神经、椎管内等。诊断较困难,除要想到本病可能性外,主要依靠手术和病理检查。

(八)预后及随访

海绵状血管瘤总体预后良好。随访是很重要的。手术切除只能预防手术区海绵状血管瘤的出血和控制癫痫,然而长期随访的结果显示,即使没有家族性基因存在,手术区外其他地方海绵状血管瘤病灶形成的现象也是很常见的。

二、毛细血管扩张症

毛细血管扩张症(capillary telangiectasias)又称毛细血管畸形,既往认为是一种少见的临床血管畸形。近来随着头颅 MRI 技术的发展,在临床上的发现率有所增高。由于绝大多数的毛细血管扩张症病灶没有明显的供血动脉和异常的引流静脉,故在脑血管造影上不显影。

(一)流行病学

根据大宗的尸检结果,估计其发生率大约为 0.3%。Oslser－Weber－Rendu 综合征(遗传性出血性毛细血管扩张症)为常染色体显性遗传病,发生率为 1~2/10 万。临床表现为皮肤以及主要脏器多发性毛细血管扩张,可伴有呼吸道和脑的 AVM 或瘘。患者出生时正常,20~30 岁起发病。

(二)病因

单发的毛细血管扩张症病因不明,目前认为是先天性疾病,根据组织胚胎学推断可能在妊娠第 2 个月脑毛细血管退化定位错误引起。也有认为可伴随海绵状血管瘤的增大过程中产生。

(三)病理学和病理生理学

经典的组织学表现,病灶一般为淡粉红色(甲醛固定后为暗褐色,似出血斑点)。体积一般较小(直径<1cm),偶见个案报道大型的毛细血管扩张(直径 5cm)。其本质是脑实质内一堆扩张、扭曲的毛细血管畸形,显微镜下可见神经组织内有许多细小、扩张,且由大小不一的薄壁毛细血管组成,只看一层内膜细胞,未见明显的弹力纤维及平滑肌组织。其引流静脉扩张,但供应动脉正常。在病变毛细血管间有神经组织,这是本病有别于海绵状血管瘤的特点。另外,本病多不伴邻近脑组织胶质增生或出血,极少数病例可有钙化和血管瘤样钙化。

本病可见于中枢神经系统的任何部位,最多见于桥脑近中线处,次之为大脑皮质、脑室旁白质等。有时为多发,可伴其他血管畸形,如 CA 或 AVM 等,但伴发多发性 CA 者未见报道。有认为血管扩张症和 CA 是同一疾病的不同阶段。

(四)临床表现和自然史

由于病灶一般较小,多位于脑"静区",故通常无症状,呈脑血管造影不显影的血管畸形,即使出血,毛细血管扩张症的出血率最低和危险性最小,因此被认为是一种具有良性自然病史的疾病。常见尸检或 MRI 检查时偶然发现。

Gross BA(2013)在最近的文献回顾性分析了 203 例案例报道上,只有 6% 的患者有症状。各类报道有少数毛细细扩张症破裂出血,可引起头痛、运动和感觉障碍等。不同于其他血管畸形的是,癫痫在这类病灶的临床表现中罕见,因此寻找癫痫的病因中,在考虑毛细血管扩张症之前需排除其他原因。

典型的桥脑毛细血管扩张症出血所表现的症状,往往有别于桥脑高血压出血者。后者出血位于桥脑中间,累计网状系统、桥脑底部和交感神经通路,故起病骤然,伴昏迷、四肢瘫痪、去大脑强直、针尖样瞳孔、高热和呼吸异常等,预后差。毛细血管扩张症出血多局限在桥脑背外侧,不影响网状系统,因此没有意识障碍,只引起部分桥脑综合征。遗传性毛细血管扩张症的诊断标准:①反复鼻衄;②单个特征区(如唇、口腔、指甲、鼻或胃肠道)发生毛细血管扩张症;③脑、肺、肝和脊柱发生 AVM。④家族史。

(五)影像学表现

由于毛细血管网内的血流和脑皮质内的血流相仿,故 CT、MRI 平扫本病常不显影,也无水肿、占位效应或钙化。由于病灶出血少见,故一般也无含铁血黄素。

在回顾性分析的 5 个中心的影像学表现中,MRI 的 T_1 和 T_2 加权多均呈等信号,T_1 呈低信号的为 37%,T_2 呈高信号的 49%。增强后大多数病例可见轻度强化。不过,这些 MRI 表现对毛细血管扩张症的诊断无显著特异性。随着 MRI 技术和发展,毛细血管扩张病灶信号在 T_2/GRE 序列中信号明显降低这一发现具有重要意义。Lee 等总结在 GRE 序列上的信号损失时诊断这类疾病(毛细血管扩张症和海绵状血管瘤的 MRI 分类的Ⅳ类)的必要条件。这个发现也是支持毛细血管扩张症和海绵状血管瘤是同一病变的不同时期的证据之一。

DWI 被认为可以作为一个辅助的序列鉴别脑桥部位毛细血管扩张症和其他病变(炎症、缺血、肿瘤)。

(六)治疗

根据本病的自然史,无症状患者很少被发现,隐性出血者预后良好,故一般无须治疗。如果怀疑为出血性毛细血管扩张症引起者,外科处理的临床诊疗计划与其他颅内出血性疾病相似。对有症状的病灶和需排除肿瘤出血或海绵状血管瘤者,可手术探查。

三、静脉畸形

静脉血管瘤(venous angiomas)又称静脉畸形、发育性静脉异常(developmental venous a-nomaly)。静脉畸形可分为浅表型和深部型。浅表型指深部髓静脉区域通过浅表髓静脉引流入皮质静脉;深部型指皮质下区域引流入深部静脉系统。

(一)流行病学

静脉性血管畸形是最常见的颅内血管畸形,人群发生率在 0.25%～0.5%。1978 年,Sar-war 和 McCormick 在 4 069 例尸检中发现 165 例血管畸形,其中 63% 为静脉畸形。发病率在不同的研究中有所不同,在具有代表性的回顾性分析影像学检查中,发病率在 0.5%～0.7%。

（二）病因

多数认为静脉畸形为先天疾病,男女发病率差不多,目前没有证据表明具有家族遗传性。目前病因学说主要是胚胎发育障碍学说。妊娠45d,脑的端脑中有许多为"静脉水母头"的结构,它们是由扩张的中央静脉和许多小的深髓静脉组成。妊娠90d,这些静脉结构发育为浅和深静脉系统。如静脉的正常发育受阻,则早期的静脉引流形式保留;也有认为发育中的皮质静脉系统部分阻塞,引起代偿性扩张的髓静脉。

静脉畸形常伴发海绵状血管瘤或其他血管畸形,提示局部血流的增加等血流动力学改变可能会诱发静脉畸形。

不管是先天或后天原因,目前主流观点认为静脉畸形是脑静脉系统一种正常范围内的代偿变异,而非病理学改变。

（三）病理

组织学的经典描述由 McCormick 在 1966 年提出,大体标本上可见静脉畸形有异常扩张的静脉结构的血管组成,这些静脉结构呈放射状排列,向 1 根引流静脉集中,该引流静脉 1 次引流表浅或深部血液,这种形态被称为星簇(star duster)。国内学者形容其形态类似为"水母头",因此既往有人命名该病为静脉水母头。纤维镜下的表现可见,畸形的血管虽然为正常的静脉结构,由薄层内皮细胞核胶原组成,一般缺乏平滑肌和弹性纤维,但管壁可有玻璃样变性、增厚,管腔大于正常静脉。病灶无供血动脉或异常毛细血管网。出血、钙化、血栓形成较少见。

（四）伴发疾病

最常见伴发脑实质内海绵状血管瘤。文献报道海绵状血管瘤中 20％～30％伴有静脉畸形。组织学上区分 2 者的标准时病变血管间是否存在正常脑组织以及血管管腔的大小。也可伴发其他血管性或非血管性病变,如脑实质外海绵状血管瘤、肿瘤、脱髓鞘疾病、动脉瘤、AVM、DAVF、烟雾病及头面眼的血管病变等。静脉畸形常引流远离这些病灶的正常脑组织的回流血液,少数情况下也引流这些病灶本身。

（五）临床表现

在血流动力学方面,本病为低排低阻型,因此出血可能性小。临床上常无症状,因其他原因做影像学检查而被发现。少数可有以下表现:

1. 头痛、恶心、呕吐等非特异性症状　虽然大多数明确该病诊断的患者出现头痛,但是头痛很少该病直接造成。

2. 出血　出血风险是任何血管畸形至关重要的临床表现。案例报道血管畸形内的血栓形成可能继发颅内出血。回顾性研究发现年出血率在 0.22％～0.61％,前瞻性研究数据认为年出血率为 0.68％,症状性出血率 0.34％。数据同时表明,该病症状性出血时,很少发生致死致残或需要手术治疗的情况。

由于静脉畸形常伴发海绵状血管瘤或其他血管畸形,出血很有可能是由后者引起。因此怀疑静脉畸形出血者需排除其他可能引起这些症状的原因(如最常见的伴发海绵状血管瘤)的可能。海绵状血管瘤手术时,应注意保护邻近的静脉畸形,以免正常脑组织发生静脉性梗死。

3.癫痫　少见,机制不清。Gamer 等报道 100 例静脉畸形中有 5 例发生癫痫,但因无组织学诊断,故难以明确癫痫与静脉畸形的关系。

4.血栓形成　罕见,静脉畸形的引流静脉的血栓形成能够引起静脉性梗死和继发颅内出血。

(六)影像学诊断

1.脑血管造影　静脉畸形的诊断一般依靠脑血管造影、在脑血管造影上,典型的静脉畸形在静脉期表现为不同数量的髓静脉放射状排列组成单一静脉干,形如"水母头"。静脉干汇入硬膜静脉窦或 Galen 静脉系统,动脉期和毛细血管器无异常表现,无 AVM 样的静脉早期显影。

2.CT 扫描　CT 平扫无异常发现,无占位和水肿表现;增强 CT 表现为线型或曲线型高密度引流入深静脉、硬膜静脉窦或皮质静脉。CTA 通过三维重建可清楚地看到这些病变。

3.MRI 检查 MRI 平扫表现与 CT 相似,T_1 加权和 T_2 加权成低信号,T_2 加权上引流静脉可呈现血管流空影,增强后病灶可有轻度强化,向皮质静脉、深静脉或静脉窦引。既往报道 T_2 加权上静脉畸形通常为高信号,后来认为这些信号不是病灶本身的信号,可能是周边区域静脉高压或缺血的信号,也可能周边的畸形脱髓鞘信号。

(七)治疗

由于静脉畸形自然病程良好,一般无须手术治疗。必须认识到静脉畸形也是脑组织静脉回流的一部分,因此手术切除会导致严重的静脉梗死。Senegor 等报道切除后颅窝静脉畸形,术后 4d 死亡,尸检证实脑干和小脑静脉性梗死。

在出血的情况下,原则上对静脉畸形本身不进行任何处理。可行血管造影诊断该病,以及排除其他可能引起出血的血管畸形。待出血吸收后建议行高场强 MRI 判断是否合并海绵状血管瘤。

四、脑血管畸形的混合形式

并不是所有的血管畸形仅有单一的表现形式,它们可以表现为混合形式。常见的混合形式有 6 种,包括:

1.海绵状血管瘤和静脉畸形。

2.海绵状血管瘤和毛细血管扩张症。

3.毛细血管扩张症和静脉畸形。

4.AVM 和海绵状血管瘤。

5.AVM 和毛细血管扩张症。

6.AVM 和静脉畸形。

随着头颅 MRI 技术和新的序列在临床方面的运用,血管畸形的诊断在敏感度和特异度方面有着质的提高,对一些血管造影不显影的血管畸形的包括越来越多。目前这类混合形式的发病率和自然病程都不是很清楚,也不清楚混合型病灶是 2 种不同血管畸形之间的过渡形式还是偶然发生在同一部位,因此有很多有趣的学说和争论。有认为海绵状血管瘤合并其他畸形的情况,其他畸形出血的时候所产生的一些生长因子会促进海绵状血管瘤的发生发展。目前文献上报道的混合形式和脑血管畸形越来越多,然而还没有对其长期自然史的研究。临床上 1 和 2 比较常见。处理原则:处理容易引起症状的海绵状血管瘤和真性 AVM,保护静脉畸形。

参考文献

［1］唐朝芳,毛素芳.神经外科颅脑术后并发手术部位感染患者抗菌药物的应用分析［J］. 中国实用神经疾病杂志,2014(2):16－18.

［2］苏海涛,柳爱军,王志军.早期综合治疗颅脑损伤致颈性眩晕、头痛的临床研究［J］.中 国实用神经疾病杂志,2014(6):29－30.

［3］刘玉光.简明神经外科学［M］.济南:山东科学技术出版社,2010.

［4］雷霆.神经外科疾病诊疗指南 第3版［M］.北京:科学出版社,2013.

［5］杨春伍,刘爱举,顾汉印,丁玉.20例大面积脑梗死临床分析［J］.中国实用神经疾病杂 志,2013(22):35－36.

［6］赵世光.神经外科危重症诊断与治疗精要［M］.北京:人民卫生出版社,2011.

［7］张宏兵,苏宝艳,王晓峰,李加龙,王军,张坤虎.急性小脑出血伴脑疝53例临床分析 ［J］.中国实用神经疾病杂志,2014(4):75－76.

［8］蒋宇钢.神经外科手术及有创操作常见问题与对策［M］.北京:军事医学科学出版 社,2009.

［9］王国芳,朱青峰.后颅窝手术后颅内感染12例分析［J］.中国实用神经疾病杂志,2012 (23):20－21.

［10］陈礼刚,李定君.神经外科手册［M］.北京:人民卫生出版社,2011.

［11］杨春伍,刘爱举,顾汉印,丁玉.20例大面积脑梗死临床分析［J］.中国实用神经疾病 杂志,2013(22):35－36.

［12］黄焕森,高崇荣.神经外科麻醉与脑保护［M］.郑州:河南科学技术出版社,2012.

［13］徐圣君;赵晓平.老年脑卒中患者并发肺部感染60例临床分析［J］.中国实用神经疾 病杂志,2013(24):22－24.

［14］赵继宗.神经外科学 第二版［M］.北京:人民卫生出版社,2012.

［15］冯毅,蔡冰,白西民,党俊涛,杜春亮.高血压脑出血术后再出血的影响因素分析［J］. 中国实用神经疾病杂志,2014(19):7－9.

［16］张其利,张守庆,王泉相.实用神经外科诊疗指南［M］.北京:中医古籍出版社,2009.

[17]李义游.血管栓塞术在脑动脉瘤患者中的综合应用价值研究[J].中国实用神经疾病杂志,2014(13):33－35.

[18]北京协和医院.神经外科诊疗常规 第二版[M].北京:人民卫生出版社,2012.

[19]李春晖,邸辉,王佳良.神经外科手术治疗学[M].上海:第二军医大学出版社,2010.